全国中医药行业高等教育"十三五"规划教材

全国高等中医药院校规划教材（第十版）

医学遗传学

（供中医学、中西医临床医学、针灸推拿学、康复治疗学等专业用）

主 编

吴勃岩（黑龙江中医药大学）　　　赵丕文（北京中医药大学）

副主编

王志宏（长春中医药大学）　　　高碧珍（福建中医药大学）

王晓玲（上海中医药大学）　　　汪　涛（天津中医药大学）

编 委（以姓氏笔画为序）

丁　滨（浙江中医药大学）　　　孙　阳（黑龙江中医药大学）

孙　媛（大连医科大学）　　　　孙继贤（广州中医药大学）

李炜弘（成都中医药大学）　　　杨向竹（北京中医药大学）

何光志（贵阳中医学院）　　　　宋　强（山西中医药大学）

张　帆（甘肃中医药大学）　　　张　凯（安徽中医药大学）

张小莉（河南中医药大学）　　　张国红（河北中医学院）

姜泽群（南京中医药大学）　　　黄佩蓓（江西中医药大学）

董　秀（辽宁中医药大学）　　　韩玉英（首都医科大学）

学术秘书

梁　颖（黑龙江中医药大学）

主 审

王望九（安徽中医药大学）

中国中医药出版社

·北 京·

图书在版编目（CIP）数据

医学遗传学 / 吴勃岩，赵丕文主编 . —北京：中国中医药出版社，2017.7（2023.3重印）

全国中医药行业高等教育"十三五"规划教材

ISBN 978 – 7 – 5132 – 4074 – 1

Ⅰ . ①医… Ⅱ . ①吴… ②赵… Ⅲ . ①医学遗传学—中医药院校—教材

Ⅳ . ① R394

中国版本图书馆 CIP 数据核字（2017）第 052975 号

请到"医开讲 & 医教在线"（网址：www.e-lesson.cn）
注册登录后，刮开封底"序列号"激活本教材数字化内容。

中国中医药出版社出版

北京经济技术开发区科创十三街 31 号院二区 8 号楼

邮政编码　100176

传真　010 – 64405721

廊坊市祥丰印刷有限公司印刷

各地新华书店经销

开本 850 × 1168　1/16　　印张 15.25　字数 380 千字

2017 年 7 月第 1 版　2023 年 3 月第 7 次印刷

书号　ISBN 978 – 7 – 5132 – 4074 –1

定价　45.00 元

网址　www.cptcm.com

服 务 热 线　010-64405510

购 书 热 线　010-89535836

侵 权 打 假　010-64405753

微信服务号　zgzyycbs

微商城网址　https://kdt.im/LIdUGr

官 方 微 博　http://e.weibo.com/cptcm

天猫旗舰店网址　https://zgzyycbs.tmall.com

如有印装质量问题请与本社出版部联系（010-64405510）

版权专有　侵权必究

全国中医药行业高等教育"十三五"规划教材

全国高等中医药院校规划教材（第十版）

专家指导委员会

名誉主任委员

王国强（国家卫生计生委副主任　国家中医药管理局局长）

主 任 委 员

王志勇（国家中医药管理局副局长）

副主任委员

王永炎（中国中医科学院名誉院长　中国工程院院士）

张伯礼（教育部高等学校中医学类专业教学指导委员会主任委员
　　　　天津中医药大学校长）

卢国慧（国家中医药管理局人事教育司司长）

委　　　员（以姓氏笔画为序）

王省良（广州中医药大学校长）

王振宇（国家中医药管理局中医师资格认证中心主任）

方剑乔（浙江中医药大学校长）

左铮云（江西中医药大学校长）

石　岩（辽宁中医药大学校长）

石学敏（天津中医药大学教授　中国工程院院士）

卢国慧（全国中医药高等教育学会理事长）

匡海学（教育部高等学校中药学类专业教学指导委员会主任委员
　　　　黑龙江中医药大学教授）

吕文亮（湖北中医药大学校长）

刘　星（山西中医药大学校长）

刘兴德（贵州中医药大学校长）

刘振民（全国中医药高等教育学会顾问　北京中医药大学教授）

安冬青（新疆医科大学副校长）

许二平（河南中医药大学校长）

孙忠人（黑龙江中医药大学校长）

孙振霖（陕西中医药大学校长）

严世芸（上海中医药大学教授）

李灿东（福建中医药大学校长）

李金田（甘肃中医药大学校长）

余曙光（成都中医药大学校长）

宋柏林（长春中医药大学校长）

张欣霞（国家中医药管理局人事教育司师承继教处处长）

陈可冀（中国中医科学院研究员　中国科学院院士　国医大师）

范吉平（中国中医药出版社社长）

周仲瑛（南京中医药大学教授　国医大师）

周景玉（国家中医药管理局人事教育司综合协调处处长）

胡　刚（南京中医药大学校长）

徐安龙（北京中医药大学校长）

徐建光（上海中医药大学校长）

高树中（山东中医药大学校长）

高维娟（河北中医学院院长）

唐　农（广西中医药大学校长）

彭代银（安徽中医药大学校长）

路志正（中国中医科学院研究员　国医大师）

熊　磊（云南中医药大学校长）

戴爱国（湖南中医药大学校长）

秘 书 长

卢国慧（国家中医药管理局人事教育司司长）

范吉平（中国中医药出版社社长）

办公室主任

周景玉（国家中医药管理局人事教育司综合协调处处长）

李秀明（中国中医药出版社副社长）

李占永（中国中医药出版社副总编辑）

全国中医药行业高等教育"十三五"规划教材

编审专家组

组　长

王国强（国家卫生计生委副主任　国家中医药管理局局长）

副组长

张伯礼（中国工程院院士　天津中医药大学教授）

王志勇（国家中医药管理局副局长）

组　员

卢国慧（国家中医药管理局人事教育司司长）

严世芸（上海中医药大学教授）

吴勉华（南京中医药大学教授）

王之虹（长春中医药大学教授）

匡海学（黑龙江中医药大学教授）

刘红宁（江西中医药大学教授）

翟双庆（北京中医药大学教授）

胡鸿毅（上海中医药大学教授）

余曙光（成都中医药大学教授）

周桂桐（天津中医药大学教授）

石　岩（辽宁中医药大学教授）

黄必胜（湖北中医药大学教授）

前 言

为落实《国家中长期教育改革和发展规划纲要（2010–2020 年）》《关于医教协同深化临床医学人才培养改革的意见》，适应新形势下我国中医药行业高等教育教学改革和中医药人才培养的需要，国家中医药管理局教材建设工作委员会办公室（以下简称"教材办"）、中国中医药出版社在国家中医药管理局领导下，在全国中医药行业高等教育规划教材专家指导委员会指导下，总结全国中医药行业历版教材特别是新世纪以来全国高等中医药院校规划教材建设的经验，制定了"'十三五'中医药教材改革工作方案"和"'十三五'中医药行业本科规划教材建设工作总体方案"，全面组织和规划了全国中医药行业高等教育"十三五"规划教材。鉴于由全国中医药行业主管部门主持编写的全国高等中医药院校规划教材目前已出版九版，为体现其系统性和传承性，本套教材在中国中医药教育史上称为第十版。

本套教材规划过程中，教材办认真听取了教育部中医学、中药学等专业教学指导委员会相关专家的意见，结合中医药教育教学一线教师的反馈意见，加强顶层设计和组织管理，在新世纪以来三版优秀教材的基础上，进一步明确了"正本清源，突出中医药特色，弘扬中医药优势，优化知识结构，做好基础课程和专业核心课程衔接"的建设目标，旨在适应新时期中医药教育事业发展和教学手段变革的需要，彰显现代中医药教育理念，在继承中创新，在发展中提高，打造符合中医药教育教学规律的经典教材。

本套教材建设过程中，教材办还聘请中医学、中药学、针灸推拿学三个专业德高望重的专家组成编审专家组，请他们参与主编确定，列席编写会议和定稿会议，对编写过程中遇到的问题提出指导性意见，参加教材间内容统筹、审读稿件等。

本套教材具有以下特点：

1. 加强顶层设计，强化中医经典地位

针对中医药人才成长的规律，正本清源，突出中医思维方式，体现中医药学科的人文特色和"读经典，做临床"的实践特点，突出中医理论在中医药教育教学和实践工作中的核心地位，与执业中医（药）师资格考试、中医住院医师规范化培训等工作对接，更具有针对性和实践性。

2. 精选编写队伍，汇集权威专家智慧

主编遴选严格按照程序进行，经过院校推荐、国家中医药管理局教材建设专家指导委员会专家评审、编审专家组认可后确定，确保公开、公平、公正。编委优先吸纳教学名师、学科带头人和一线优秀教师，集中了全国范围内各高等中医药院校的权威专家，确保了编写队伍的水平，体现了中医药行业规划教材的整体优势。

3. 突出精品意识，完善学科知识体系

结合教学实践环节的反馈意见，精心组织编写队伍进行编写大纲和样稿的讨论，要求每门教材立足专业需求，在保持内容稳定性、先进性、适用性的基础上，根据其在整个中医知识体系中的地位、学生知识结构和课程开设时间，突出本学科的教学重点，努力处理好继承与创新、理论与实践、基础与临床的关系。

4. 尝试形式创新，注重实践技能培养

为提升对学生实践技能的培养，配合高等中医药院校数字化教学的发展，更好地服务于中医药教学改革，本套教材在传承历版教材基本知识、基本理论、基本技能主体框架的基础上，将数字化作为重点建设目标，在中医药行业教育云平台的总体构架下，借助网络信息技术，为广大师生提供了丰富的教学资源和广阔的互动空间。

本套教材的建设，得到国家中医药管理局领导的指导与大力支持，凝聚了全国中医药行业高等教育工作者的集体智慧，体现了全国中医药行业齐心协力、求真务实的工作作风，代表了全国中医药行业为"十三五"期间中医药事业发展和人才培养所做的共同努力，谨向有关单位和个人致以衷心的感谢！希望本套教材的出版，能够对全国中医药行业高等教育教学的发展和中医药人才的培养产生积极的推动作用。

需要说明的是，尽管所有组织者与编写者竭尽心智，精益求精，本套教材仍有一定的提升空间，敬请各高等中医药院校广大师生提出宝贵意见和建议，以便今后修订和提高。

国家中医药管理局教材建设工作委员会办公室

中国中医药出版社

2016 年 6 月

编写说明

为适应我国高等中医药教育改革和发展的方向，更好地满足中医药人才培养的需求，在国家中医药管理局教材建设工作委员会宏观指导下，我们首次编写了全国中医药行业高等教育规划教材《医学遗传学》。

本教材是在 2007 年出版的新世纪全国高等中医药院校创新教材《医学遗传学》的基础上进行改版修订，为了配合教学改革的需要，减轻学生负担，通过精炼文字，使新版教材不但结构严谨、言简意赅，而且层次更分明，逻辑性更强。在编写中还突出体现了以下特点：基础与临床有机结合；纸质教材与数字化资源相互补充和促进，应用多种知识拓展及素材表现形式辅助学生更好地掌握有关知识点，加强对学生独立思考和阅读能力的培养。根据学科发展的趋势和中医药院校学生的培养要求，新增加了一章表观遗传学的内容；首次将中医遗传学的研究成果引入规划教材，突出了中医遗传学的重要作用与研究意义。医学遗传学是一个进展日新月异的现代医学分支学科，因此本教材在多个章节中增加了相关的最新研究进展与成果。

医学遗传学是连接基础医学与临床医学的桥梁课程。从医学发展角度，未来中医药工作者应该具有利用医学遗传学原理及中医药知识，研究疾病发生的遗传学机制并探讨疾病的诊断、治疗和预防的基本思路和手段。本教材供全国高等中医药院校的中医学、中西医临床医学、针灸推拿学、康复治疗学、护理学、医学检验学、药学等专业的本科生及研究生使用。

本教材编委会由来自全国 18 所高等中医药院校和 2 所西医院校的 24 名专家组成，他们都长期工作在教学第一线，学术造诣深厚，教学经验丰富。教材内容共分 16 章，按教学 48 学时数编写。第一章绪论由赵丕文、吴勃岩编写；第二章人类基因由张帆、丁滨编写；第三章基因突变由董秀、孙继贤编写；第四章人类染色体及染色体畸变由赵丕文、杨向竹编写；第五章染色体病由吴勃岩、孙阳编写；第六章单基因遗传及单基因遗传病由张小莉、姜泽群编写；第七章生化遗传学由张国红、孙媛编写；第八章线粒体遗传病由汪涛、丁滨编写；第九章多基因遗传和多基因遗传病由黄佩蓓、姜泽群编写；第十章群体遗传学由张凯、何光志编写；第十一章肿瘤遗传学由王晓玲、孙阳编写；第十二章药物遗传学由宋强、何光志编写；第十三章免疫遗传学由王志宏、孙继贤编写；第十四章表观遗传学由韩玉英、何光志编写；第十五章临床遗传学由高碧珍、孙媛编写；第十六章中医遗传学由李炜弘、杨向竹编写。

本教材数字化工作是在国家中医药管理局教育教学改革项目的支持下，由中国中医药出版社资助开展的。该项目（编号：GJYJS127）由赵丕文、吴勃岩负责，编委会全体成员共同参与完成。

　　本教材在编写过程中，得到了中国中医药出版社、黑龙江中医药大学、北京中医药大学以及各参编单位的大力支持，在此一并表示衷心的感谢！由于医学遗传学是一门发展迅速的学科，涉及的知识领域宽广，加之编者的学术水平有限和时间仓促，书中不足之处在所难免，恳请读者和专家提出宝贵意见，以便今后修订时改正。

《医学遗传学》编委会

2017 年 5 月

目　录

第一章　绪论　1

第一节　医学遗传学的概念、研究对象及意义
　　…………………………………………… 1
第二节　医学遗传学发展简史 …………… 1
　一、现代遗传学的诞生 ………………… 1
　二、遗传学的发展 ……………………… 2
第三节　医学遗传学的分支学科 ………… 5
第四节　遗传病概述 ……………………… 6
　一、概念 ………………………………… 6
　二、特点 ………………………………… 7
　三、分类 ………………………………… 8
第五节　遗传病的危害及识别 …………… 8
　一、遗传病对人类的危害 ……………… 8
　二、识别疾病遗传基础的方法 ………… 9

第二章　人类基因　11

第一节　基因的概念 ……………………… 11
　一、对基因的认识历程 ………………… 11
　二、基因的化学本质 …………………… 12
第二节　人类基因组 ……………………… 13
　一、基因的结构 ………………………… 13
　二、基因的分类 ………………………… 14
第三节　基因的功能 ……………………… 15
　一、遗传信息的储存 …………………… 16
　二、基因的复制 ………………………… 16
　三、基因的表达 ………………………… 16
　四、基因表达的调控 …………………… 17
第四节　人类基因组计划 ………………… 19
　一、研究目标和内容 …………………… 19
　二、我国在基因组计划研究方面的现状　20

第三章　基因突变　22

第一节　诱发基因突变的因素 …………… 22
　一、物理诱变因素 ……………………… 22
　二、化学诱变因素 ……………………… 23
　三、生物诱变因素 ……………………… 25
第二节　基因突变的一般特性 …………… 25
　一、多向性 ……………………………… 25
　二、可逆性 ……………………………… 26
　三、有害性和有利性 …………………… 26
　四、稀有性 ……………………………… 26
　五、随机性 ……………………………… 26
　六、可重复性 …………………………… 26
第三节　基因突变的分子机制 …………… 26
　一、点突变 ……………………………… 26
　二、大片段突变 ………………………… 29
　三、动态突变 …………………………… 30
第四节　DNA损伤的修复 ………………… 30
　一、非电离辐射引起的DNA损伤的修复　31
　二、电离辐射引起的DNA损伤的修复　34

第四章　人类染色体及染色体畸变　35

第一节　人类染色体 ……………………… 35
　一、染色体基本特征 …………………… 35
　二、染色体分组核型和显带技术 ……… 38
第二节　染色体畸变 ……………………… 43
　一、诱因 ………………………………… 43
　二、染色体数目畸变 …………………… 44
　三、染色体结构畸变 …………………… 47
　四、分子细胞生物学效应 ……………… 51

第五章　染色体病　54

第一节　发病概况 …………………… 54
　　一、发生率　54
　　二、临床指征　55
第二节　常染色体病　55
　　一、21 三体综合征　55
　　二、18 三体综合征　57
　　三、13 三体综合征　58
　　四、5p- 综合征　58
　　五、微小缺失综合征　59
第三节　性染色体病 …………………… 60
　　一、性染色体数目异常　60
　　二、性染色体结构异常　62
　　三、两性畸形　63
第四节　染色体异常携带者 …………… 64
　　一、易位携带者　65
　　二、倒位携带者　65

第六章　单基因遗传及单基因遗传病　68

第一节　遗传学基本规律 …………… 68
　　一、分离定律和自由组合定律　68
　　二、连锁与互换定律　69
　　三、三大定律在医学中的应用　69
第二节　单基因病的遗传方式 ………… 70
　　一、系谱与系谱分析法　70
　　二、常染色体显性遗传　71
　　三、常染色体隐性遗传　74
　　四、X 连锁遗传　77
　　五、Y 连锁遗传病的遗传　81
　　六、两种单基因性状或疾病的遗传　81
第三节　影响单基因病分析的因素 …… 82
　　一、遗传异质性　82
　　二、基因多效性　82
　　三、遗传印记　83
　　四、遗传早现　83
　　五、从性遗传　84

　　六、限性遗传　84
　　七、拟表型　84
　　八、X 染色体失活　84

第七章　生化遗传学　85

第一节　分子病 ………………………… 85
　　一、血红蛋白病　85
　　二、血浆蛋白病　89
　　三、结构蛋白缺陷病　89
　　四、家族性高胆固醇血症　90
第二节　先天性代谢病 ………………… 91
　　一、先天性代谢缺陷的共同规律　91
　　二、氨基酸代谢缺陷病　92
　　三、糖代谢缺陷病　93
　　四、核酸代谢缺陷病　95
　　五、溶酶体贮积病　96

第八章　线粒体遗传病　98

第一节　人类线粒体基因组的组成 …… 98
　　一、线粒体基因组　98
　　二、线粒体基因的转录　99
　　三、线粒体 DNA 的复制　100
第二节　线粒体基因遗传的特征 ……… 101
　　一、mtDNA 具有半自主性　101
　　二、母系遗传　101
　　三、纯质性与异质性　101
　　四、mtDNA 具有阈值效应的特性　101
　　五、线粒体基因组具有独特的遗传密码　102
　　六、mtDNA 的突变率极高　102
第三节　线粒体基因突变 ……………… 102
　　一、点突变　102
　　二、缺失与插入突变　102
　　三、mtDNA 拷贝数目突变　102
第四节　线粒体遗传病 ………………… 103
　　一、分类　103
　　二、线粒体基因病　104
　　三、核 DNA 突变引起的线粒体遗传病　108

第九章 多基因遗传和多基因遗传病 110

第一节 多基因遗传的特点 ………………… 110
一、质量性状与数量性状 110
二、遗传特点 111
第二节 多基因遗传病的特征 ……………… 112
一、易感性、易患性与发病阈值 112
二、遗传度 113
三、多基因遗传病的遗传特点 118
第三节 多基因遗传病再发风险估计 ……… 118
第四节 常见多基因遗传病 120
一、多基因遗传的常见病 120
二、多基因遗传的先天畸形 121

第十章 群体遗传学 123

第一节 群体的遗传平衡 …………………… 123
一、基因频率与基因型频率 123
二、遗传平衡定律 123
三、遗传平衡定律的应用 124
第二节 影响遗传平衡的因素 ……………… 125
一、突变 125
二、选择 126
三、遗传漂变 127
四、隔离 127
五、迁移 128
六、非随机婚配 128
第三节 遗传负荷 ……………………………… 131

第十一章 肿瘤遗传学 133

第一节 肿瘤发生中的遗传现象 …………… 133
一、肿瘤的家族聚集现象 133
二、肿瘤发病率的种族差异 134
三、遗传性癌前病变 134
四、遗传性恶性肿瘤 134
五、肿瘤的遗传易感性 135
第二节 染色体异常与肿瘤 ………………… 137
一、肿瘤染色体的数目畸变 137

二、肿瘤染色体的结构畸变 138
三、染色体畸变在临床肿瘤学中的意义 140
第三节 肿瘤相关基因 ……………………… 140
一、癌基因 140
二、肿瘤抑制基因 143
三、肿瘤转移相关基因 144
第四节 肿瘤发生的遗传机制 ……………… 145
一、单克隆起源假说 145
二、二次突变学说 145
三、多步骤损伤学说 146

第十二章 药物遗传学 148

第一节 药物反应的遗传基础 ……………… 148
一、遗传因素对药物反应的影响 148
二、异常药物反应的遗传基础 149
第二节 毒物反应的遗传基础 ……………… 152
一、乳糖不耐受症 152
二、酒精中毒 153
三、吸烟与慢性阻塞性肺疾病 153
四、吸烟与肺癌 154
第三节 药物基因组学 ……………………… 154
一、遗传多态性与药物效应多样性 154
二、药物基因组学的研究技术及应用 156

第十三章 免疫遗传学 158

第一节 血细胞抗原遗传 …………………… 158
一、红细胞抗原遗传 158
二、白细胞抗原遗传 160
第二节 遗传性免疫缺陷病 ………………… 162
一、原发性 B 细胞缺陷 162
二、原发性 T 细胞缺陷 163
三、严重联合免疫缺陷病 163
四、原发性吞噬细胞缺陷病 164
五、原发性补体细胞缺陷病 164
第三节 自身免疫性疾病 …………………… 164
一、分类 164
二、遗传基础 165
三、几种常见的自身免疫性疾病 167

第十四章　表观遗传学　168

第一节　概述 …………………………… 168
　一、研究内容 168
　二、研究意义 168
第二节　表观遗传修饰与调控 …………… 169
　一、DNA 甲基化 169
　二、组蛋白修饰 170
　三、染色质重塑 171
　四、非编码 RNA 调控 171
第三节　表观遗传与人类健康 …………… 172
　一、基因组印记与人类疾病 173
　二、癌症的表观遗传学 174
　三、衰老的表观遗传学 175
　四、DNA 甲基化与人类疾病 175
　五、组蛋白修饰与人类疾病 176
　六、X 染色体失活与人类疾病 177
第四节　表观遗传学研究技术 …………… 178
　一、CpG 位点甲基化的检测 178
　二、染色质免疫沉淀技术 178
　三、全基因组映射技术 179

第十五章　临床遗传学　180

第一节　遗传病的诊断 …………………… 180
　一、分类 180
　二、诊断方法和手段 183
第二节　遗传病的治疗 …………………… 188
　一、常规治疗 188
　二、基因治疗 190
第三节　遗传病的预防 …………………… 192
　一、遗传病的筛查 192

　二、遗传咨询 194
　三、遗传登记和随访 196

第十六章　中医遗传学　198

第一节　概述 …………………………… 198
　一、概念和特点 198
　二、思想溯源 199
　三、研究方法 200
第二节　中医学与遗传学的分支学科 ……… 201
　一、中医学与人类遗传学 201
　二、中医学与药物遗传学 202
　三、中医学与免疫遗传学 203
　四、中医学与生化遗传学 203
　五、中医学与行为遗传学 204
　六、中医学与表观遗传学 204
第三节　理论基础 ………………………… 205
　一、整体观 205
　二、藏象学说 205
　三、先天禀赋论 206
　四、体质学说 206
第四节　临床应用 ………………………… 207
　一、中医婚育观与遗传病 207
　二、胎教胎养理论的优生意义 207
　三、体质学说的临床应用 208
　四、中医与单基因遗传病的防治 208
　五、中医与多基因遗传病的防治 209

附录　英中文名词对照　211

主要参考书目　229

第一章　绪　论

第一节　医学遗传学的概念、研究对象及意义

随着人们对生命科学认识的日益深入，体现生命现象本质的遗传物质——DNA 分子表达及其调控过程的研究也取得了巨大的进展。作为人体遗传信息的携带者，DNA 分子具有精确的表达程序并受到内、外多种因素的影响和干预。当遗传物质突变或表达程序出现错误时，就会引起相应表型性状或生理过程的改变而导致遗传病的发生。因此，研究生命的遗传行为是解决医学领域遗传相关问题的基础和关键，医学遗传学也成为介于基础医学和临床医学之间的重要桥梁学科。

遗传学（genetics）主要是研究生物遗传物质的结构与功能、遗传信息的传递与表达以及遗传和变异现象与原理的学科。医学遗传学（medical genetics）是将遗传学与医学相结合，用遗传学的原理和方法，研究和阐释人类疾病与遗传相关性的一门学科。医学遗传学的研究对象是人类有关遗传的疾病；研究内容包括遗传病发生机制、传递方式、诊断、治疗、预后、再发风险和预防方法；研究目的在于控制遗传病在一个家庭中的再发，降低它在人群中的危害。值得注意的是，现代医学遗传学认为，疾病是一个涉及内在（遗传）因素与外在（环境）因素的复杂事件，因此它更侧重于从综合的角度比较全面地探讨和分析遗传因素在疾病发生、发展、转归过程中的作用。特别是近年来表观遗传学的重要研究进展使人们认识到不仅 DNA 序列的改变可以引起遗传性疾病，一些不影响 DNA 序列的基因组修饰，也可引起可遗传的表型改变，这大大拓展了人们对遗传病本质的认识。同时，包括生物化学、生理学、组织胚胎学、免疫学、病理学等多学科知识的交融也促进了遗传学研究的深入，为遗传学知识的临床应用奠定了坚实的基础。

第二节　医学遗传学发展简史

医学遗传学是借助于现代生物学的研究方法，在遗传学理论指导下，广泛采用多种实验方法和技术的基础上日益发展起来的。

一、现代遗传学的诞生

奥地利遗传学家孟德尔（Mendel）于 1865 年发表的《植物杂交实验》一文阐释了生物遗传性状的分离和自由组合定律，这是科学意义上的遗传学学科诞生的标志，但 Mendel 这项工作的重要价值直到 1900 年才被认识并总结为孟德尔第一和第二定律，自此奠定了现代遗传学

NOTE

的基础。

Landsteiner 于 1890 年发现了 ABO 血型系统，并认为是可遗传的。Bernstein 于 1924 年证明 ABO 血型受一组复等位基因控制，这也是孟德尔定律首次应用于医学领域。

1902 年，Garrod 和 Bateson 首次运用孟德尔遗传定律解释尿黑酸尿症的遗传方式，认为该病属于隐性遗传病，标志着医学遗传学的起始。

1908 年，Hardy 和 Weinberg 共同提出了群体遗传学的基本理论——遗传平衡定律，也称 Hardy-Weinberg 定律，奠定了群体遗传学的基础。

1909 年，Nilsson-Ehle 提出了数量性状遗传的多因子假说，阐释了数量性状的遗传规律。

此后，随着各种实验技术和手段的进步，医学遗传学进入了迅速发展的时期，并形成了多个分支学科。

二、遗传学的发展

（一）细胞遗传学的建立和发展

1910 年，Morgan 和他的学生们以果蝇为材料，研究发现了基因的连锁现象，创立了遗传学第三定律——连锁交换定律，并于 1926 年发表了《基因论》，成为细胞遗传学的开端。

1952 年，徐道觉（Hsu TC）发现低渗处理有助于制备分散良好的中期染色体标本。

1956 年，蒋有兴（Tjio JH）和 Levan 研究证明了人的体细胞染色体数为 46，成为人类细胞遗传学开始的标志。

在人体染色体数目得到正确鉴定之后，染色体分析技术即被迅速应用于临床。1959 年相继有三个重要发现：Lejeune 等发现 Down 综合征（OMIM：190685）患者细胞中有 47 条染色体，即多 1 条小型近端着丝粒染色体（第 21 号染色体）；Ford 发现 Turner 综合征（OMIM：313000）患者只有 1 条 X 染色体；Jacobs 和 Strong 发现 Klinefelter 综合征患者性染色体组成是 XXY。自此出现了"染色体病"（chromosome disease）这一术语。

1960 年，美国费城（Philadelphia）研究小组在慢性粒细胞性白血病患者的细胞里第一次发现了特定的染色体结构畸变，遂命名为费城染色体或 Ph 染色体。同年，在美国丹佛召开的一次国际细胞遗传学会议上，制定了人类染色体的命名体制，称为丹佛体制（Denver System）。

1961 年，Lyon 提出女性有一条 X 染色体在早期胚胎发育中随机失活，称为 Lyon 假说。

1969 年，Pardue 应用放射核素标记的 DNA 片段作探针，与中期染色体 DNA 进行分子杂交，将特定 DNA 片段定位于某条染色体的一定区段，建立了原位杂交（in situ hybridization，ISH）技术。

1970 年，Caspersson 用氮芥喹吖因（quinacrine mustard）处理细胞后，染色体沿纵轴出现了一条条荧光强弱不同的带纹，称为 Q 显带，开辟了染色体显带的研究。1971 年，Seabright 建立了用胰酶处理和 Giemsa 显色的染色体 G 显带技术。1975 年，Yunis 建立了细胞同步化和高分辨显带的方法，使染色体分析达到了亚带水平，形成了微细胞遗传学（microcytogenetics）。

1986 年，Penkel 改用非放射性同位素即荧光标记探针完成了原位杂交，称为荧光原位杂交（fluorescence in situ hybridization，FISH），可准确检测染色体微小片段的改变和进行基因定位，并可直接检测间期细胞核，从而产生了分子细胞遗传学（molecular cytogenetics）；也使染色体的相关研究在细胞和分子水平衔接起来。

2009 年，Blackburn、Greider 和 Szostak 三位科学家因发现染色体的端粒和端粒酶对染色体的保护作用而获得诺贝尔生理学或医学奖。2010 年，Gedward 创立了体外受精和试管婴儿技术。

（二）生化遗传学的建立和发展

1941 年，Beadle 和 Tatum 提出了"一个基因一种酶"学说，使人们对基因通过控制酶的活性进而影响代谢的过程有了深入的理解。

1949 年，Pauling 等在研究镰形红细胞贫血时发现患者有一种异常血红蛋白分子 HbS，其电泳性质不同于正常的 HbA，从而提出了分子病（molecular disease）的概念。

1952 年，Cori 夫妇发现糖原贮积病 I 型（OMIM：232200）是一种因葡萄糖 -6- 磷酸酶（G-6-P）缺陷所致的遗传性代谢病。1953 年，Lervis 证明苯丙酮尿症（OMIM：261600）是由于苯丙氨酸羟化酶（PAH）缺陷所致。同年，Bickel 等提出控制新生儿的苯丙氨酸摄入量可有效地防止苯丙酮尿症的发展。苯丙酮尿症的治疗是遗传病治疗方面的重大进展，该项工作对开展早期检出遗传病的研究以及寻找防治和控制先天性代谢病的有效方法均起到了推动作用。

2004 年，Axel 和 Buck 发现了编码决定气味的一个基因大家族，并因在气味受体和嗅觉系统的研究中所做出的卓越贡献获得了诺贝尔生理学或医学奖。2008 年，Shimomura、Chalfie 和钱永健因发现绿色荧光蛋白在生物示踪方面的重要应用获得了诺贝尔化学奖。

（三）分子遗传学的建立和发展

1944 年，Avery、Mcleod 和 McCarthy 在肺炎链球菌上进行的转化因子研究表明，遗传物质是 DNA 而非蛋白质，自此奠定了分子遗传学的基础。

1953 年，Watson 和 Crick 发现了 DNA 分子的双螺旋结构，成为分子遗传学建立的标志。

20 世纪 70 年代前后，随着限制性内切酶的发现及 DNA 分子杂交技术的建立，分子遗传学进入了基因工程阶段，并为解决临床问题提供了新的手段。1968 年，Arber、Smith 和 Nathans 发现并使用了 DNA 重组的重要工具酶——限制性核酸内切酶。1970 年，Baltimore 和 Temin 发现了由 mRNA 合成 cDNA 的工具酶——逆转录酶。1977 年，Sanger 提出了用双脱氧核苷酸法进行 DNA 测序。1985 年，Mullis 提出了聚合酶链反应（polymerase chain reaction，PCR）进行 DNA 片段的体外扩增。1989 年，Orita 提出可利用 DNA 的单链构象多态性（single strand conformation polymorphism，SSCP）检测未知的点突变。

以上这些技术也推动了医学分子遗传学的发展。早在 20 世纪 70 年代，Kan 等（1976 年）、Wong 等（1978 年）及 Dozy 等（1979 年）就开始在疾病诊断中应用 DNA 实验技术。例如：利用羊水细胞 DNA 进行 α- 地中海贫血症胎儿出生前诊断。同时，由于限制性内切酶在消化 DNA 时其切割部位的核苷酸顺序有严格的特异性，因此在突变导致 DNA 核苷酸顺序发生改变时，原有的内切酶切割部位可能消失，也可能出现新的切割部位。根据这一原理，Kan 等（1978 年）利用羊水细胞 DNA 成功完成了镰形红细胞贫血症胎儿的出生前诊断。近年来，苯丙酮尿症、血友病等都已实现在 DNA 水平上的分子诊断。

随着分子遗传学的发展，20 世纪 90 年代初，基因治疗（gene therapy）进入了临床试验阶段。针对由腺苷脱氨酶（adenosine deaminase，ADA）缺乏引起的严重联合免疫缺乏症（severe combined immunodeficinecy，SCID）（OMIM：102700）和由凝血因子 IX 缺乏引起的血友病 B（hemophilia B）（OMIM：306900），基因治疗的临床试验均取得了令人鼓舞的治疗效果。

NOTE

分子遗传学的发展引导了反求遗传学（reverse genetics）的新趋势，即在不知道某遗传病是何种蛋白质异常的情况下，直接寻找致病的 DNA 变异，进而揭示该 DNA 变异所导致的蛋白质异常。这就使遗传学研究从表现型到基因型这条经典路线转变成为从基因型到表现型的反求路线。遗传学家们由此找到了 Duchenne 肌营养不良（Duchenne muscular dystrophy，DMD）（OMIM：310200）的相关蛋白（dystrophin）基因和囊性纤维变性（cystic fibrosis，CF）（OMIM：219700）的跨膜调节蛋白（transmembrane regulator）基因等。

20 世纪 90 年代以来，"人类基因组计划"（human genome project，HGP）被提出并作为一项国际协作的重大课题，旨在阐明人类基因组中 30 亿个碱基对的全部序列。2000 年 6 月，中、美、日、德、法、英 6 国科学家联合公布了人类基因组工作草图，这标志着人类在解读"生命之书"的路上迈出了非常重要的一步。2001 年 2 月公布了人类基因组图谱，显示人类基因的数量仅为 30000 ～ 35000 个。2003 年，人类基因组测序协作组和 Celera 公司完成了人类基因组测序工作。2007 年，国际 HapMap 协作组公布了人类基因组 SNP 图谱。2007 年，Watson 和 Venter 完成了首例人类个人基因组测序。2010 年，国际千人基因组计划宣布人类可遗传的变异大全正式出版。2012 年，Gurdon 和山中伸弥发现细胞核的基因重编程。

分子遗传学的发展进一步推动了遗传毒理学、免疫遗传学、肿瘤遗传学、发育遗传学和行为遗传学等各分支学科的发展，出现了深入到分子水平的新方法，获得了新的研究成果，达到了新的水平。

（四）群体遗传学的建立和发展

自 Hardy 和 Weinberg 在 1908 年总结出遗传平衡定律，奠定了群体遗传学的基础后，Fisher、Haldane 和 Wright 等用数理统计方法分析了群体中突变、选择、迁移、隔离的遗传效应，阐明了基因频率和基因型频率的变化规律，形成了群体遗传学这一重要的遗传学分支学科。其后 Mather K、Li（李景均）和 Falconer 等又建立起系统的理论体系，在数量性状遗传的研究方面取得了巨大进展。

1954 年，Neel 和 Shull 首次提出了流行病遗传学（epidemiologic genetics）的概念。1967 年，Morton 阐明了应该充分估计遗传因素和环境因素在疾病流行中所起的不同作用的观点，并认为它们可以相互作用，提出了遗传流行病学的分支学科。

1969 年，Harris 的工作证实人群中普遍存在着同工酶和蛋白质的多态性。20 世纪 80 年代以来，对不同群体中 DNA 多态性的比较研究，更使群体遗传学的研究深入到了 DNA 水平。1990 年，Baraitser 和 Winter 在英国伦敦建成首个畸形数据库。

（五）中国医学遗传学的发展

1949 年前，我国只有一些 ABO 血型分布、红绿色盲频率等方面的调查报告。1949 年后，特别是 20 世纪 80 年代以来，各方面的研究开始出现一批可喜的成果。

在细胞遗传学领域，1956 年李璞开始进行金鱼的遗传与发育研究；1962 年项维、吴旻等发表了研究中国人染色体组型的论文。此阶段有大批关于染色体畸变、染色体异常综合征、肿瘤细胞和白血病的染色体异常、射线对染色体的影响等方面的文章相继发表。20 世纪 80 年代以来，不仅推广了高分辨染色体显带技术和应用，而且出版了《中国人类染色体异常目录》，在染色体病的产前诊断方面也达到了国际水平。

在生化遗传学领域，早在 1963 年，杜传书就发表了研究葡萄糖 –6– 磷酸脱氢酶（G6PD）

缺陷的论文；20世纪80年代，北京、上海、广州等地的医学遗传学工作者在全国范围内对血红蛋白病、葡萄糖-6-磷酸脱氢酶缺乏症等疾病展开群体调查，发现了许多血红蛋白变异体，并在分子基础上进行研究，鉴定出多种异常的血红蛋白。

在分子遗传学领域，20世纪80年代初期，北京和上海等地学者开始了对遗传病基因诊断的研究，从珠蛋白生成障碍性贫血开始，逐步扩展到其他种类的遗传病，如苯丙酮尿症、血友病等。北京的学者对54例HbH病（有3个α基因丧失功能的α-珠蛋白生成障碍性贫血）患者进行研究后发现，近50%的患者为非缺失型，说明α基因的缺失和突变均是我国α-珠蛋白生成障碍性贫血致病的重要原因，而东南亚的患者大多为α基因的缺失型。在基因诊断上，对苯丙酮尿症、血友病A、地中海贫血等的基因诊断方法已应用于临床实践；在基因治疗上，对血友病B的治疗已达到国际水平。

在群体遗传学方面，对皮纹、蛋白质多态性的研究，为认识我国各民族的起源提供了重要资料；在一些地区对遗传病进行普查，为遗传病的防治提供了基本资料。

在临床遗传学方面，对出生缺陷的调查表明，我国严重的出生缺陷病发生率平均为1.3%。在眼科、内科、神经科等的遗传学研究方面也已获得一些有价值的资料。

在肿瘤遗传学方面，实体瘤的染色体研究达到了国际水平，对肝癌、食管癌的研究成果也为控制其发生提供了有价值的资料。

1992年底，吴旻、强伯勤两位院士提交了"中国的人类基因组项目"国家自然科学基金重大项目建议并获得通过，自此开启了中国人类基因组计划的研究。1998年，国家自然科学基金重大项目建议"中华民族基因组的结构和功能研究"又获得通过，开启了由陈竺院士主持的中国人类基因组计划。1999～2000年，由杨焕明教授课题组承担的人类基因组1%的测序任务按时完成。2012年，由华大基因研究院等参与的"国际千人基因组计划"宣布完成。2014年，在由中科院遗传发育研究所李巍课题组领衔进行的研究中，发现了中国人一个新的肥胖症和代谢综合征致病基因，该基因突变可导致基底神经节中枢性运动失调，能耗减少，代谢紊乱。

第三节　医学遗传学的分支学科

医学遗传学在其发展中，已建立了许多分支学科。

细胞遗传学（cytogenetics）：从细胞学角度，特别是从染色体的数目、形态、结构和行为方面研究遗传机制及其规律，研究人类染色体畸变与遗传病的关系，对于遗传咨询和产前诊断具有重要意义。现已认识到100余种染色体异常综合征和10000余种罕见的异常核型。

生化遗传学（biochemical genetics）：用生物化学方法研究遗传病中的蛋白质或酶变化以及核酸的相应改变及其机制，研究分子水平的遗传物质异常导致的分子病（molecular disease）和遗传性代谢病（genetic metabolic disease）的关系。

分子遗传学（molecular genetics）：用现代分子生物学技术从基因的结构、突变、表达、调控等方面研究遗传病分子水平的改变机制，为遗传病的基因诊断、基因治疗等提供了新的策略和手段。

群体遗传学（population genetics）：研究群体的遗传结构及其随时间和空间的变化规律。

NOTE

群体遗传学面临的核心问题是：群体的基因频率为何变化，决定因素有哪些及这些因素的作用机制。

遗传流行病学（genetic epidemiology）：是一门近年发展起来的新兴边缘学科。它借助群体遗传学的基本理论、分子遗传学的实验手段、流行病学的群体资料收集、处理和病因研究策略以及科学研究设计方法学、生物统计学与电子计算机的数理模型和数值处理方法来研究和阐明与遗传有关的疾病，特别是慢性病中的遗传因素、环境因素和这两类因素的相互作用关系。它与群体遗传学的差别在于遗传流行病学着重于研究人类疾病。

药物遗传学（pharmacogenetics）：研究遗传学多态性对不同个体药物反应（包括药物吸收、分布、代谢和排泄，药物安全性和耐受性，药物有效性）特异性影响的一门科学，其研究结果将为指导个体化用药提供理论根据。

遗传毒理学（genetic toxicology）：研究环境因素对遗传物质的损伤机制，以及这些环境因素（如诱变剂、致畸剂、致癌剂）的检测方法和评价手段。

免疫遗传学（immunogenetics）：是研究免疫反应的遗传基础与遗传控制的学科。从分子水平阐明人类免疫现象的遗传和变异规律，以及与遗传有关的免疫缺陷病的遗传背景，为其预防、诊断、治疗及预后判断提供帮助。

体细胞遗传学（somatic cell genetics）：通过离体培养的体细胞，建立细胞系，研究 DNA 复制、基因突变、基因调控、细胞分化、肿瘤发生等；通过细胞融合完成体细胞杂交、产生杂种体细胞等，在单克隆抗体的制备和基因定位方面有重要应用。

肿瘤遗传学（cancer genetics）：研究肿瘤发生、发展、易感性、诊断、治疗、预后的遗传基础，为临床肿瘤诊断、治疗和预防提供理论基础。

发育遗传学（developmental genetics）：研究发育过程的遗传控制，胚胎发育过程中双亲基因组的作用、同源框、基因表达的时序等。

行为遗传学（behavior genetics）：研究人类行为的遗传学基础，特别是异常行为，例如癫痫、躁狂抑郁病、精神分裂症、Alzheimer 病等的遗传基础，以控制其发生。

临床遗传学（clinical genetics）：运用医学遗传学理论知识，通过家系调查和各项临床检查来诊断、治疗和预防遗传病。临床遗传学是医学遗传学与遗传医学的交叉领域。

表观遗传学（epigenetics）：研究从基因型到表型过程中，DNA 序列未发生变化，但基因表达却发生了可遗传的改变的现象。该现象主要由不影响 DNA 序列的基因组修饰（包括基因表达和调控过程）的可遗传变化引起，可导致表型改变或疾病的发生。

中医遗传学（TCM genetics）：运用中医学和遗传学两方面的专业知识，认识和解释遗传因素对人类健康和疾病发生与治疗的影响，并运用于中医药预防及诊治与遗传有关疾病的一门新兴科学。

第四节　遗传病概述

一、概念

遗传物质在数量、结构或功能上发生突变作为唯一或主要病因的疾病，称为遗传性疾病，简称遗传病（genetic disease，inherited disease）。这种改变可以发生在生殖细胞或受精卵，也可以发生在体细胞；可以是细胞核内的遗传物质，也可以是细胞质线粒体内的遗传物质。遗传病传递的并非是现成的疾病，而是遗传病的发病基础；遗传因素还会与环境因素一起，在疾病的发生、发展及转归中起关键性作用。

二、特点

作为一种以遗传因素为主要发病因素的遗传病，在临床上有许多特点。

（一）遗传因素和环境因素

遗传病的本质是由遗传物质改变引起，但其发病在不同程度上需要环境因素的作用。依疾病发生中遗传因素和环境因素所起作用的大小，可以分为以下几种：

1. 遗传因素即可决定发病，例如先天聋哑、血友病 A 和染色体病等。

2. 基本由遗传因素决定发病可能性，但发病还需要环境中一定的诱因。例如苯丙酮尿症的发病除纯合隐性的基因型（aa）外，还要摄入高苯丙氨酸食物才能诱发。

3. 遗传因素和环境因素共同起作用，其中遗传因素所起作用的大小称为遗传率。例如：哮喘的遗传率约为 80%，环境因素只起 20% 的作用；消化性溃疡的遗传率为 30%～40%，环境因素作用可占 60%～70%。

（二）垂直传播

遗传病具有亲代向子代垂直传播的特点。但不是所有遗传病的家系中都可观察到这一现象，例如有的患者是首次突变产生的病例；有的患者，特别是染色体异常的患者活不到生育年龄或不育；有些体细胞遗传病，如肿瘤，也无垂直传递的现象。

（三）传染性

遗传病一般不具有传染性，但是人类朊蛋白病（human prion diseases）是一种既遗传又具传染性的疾病。朊蛋白（prion protein，PrP）基因突变将导致其错误折叠或使其他蛋白错误折叠而引起脑组织的海绵状病变和脑功能紊乱，也称为蛋白折叠病；而且错误折叠的 PrP 还可通过某些传播方式使正常人细胞中的正常蛋白质也发生错误折叠并致病。

（四）家族性

家族性疾病（familial disease）是疾病发生所具有的家族聚集性。遗传病常常表现出家族性，如 Huntington 舞蹈病常表现为一个家族中有多位患者。但不是所有的遗传病都表现为家族性，常染色体隐性遗传病就常常为散发病例；而有些显性遗传病也可看到由于新生突变而导致的散发病例。同时，家族性疾病也并不都是遗传病。如在某些缺碘地区，甲状腺肿的发病就表现出了家族聚集现象。

（五）先天性

遗传病往往有先天性特点。如白化病（OMIM：203200）患儿刚出生时就表现为"白化"症状，临床上也称这类疾病为先天性疾病（congenital disease）。但有些先天性疾病是获得性的，如妇女妊娠时风疹病毒感染，可致胎儿患有先天性心脏病，但它是不遗传的。同时，也有不少遗传病的致病基因在出生后一段时间甚至多年后才表达，如 Huntington 舞蹈病（OMIM：143100）患者往往在 35 岁以后才发病。

（六）特定的数量关系

遗传病患者在亲祖代和子孙中是以一定数量和比例出现的，借此可以了解疾病的遗传特点和发病规律，并预期再发风险等。

三、分类

人类遗传病的种类繁多。据统计，目前每年新发现的遗传性综合征有100种左右。遗传病一般是按照遗传方式进行分类的，从细胞水平分为生殖细胞遗传病和体细胞遗传病（如肿瘤）；从亚细胞水平分为细胞核遗传病和线粒体遗传病，其中细胞核遗传病又可分为基因病和染色体病；基因病又可分为单基因病和多基因病。

（一）细胞核遗传病

1. 基因病　遗传物质的改变仅涉及基因水平的疾病。

（1）单基因病：人类体细胞中的染色体是成对的，其上的基因也是成对的，如果某种遗传病的发病只涉及一对基因，由此导致的疾病称为单基因病（single gene disease）。单基因病呈明显的孟德尔式遗传，目前已发现的单基因病达4000种以上。

（2）多基因病：由多对基因与环境因素共同作用产生的遗传病称为多基因病（polygenic disease）。多基因病范围很广，但不是孟德尔式遗传。一些常见的疾病（如高血压）和畸形（如脊柱裂）即为多基因病。

2. 染色体病　染色体数目或结构的改变所致的疾病称为染色体病（chromosome disease）。人类体细胞中有23对染色体，每条染色体上都有多对基因，因此染色体病往往涉及许多基因，对个体的危害往往大于单基因病和多基因病，常表现为复杂的综合征（syndrome）。

（二）线粒体遗传病

线粒体中所含的DNA称线粒体基因组。这些基因突变所导致的疾病，称线粒体遗传病（mitochondrial genetic disease），如Leber遗传性视神经病等。因为这类疾病通过来自母体的线粒体传递，故呈母系遗传。

（三）体细胞遗传病

体细胞基因突变引起的疾病称为体细胞遗传病（somatic cell genetic disease），包括恶性肿瘤、白血病、自身免疫缺陷病以及衰老等。

第五节　遗传病的危害及识别

一、遗传病对人类的危害

随着科学的进步、卫生水平的提高，急性传染病、流行病得到了有效的控制，人类的疾病谱已经改变。遗传病所占的比重越来越大，对人类健康的危害也越来越显著。从以下几方面的事实即可看出其概貌：

1. 据统计，自然流产约占全部妊娠的15%，其中约有50%是染色体畸变所造成。以每年出生1500万个孩子计算，我国每年仅由于染色体畸变就造成约112万例的自然流产，从而使这些家庭未能得到原来应有的孩子。

2. 在存活的婴儿中，除一部分有出生缺陷外，在出生后由于携带的致病基因的表达还可能出现各种遗传病，每个人一生中有 3%～5% 的可能性患某种遗传病。

3. 体细胞遗传病中的恶性肿瘤，居我国不同地区人群中死亡原因的第一位或第二位。

4. 智力低下或智能发育不全，在我国人群中的发生率约为 2.2%，其中 1/3 以上有多基因、单基因或染色体改变的遗传基础。

5. 如果从人群中的患病率来估计，3%～5% 的人患某种单基因病，15%～20% 的人患某种多基因病，约 1% 的人患染色体病。总的估计，人群中有 20%～25% 的人患某种遗传病。

6. 即使未受遗传病所累的人，也并非与遗传病无关。据估计，人群中一般每个人都携带有 5～6 个隐性有害基因，这就是人群的遗传负荷（genetic load）。他们虽未患遗传病，却可将这些有害基因向后代传递，所以称为致病基因的携带者（carrier）。

另外，随着我国工业化进程的加快，环境污染的威胁增大，由此将提高基因突变率，使人群的遗传负荷增大，这是每一位医学遗传学工作者应该重视的问题。

二、识别疾病遗传基础的方法

对一种病因不明的疾病，怎样识别其遗传基础呢？可以采用以下几种方法：

（一）群体筛查法

群体筛查即选定某一人群，采用简便、精确的方法对某种疑为遗传病的疾病进行普查。这种普查需在一般人群和特定人群（如患者亲属）中同时进行，通过对患者亲属发病率与群体发病率进行比较，从而确定某病是否与遗传有关。如果发现一种疾病在患者亲属中的发病率高于一般人群，而且一级亲属（父母、同胞、子女）的发病率＞二级亲属（祖父母、外祖父母、叔、伯、姑、舅、姨、侄、甥）的发病率＞三级亲属（堂、表兄弟姐妹等）的发病率＞一般群体发病率，而且有特定发病年龄，则表明不同的遗传继承关系可影响该病的发生，可以认为该病有遗传基础。

（二）系谱分析法

系谱分析法（pedigree analysis）是在初步确认某种病可能为遗传病后，搜集某家族中全部成员的发病情况，绘成系谱（pedigree），依系谱特征进行分析的遗传病识别方法，往往适用于单基因病中某一种类型遗传的确认。

（三）双生子研究

双生子或称双胎可分为两类：一类是同卵双生或称单卵双胎（monozygotic twins，MZ），是由一个受精卵在第一次卵裂形成两个分裂球后，彼此分开，各形成一个胚胎，他（她）们的遗传基础相同，性别相同，表型特征也基本相同。另一类是异卵双生或称双卵双胎（dizygotictwins，DZ），是两个卵子与两个不同的精子受精后发育成的两个胚胎，他（她）们之间的遗传基础像一般同胞一样，只是相似，性别不一定相同，表型也仅有某些相似，但胚胎发育环境相同。

为了估计某种疾病发生中遗传因素所起作用的大小，可以对比 MZ 和 DZ 发病一致性的差异。如果 MZ 的发病一致性远高于 DZ 的发病一致性，就表示这种疾病与遗传有关；如果二者差异不显著，则表明遗传对这种疾病的发病不起或基本不起作用。比如，在原发性癫痫中同卵

NOTE

双生的发病一致率为 60.1%，异卵双生发病的一致率为 9.4%，二者差异很大，这说明遗传基础在该病的发病中起相当重要的作用。

（四）关联分析法

关联（association）是指两种遗传上独立的性状非随机地同时出现，而且并非连锁（linkage）所致。如 O 型血与十二指肠溃疡相关联。如果其中一种性状决定于某个基因座的等位基因，就可作为遗传标志（genetic marker），来检测另一种性状与之是否关联，如果确证有关联，则表明后一性状也有遗传基础。

（五）疾病组分分析

一些复杂的疾病其发病机制不清，要研究其遗传基础，可先将疾病"拆开"，即分解为若干环节（组分），然后对各个组分进行单独的遗传学研究，如能确定某个或某些组分受遗传控制，则可认为该"组分"所在的疾病也受遗传控制。如冠心病是有复杂病因的疾病，高脂血症是其组分之一；又已知高脂血症中的家族性高胆固醇血症是常染色体显性遗传的，据此可以认为冠心病是受遗传控制的。

（六）染色体分析法

对一些有多发畸形、体格和智能发育不全的患者，或是怀孕早期有反复流产史的妇女，应进行染色体检查、核型分析，以确认是否有染色体异常的病因。

（七）种族差异比较

不同种族的个体不仅在肤色、身材等外部性状上，在血型、同工酶谱等方面都存在着显著差异，这说明种族的差异具有遗传学基础。因此，如果某种疾病在不同种族中的发病率、发病年龄、性别和临床表现等方面有显著差异，则说明该病与遗传因素密切相关。当然，由于不同种族生活的地理环境、气候条件、饮食习惯、社会经济状况等也会存在差异，故应严格排除这类环境因素的影响，最好将这种调查安排在不同种族居民混杂居住的地区进行。例如，在中国出生、侨居美国的华侨，鼻咽癌的发病率比当地美国人高 34 倍，强烈提示鼻咽癌的发病有明显的遗传宿因。

思考题

1. 何谓遗传病？遗传病有哪几种主要类型？
2. 解释并区分以下概念：遗传性疾病、先天性疾病、家族性疾病。
3. 简述遗传病的基本特征。

第二章 人类基因

以有性生殖方式产生后代的生物，通过两性生殖细胞（即雌雄配子）相互结合形成受精卵，再由受精卵发育成性状与亲代相似的子代。其子代与亲代相似的原因是因为受精卵接受了来自父体和母体的遗传物质——基因（gene），从而决定了子代与亲代性状的相似性。在自然界中，除了少数 RNA 病毒外，基因的化学本质都是 DNA 分子。而在人类，基因是细胞内遗传物质的功能单位，是具有特定遗传效应的 DNA 片段；基因存在于染色体上，并通过生殖细胞从亲代向子代世代相传。

第一节 基因的概念

一、对基因的认识历程

人类认识基因经历了一个由浅入深的历史发展过程。早在 19 世纪 60 年代，奥地利遗传学家孟德尔就以豌豆为实验材料，进行了 8 年的杂交试验研究，提出生物的性状是由遗传因子（hereditary factor）决定的，并总结出遗传因子传递的分离律和自由组合律。20 世纪初，丹麦遗传学家 W.Johannsen 将遗传因子更名为基因，并一直沿用至今。随后，美国遗传学家摩尔根和他的学生通过果蝇杂交试验证实，基因在染色体上呈直线排列，并总结出了基因传递的连锁与交换律，发表了《基因论》。1902 年，Garrod 认为人类的尿黑酸尿症是一种遗传病，发病原因是体内缺乏与某种生化反应相关的酶。于是人们开始将基因与酶联系起来。1927 年，Muller 等人证明用人为因素（如 X 射线等）可使基因发生突变。1941 年，G. W. Beadle 和 E. L. Tatum 根据他们对粗糙链孢霉的研究结果，首次提出了"一个基因决定一种酶"的学说。然而，后来学者们的进一步研究揭示，基因除了决定酶之外，还决定其他蛋白质，于是有人提出了"一个基因一种蛋白质"的假说。随后，又有学者发现有的蛋白质可由几条多肽链组成，因此又提出了"一个基因一条多肽链"的学说。经过 100 余年的研究，基因的概念逐渐清晰。1944 年，O. T. Avery 等用实验方法直接证明了 DNA 是生物的遗传物质。1953 年，Watson 和 Crick 在前人的工作基础上，对 DNA 的分子结构进行了深入研究，创建了著名的 DNA 分子双螺旋结构模型。这个模型显示 DNA 具有自我复制功能，正式揭示了遗传之谜。至此，人们认识到基因是具有特定效应的 DNA 片段，它决定细胞内 RNA 和蛋白质（包括酶蛋白）等的合成，从而决定了生物遗传性状。

现代遗传学认为，基因是决定一定功能产物的 DNA 序列。这种功能产物主要是蛋白质和由 DNA 编码的 RNA。一个基因的结构，除了编码特定功能产物的 DNA 序列外，还包括对这个特定产物表达所需的邻接 DNA 序列。

二、基因的化学本质

作为生物体内的遗传物质，基因所必须具备的基本特性包括：在同一种生物的不同个体之间，应能保持其量的恒定和质的相对稳定；在同种生物的亲代个体和子代个体之间，以及细胞分裂前后（即亲代细胞和子代细胞之间），也应能保持其量的恒定和质的相对稳定；最重要的是基因必须具备决定生物性状的作用。作为基因的承载者——DNA 的结构和功能体现了这些基本特征。

（一）DNA 是决定生物性状的主要遗传物质

1. 间接证据

（1）同一种生物的细胞核内，DNA 含量都是基本恒定的：细胞中 DNA 含量分析的结果表明，任何一种真核生物的体细胞，其细胞核内 DNA 含量都是恒定的。正常情况下不受外界环境、营养条件和细胞本身代谢状态的影响，这正符合了作为遗传物质所应具备的特性。

（2）生殖细胞中 DNA 含量是体细胞中 DNA 的一半：高等生物成熟的生殖细胞（精子和卵子）中的 DNA 含量正好是体细胞的一半。与此相吻合的是，生殖细胞的染色体数目（单倍体）也正好是体细胞（二倍体）的一半。

（3）在细胞经过多次有丝分裂以后，细胞中的 DNA 含量仍然保持恒定：处于增殖周期的细胞，在 S 期时 DNA 进行复制，其含量倍增，但分裂为两个子细胞后，它们的 DNA 含量又与不分裂细胞的 DNA 含量一致。这说明在细胞增殖周期过程中 DNA 保持着稳定性，并且能够完整地传递给后代。这种特性是蛋白质等生物大分子所不具备的，也是作为遗传物质的基本条件。

2. 直接证据

（1）在肺炎双球菌转化实验中，只有 DNA 才具有转化作用：转化（transformation）是把一个菌株的 DNA 导入另一菌株体内，并使后者发生定向转变的现象。肺炎双球菌有两种类型：一种是 R 型，其菌落粗糙，缺乏多糖荚膜，无致病力；另一种是 S 型，其菌落光滑，具有多糖荚膜，能使人和小鼠致病。1928 年，Griffith 把活的 R 型菌同经过高温杀死的 S 型菌一起注入小鼠体内，发现有些小鼠因肺炎而死亡，并从死鼠体内分离出了活的 S 型菌。但是，单独将活的 R 型菌或者高温杀死的 S 型菌注入小鼠体内时，都无法使小鼠致病。这个实验说明，R 型菌一定是在高温杀死的 S 型菌的影响下，才转变成 S 型菌的。1944 年，Avery 等从 S 型菌中提取出蛋白质、荚膜多糖和 DNA，然后分别将这三种物质加入到 R 型菌的培养基中，结果发现只有加入 DNA 时，R 型菌才被转化成为 S 型菌，而且 DNA 越纯，转化效率越高。由 R 型菌转化而来的 S 型菌，其后代也为 S 型菌。实验还证明，将 S 型菌中的 DNA 用酶分解，再加入到 R 型菌培养基中，就失去转化作用。这充分证明，起转化作用的物质是 DNA，而不是其他成分。这是生命科学史上首次直接证明了 DNA 就是决定生物性状的主要遗传物质。

（2）在噬菌体感染过程中，侵入细菌细胞内的物质仅是 DNA：1952 年，Hershey 和 Chase 证明噬菌体侵入细菌细胞内的是 DNA，而不是整个噬菌体或其他物质。噬菌体结构简单，大多有一个蛋白质外壳，外形呈蝌蚪状，可分为头部和尾部。其头部内含 DNA，而尾部中空。

噬菌体单独不能繁殖，只有在进入特定的宿主细菌体内才能完成繁殖过程。当噬菌体感染细菌时，先将尾部附于细菌表面，然后将所含的 DNA 经尾部注入细菌体内，而蛋白质外壳则留在细菌之外。进入细菌体内的 DNA 借助宿主细胞进行复制，并繁殖出与亲代相似的带有同样蛋白质外壳的许多子代。这说明决定噬菌体子代各种性状的物质是亲代的 DNA，而不是蛋白质，从而又一次有力地证明了 DNA 是遗传物质。

（二）DNA 分子的组成与结构

DNA 是一种生物大分子，其基本组成单位是四种脱氧核苷酸，即脱氧腺苷酸、脱氧鸟苷酸、脱氧胞苷酸和脱氧胸苷酸。DNA 分子是由两条脱氧核苷酸单链盘旋而成的双螺旋结构。

第二节　人类基因组

广义的人类基因组（human genome），是指包含在人类细胞 DNA 中的全部遗传信息，它包括核基因组和线粒体基因组。其中，线粒体基因组（mitochondrial genome）是指线粒体内的环状双链 DNA 所包含的遗传信息，线粒体 DNA 长 16.6kb，含有 37 个基因。

狭义的人类基因组，即通常所说的人类基因组，是指核基因组。核基因组（nuclear genome）是指细胞核中一套染色体，通常是指一套常染色体（22 条）和两种性染色体（X 染色体和 Y 染色体）共 24 条染色体所含的完整 DNA 序列。

一、基因的结构

大多数真核生物包括人类的基因，其编码序列在 DNA 分子上是不连续的，被非编码序列间隔开，称为断裂基因（split gene）（图 2-1）；这是真核生物结构基因的组成特点。断裂基因主要由转录区和侧翼序列构成。

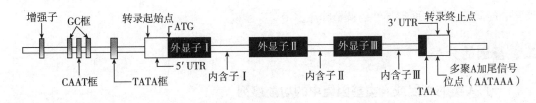

图 2-1　断裂基因的结构

（一）转录区

转录起始点到转录终止点的区域。包括前导区、编码区和尾部区。

1. 前导区（leader region）　真核基因的 5′端转录起始点与翻译起始点之间的核苷酸序列是不编码蛋白质的，称为前导区或 5′非翻译区（5′ untranslated region，5′ UTR），该区序列对起始 AUG 的选择有一定的影响，也对 mRNA 的翻译起着重要的调控作用。

2. 编码区（coding region）　是自起始密码至终止密码的一段 DNA 序列。包括外显子与内含子。外显子（exon）是基因内的编码序列，两个外显子之间的无编码作用的间隔序列称为内含子（intron）。内含子只转录，在转录后的 RNA 加工过程中被剪切掉，成熟的 mRNA 中无内含子序列。每个外显子和内含子的接头区都有一段高度保守的序列，一般内含子的 5′端起始处有 GT 序列，3′端尾部有 AG 序列，称为 GT-AG 法则，它是真核基因转录后 RNA 加工过程中内含子剪切与外显子拼接的识别信号。

3. 尾部区（tailer sequence） 3′端翻译终止点到转录终止点之间的序列称为尾部区或 3′非翻译区（3′ untranslated region，3′ UTR），3′ UTR 主要含有终止信号及加尾信号。

（二）侧翼序列

真核基因转录区的两侧 5′端和 3′端都有一段不被转录的序列，称为侧翼序列（flanking sequence），主要有启动子和增强子，对基因的转录起调控作用。

1. 启动子（promoter） 一般位于基因转录起始点上游的 100 bp 范围内，是 RNA 聚合酶结合的部位，能促进转录过程，它包括以下几种不同序列：

（1）TATA 框（TATA box）：位于转录起始点上游 20～30 个 bp 处，其一致序列为 TATAA/TAA/T，其中有两个碱基（A/T，T/A）可以变化，RNA 聚合酶Ⅱ能准确识别此序列，并与之结合形成启动复合物，从而准确地识别转录的起始位点，启动基因转录。

（2）CAAT 框（CAAT box）：位于转录起始点上游 70～80 个 bp 处，其一致序列为 GGC/TCAATCT，其中有一个碱基（C/T）可以变化，是真核生物基因常有的调节区，可能与转录因子 CTF 结合，具有促进转录的作用。

（3）GC 框（GC box）：位于 CAAT 框的两侧，其共有序列为 GGCGGG，有两个拷贝，是一个转录调节区，与转录因子 SP1 结合，有激活转录的功能，能够促进转录的进程。

此外，负责转录 tRNA 的基因和 5S rDNA，其启动子位于转录的 DNA 序列中，称为下游启动子。

2. 增强子（enhancer） 位于启动子上游或下游的一段 DNA 序列，能够起增强转录的作用。它不能启动一个基因的转录，但能明显地提高基因转录的效率。增强子有时也会出现在基因内部（内含子中），在距启动子几至几十 kb 处也可发挥作用。

此外，增强子序列可与特异性细胞因子结合从而表现出组织特异性，对基因表达有组织、器官、时间等不同方面特异性的调节作用。

二、基因的分类

（一）人类的基因或人类基因组中的功能序列

人类的基因或人类基因组中的功能序列可分为四大类，即单一基因、基因家族、假基因和串联重复基因。

1. 单一基因 人类基因组中，25%～50%的蛋白质基因在单倍体基因组中只有一份或少数几份，故又称之为单一基因（solitary gene），也称为不重复序列。在单倍体基因组中，这些序列包括编码蛋白质和酶的结构基因以及基因的间隔序列。

2. 基因家族 有许多基因不完全是单拷贝，而是重复的多拷贝，但不同拷贝之间还略有差异，这一部分基因属于两个或更多个相似基因的家族。在脊椎动物中，这类成倍基因约占编码蛋白质基因的一半。它们编码的蛋白质相似，但其氨基酸顺序不完全相同，称之为基因家族（gene family）。

3. 假基因 在各基因家族中，某些与正常功能基因在核苷酸序列上相似，但不能转录或转录后生成无功能基因产物的 DNA 序列，被称为假基因（pseudogene）。假基因常用符号 Ψ 来表示。如人 β 珠蛋白基因家族中的 Ψβ₁ 和 Ψβ₂ 与有功能的 β 珠蛋白基因相似，但是没有相应的蛋白质产生，所以叫作假基因。

4. 串联重复基因 45S rRNA、5S rRNA、各种 tRNA 基因以及蛋白质家族中的组蛋白基因是呈串联重复排列的，这类基因叫作串联重复基因（tandemly repeated genes）。它们不同于成倍基因，编码了同一种或近乎同一种的 RNA 或蛋白质，rRNA 基因的每个拷贝完全或几乎完全相同，但是在基因间的间隔 DNA（linker DNA）序列上相差很大，组蛋白基因家族较复杂，但每种组蛋白基因的拷贝也完全相同。

（二）人类基因组 DNA 的单拷贝序列和多拷贝序列

1. 单拷贝序列 在基因组中仅有单个或少数几个拷贝，其序列的长度在 800 ～ 1000 bp 之间，大多数单拷贝序列是编码细胞中各种蛋白质和酶的结构基因。单拷贝序列可占到人类基因组的 60% ～ 70%。

2. 重复多拷贝序列 在一个基因组中有多个拷贝的 DNA 序列。根据拷贝数可分为高度重复序列和中度重复序列。

（1）高度重复序列（highly repetitive sequence）：其长度为 2 ～ 200bp，重复次数一般为 10^6 ～ 10^8，占整个基因组的 10% ～ 15%。存在于染色体着丝粒、端粒等部位，可能与染色体结构的维持及同源染色体配对有关。

（2）中度重复序列（moderately repetitive sequence）：中度重复序列是以不同的量分散地分布于整个基因组的不同部位，占整个基因组的 25% ～ 40%。重复次数 10^5 以上，长度为 300 ～ 500 bp 的称为短散在重复序列（short interspersed repeated sequences），如 Alu 家族，是人类基因组中含量最丰富的中度重复序列，在 DNA 复制、基因转录的调节及 hnRNA 的加工中起重要作用；重复次数为 10^2 ～ 10^4，长度 5000 ～ 6000 bp 的称为长散在重复序列（long interspersed repeated sequences），如 KpnI 家族。

第三节　基因的功能

基因是 DNA 分子上的特定片段，基因的功能与 DNA 链上的核苷酸序列密切相关。基因的功能与 DNA 的功能是一致的，基本功能包括三方面：①遗传信息的储存，反映在特定的核苷酸组合里；②遗传信息的扩增和传代，体现为 DNA 的自我复制以及在子代细胞中的再分配；③遗传信息的表达，DNA 上的基因先转录成 mRNA，再翻译成细胞内的蛋白质，进而决定生物的性状。基因功能的实现，依赖于 DNA 复制、转录和翻译，可概括为遗传信息传递的"中心法则"（图 2-2）。

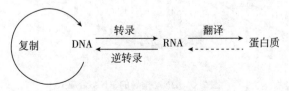

图 2-2　遗传信息传递的中心法则

NOTE

一、遗传信息的储存

经过多年的研究证实，在 DNA 脱氧核苷酸长链上 3 个相邻碱基序列构成一个三联体，每个三联体密码能编码某种氨基酸，所以三联体是遗传信息的具体表现形式。因而三联体又称三联体密码（triplet code）、遗传密码（genetic code）或密码子（codon）。

二、基因的复制

基因的复制是伴随着 DNA 复制而实现的，DNA 的复制方式为半保留复制。

首先，解旋酶松弛 DNA 双螺旋结构，解链酶解开 DNA 双链，然后每条单链各自作为模板，在引物酶催化下，按碱基互补原则（A-T、C-G），以游离的三磷酸脱氧核糖核苷（dNTP）为原料，在复制起始部位结合上互补的 RNA 引物，在 DNA 聚合酶和 DNA 连接酶作用下，在引物 3′端后逐步合成出新的 DNA 互补链，其延伸合成的两条互补链分别与各自的模板链并列盘绕，形成稳定的 DNA 螺旋结构。结果每个子代 DNA 双链中的一条链来自亲代，另一条链则是新合成的，称为半保留复制（semi-conservative replication）。研究证实，半保留复制是十分精确的，从而确保了遗传物质结构在世代相传中的稳定性。

三、基因的表达

基因表达（gene expression）是指存在于基因中的遗传信息，通过转录和翻译转变为由特定的氨基酸种类和序列构成的多肽链，再由多肽链构成蛋白质，从而形成生物体特定性状的过程。

（一）转录

以 DNA 为模板，在 RNA 聚合酶作用下合成 RNA 的过程称为转录（transcription）。真核生物及人类的转录过程在细胞核中进行。

1. 转录的过程　转录是 DNA 分子上的遗传信息传递到 RNA 的过程。转录时，以 DNA 双链中 3′→5′单链为模板链，按碱基互补配对原则，以 4 种三磷酸核苷酸（ATP、GTP、CTP、UTP）为原料，在启动子的控制下，在 RNA 聚合酶的催化下，从转录起始点开始，以碱基互补的方式合成出一条单链的 RNA（图 2-3）。

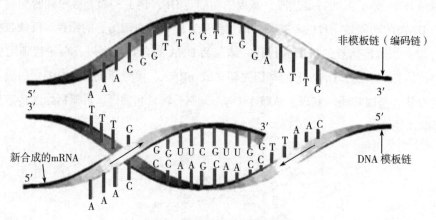

图 2-3　DNA 指导的 RNA 合成

2. 转录产物的加工和修饰 转录终产物 RNA 包括 mRNA、tRNA、rRNA。刚转录形成的 RNA 要经过加工和修饰，才能成熟并具备正常功能。由 RNA 聚合酶 II 催化所形成的原始转录产物，要比成熟的 mRNA 大 4～5 倍，称为核内异质 RNA（heterogeneous nuclear RNA，hnRNA）。hnRNA 必须经过加工和修饰，才能形成有功能的 mRNA。hnRNA 的加工一般包括戴帽、加尾和剪接等步骤。

（1）戴帽（capping）：指在初级转录产物的 5′ 端加上 "7- 甲基鸟嘌呤核苷酸" 帽子（m7′ GpppN）。戴帽的作用是促进 mRNA 与核糖体的结合，封闭 mRNA 5′ 端，使之不能再添加核苷酸和不易被磷酸酶及核酸酶降解，提高翻译的效率，增强 mRNA 的稳定性。另外，所戴的帽能够被核糖体的小亚基所识别，从而促使 mRNA 同核糖体结合，以利于遗传密码子的翻译。

（2）加尾（tailing）：大多数真核生物的初级转录产物均需在 3′ 末端加上一段多聚腺苷酸（poly A）的尾巴，长度 100～200 个腺苷酸。这一过程也称为 polyA 化或加尾。poly A 尾巴的功能主要是：①有助于成熟的 mRNA 从细胞核进入细胞质；②避免核酸酶的降解作用，增加 mRNA 的稳定性；③使内含子两端剪接位点排列在一条直线上，以进行准确的剪接和加工。

（3）剪接（splicing）：真核生物的结构基因被若干内含子所间隔，因而初级转录产物 hnRNA 的序列中还有由内含子转录而来的非编码序列，只有将这些非编码序列切除，然后把各个外显子按照一定的顺序准确地拼接起来，才能形成成熟的 mRNA。每个内含子的 5′ 端起始处有 GT 序列，3′ 端尾部有 AG 序列，这两个序列为高度保守的一致序列，它们是酶切和拼接的信号；同样，转录出的 tRNA 和 rRNA 最后也要经过相应的加工和修饰，才具有生物学功能。一个基因可能有不同的剪接方式，从而使同一个基因可转录、翻译出不同的蛋白质。据估计，人类一个基因平均可编码 2～3 条多肽链。

（二）翻译

翻译（translation）是指在 mRNA 指导下的蛋白质生物合成过程。翻译过程实际上就是把 DNA 转录到 mRNA 的遗传信息 "解读" 为多肽链上的不同氨基酸种类和顺序的过程。翻译过程十分复杂，需要 mRNA、tRNA、rRNA、核糖体、有关酶以及蛋白质辅助因子的共同作用，还需要各种活化的氨基酸作为原料，并依赖 ATP、GTP 提供能量。整个过程在细胞质中的核糖体（ribosome）上进行，可分为蛋白质合成的起始、肽链的延伸、蛋白质合成的终止几个步骤（图 2-4）。

新合成的多肽需要进一步修饰、加工才具有生物学功能。转录和翻译是基因中的遗传信息表现为特定性状的两个功能过程。它们紧密联系，在真核细胞中分别在细胞核和细胞质中进行。

四、基因表达的调控

生物体的生理生化过程是通过各种功能蛋白而得以实现的，并且与基因表达的调节和控制密切相关。虽然每个细胞都含有该物种的全套基因，但在特定的个体发育阶段，只有部分基因根据需要 "定时定量" 地表达和关闭，表现为阶段特异性或时间特异性。在不同的组织细胞中，基因表达情况也不相同，只是一些与该组织器官功能相关的基因得以表达，表现为组织特异性或空间特异性。基因表达的调控决定了上述基因表达的时空特性，是生物体能不断适应环

NOTE

境变化、调节自身代谢、生存并繁衍的前提。

真核生物的基因表达调控十分精细和复杂，目前对其了解并不全面，一般认为真核基因的调控在五个水平上进行。

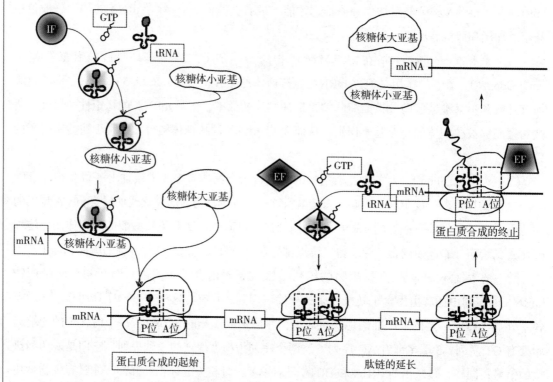

图 2-4   蛋白质合成过程示意图

（一）转录前调控

真核生物基因组 DNA 通常与组蛋白及少量非组蛋白等结合成染色质。酸性的非组蛋白带负电荷，与带正电荷的碱性组蛋白结合成复合物，后者与带负电荷的 DNA 排斥而脱离，使相应的 DNA 片段裸露，易被 RNA 聚合酶识别结合，从而启动基因转录。

（二）转录水平调控

转录调控涉及 DNA 顺式作用元件和反式作用因子之间的 DNA- 蛋白质的相互作用，以及反式作用因子之间的蛋白质 - 蛋白质相互作用来完成的。主要是反式作用因子结合顺式作用元件后影响转录起始复合物的形成过程。转录激活因子（如增强子结合因子）与增强子序列作用，可提高转录效率并决定基因表达的组织特异性。转录抑制因子可与抑制子序列作用，从而降低转录效率。

真核基因转录水平的调控是十分复杂的，不同基因的调控方式既有某些共同之处，又各有其特点而不尽相同。但就某一特定基因而言，转录因子尤其是特异转录因子的性质和数量是转录调控的关键。

（三）转录后调控

转录后的调控主要是对 hnRNA 进行加工和修饰，使之最终变成成熟的、有功能的 mRNA。其中一些特异酶决定了加工和修饰的方式、效率和精确性。

（四）翻译水平调控

翻译水平调控主要包括了对 mRNA 的稳定性和翻译效率等的调节。

（五）翻译后调控

翻译后的调控主要是对翻译初始产物的加工和组装的调节。刚翻译出来的多肽链，需要进一步修饰、加工和组装，才能具有活性。例如，人类 α 珠蛋白肽链、β 珠蛋白肽链必须各结合一个血红素构成单体，再聚合成 $\alpha_2\beta_2$ 四聚体，才能具备携带氧气和二氧化碳的功能。

第四节　人类基因组计划

对人类基因组的研究，是人类从本质上对自身进行认识的需要，旨在研究人类基因组的结构，因此称之为"基因组学"（genomics）。1986 年 3 月 7 日，诺贝尔奖获得者 Dulbecco 在《科学》杂志上发表了题为"肿瘤研究的转折点——人类基因组的全序列分析"的短文，率先提出了人类基因组计划（human genome project，HGP），并认为这是加快癌症研究进程的有效途径。美国政府于 1990 年 10 月正式启动了这项耗资达 30 亿美元，时间约 15 年的计划。除美国以外，英国、日本、法国、德国和中国的科学家相继参加了国际人类基因组计划。包括中国在内的一些国家还提出了各自的基因组研究内容。

经过全世界科学家的共同努力，2000 年 6 月 26 日，美国、英国、日本、法国、德国和中国的科学家同时宣布已基本完成了人类基因组工作草图。2001 年 2 月 11 日，参加人类基因组计划的六国科学家、美国塞莱拉公司、美国《科学》杂志和英国《自然》杂志联合宣布，它们绘制出了更加准确、清晰、完整的人类基因组图谱，对人类基因的面貌有了新的发现。经过分析，表明人类基因组由 31.647 亿个碱基对组成，共有 3 万～ 3.5 万个基因，远少于原来估计的 10 万个基因。2003 年 4 月 14 日，科学家们在华盛顿宣布，通过美国、英国、日本、法国、德国和中国科学家 13 年的共同努力，人类基因组的排序工作已经基本完成。其标志着现代生命科学的发展已逐渐进入了基因组学时代。

一、研究目标和内容

人类基因组计划的总体目标是在 2005 年之前完成人类 24 条染色体 (22+X+Y) 上的人类基因组 DNA 中约 3×10^9 的碱基对排列顺序的测定，并在此基础上进行人类基因的定位和分离，破译人类全部的遗传信息，以建立人类遗传物质的全套信息数据库，为从整体上揭示人类出生、发育、衰老、疾病和死亡的奥秘提供最基本的数据。研究内容主要包括：

（一）人类基因组作图

人类基因组的 DNA 序列分布于 24 条染色体上。而以染色体直接进行 DNA 序列测定是不可能的，故首先必须将基因组这一巨大的研究对象进行分解，使之成为较易操作的小的结构区域，这个过程简称为作图（mapping）。根据使用的标志和手段不同，人类基因组的核心内容需要绘制 4 张图谱，即遗传图谱、物理图谱、转录图谱和序列图谱。HGP 完成的这"4 张图"被誉为人类"分子水平上的解剖图"，或被更形象地称为人类"生命元素周期表"。将依赖这张"生命元素周期表"彻底解开人类进化和生命之谜，并为疾病的诊断、治疗及预防奠定基础，预示着人类健康的历史将翻开全新的一页。

1. 遗传图（genetic map） 又称为连锁图（linkage map），它是以具有遗传多态性的标记为

"路标"，以遗传学距离为"图距"的基因组图。连锁的遗传标志之间的遗传学距离是通过计算它们的重组频率来确定的，一般用厘摩（cM）表示，即在每次减数分裂过程中重组率为1%，称为1厘摩。绘制遗传图需要应用多态性标志，最早应用的标志是限制性酶切片段长度多态性（restriction fragment length polymorphism，RFLP）；以后又应用短串联重复序列（short tandem repeat，STR）或微卫星序列。20世纪90年代，发展到单核苷酸多态性（single nucleotide polymorphism，SNP）的大量使用。SNP直接以序列的变异作为标记。随着人类基因组计划的进展，人们愈来愈相信基因组中这类多态性有助于解释个体的表型差异及不同群体和个体对各种药物的耐受性差异、对环境因子的反应差异以及对疾病的易感性差异。SNP的应用意义已超出遗传作图的范围，成为研究基因组多样性、定位疾病相关基因的新手段。

2. 物理图（physical map） 是描述基因组内特定生物学界标或特定序列的确定位置及它们之间实际距离的图谱，即以一段已知核苷酸序列的DNA片段为"位标"，以DNA实际长度（Mb或kb）作为图距的基因组图。其意义一是获得分布于整个基因组的序列标签位点（sequence tagged site，STS）。二是在此基础上构建能覆盖每条染色体的大片段DNA的克隆重叠群（contig），以确定两个相邻STS间的物理联系。

3. 转录图（transcriptional map） 是以表达序列标签（expressed sequence tag，EST）作为位标，实际上就是人类"基因图"的雏形。它包括了基因的cDNA片段，即EST，又称cDNA图或表达序列图。转录图谱的目的是要鉴定出基因组中所有的功能基因以及它们在基因组中的位置。转录图谱具有特定的生物学意义，由于cDNA具有组织特异性与时间特异性，cDNA的测定将直接导致基因的发现，从而获得基因组中对医学和生物制药产业关系最密切的信息。

4. 序列图（sequence map） 也就是分子水平上最高层次、最详尽的物理图。遗传图谱、物理图谱、转录图谱等都可以在序列图的水平上得到整合。测定人类基因组的核苷酸顺序是人类基因组计划中最为明确、最为艰苦的定时、定量、定质的任务。

（二）基因鉴定

上述的4张图还不是真正的"基因图"，所以需要在进行全基因组分析的基础上，分离和鉴定具有重要功能的基因，绘制出人类的基因图。在遗传图、物理图、转录图和序列图完成后，数目达4万之巨的人类基因鉴定还将是长期、艰巨的任务。而就表现型而言，基因鉴定又面临着从单基因经典性状到多基因复杂性状的转折和进一步的深入研究。

（三）后基因组时代

人类基因组计划完成后，即进入了后基因组时代。基因研究的重心转向基因功能，即由测定基因的DNA序列、解释生命的遗传信息转移到这些遗传信息的生物学功能上。在2016年，有科学家们提出人类基因组计划应扩展到包括构建一个合成的人类基因组，并且在当年6月2日正式启动了为期10年的人类基因组延伸计划——合成人类基因组。该项目由一个新的非营利组织、生物工程卓越中心（Center of Excellence for Bioengineering）主持。科学家们希望将合成人类基因组的成果用于自然科学及医学领域的研究。同时，人类基因组计划极大地推动了测序技术的进步，催生了人类第二基因组——人体微生物菌群的研究。

二、我国在基因组计划研究方面的现状

人类基因组计划既是挑战，又是机遇。在人类基因组计划的测序中，我国科学家虽然在该

计划的最后阶段才正式加入，但却承担了 1% 的工作，现今的测序能力已排名世界前列。在国家自然科学基金委员会、国家"863"高科技生物技术基金的支持下，1994 年被正式列为国家自然科学基金重大项目之一的"中华民族基因组中若干位点基因结构的研究"，已于 1997 年 9月通过了验收总结，科研人员在 3 年半的时间里建立了南、北方两个汉族人群和西南、东北地区 12 个少数民族人群共 733 个永生细胞系，为中华民族基因组的研究保存了宝贵资源。在致病基因的分离和结构、功能研究方面，克隆出了定位于 11 号染色体上的遗传性、多发性、外生性骨疣的致病基因；获得了一批食管癌特异缺失的 DNA 片段；发现了若干肝癌相关基因的 cDNA，并确定了 17 号染色体短臂上肝癌相关缺失区域的范围；克隆出了若干白血病致病基因并展开了对其结构、功能的研究；定位了 X 染色体上视网膜色素变性的相关区域。此外，还在肝豆状核变性综合征（Wilson 病）、β 珠蛋白、血友病 A 和 Marfan 综合征等相关基因突变与疾病的关系以及血管紧张素转换酶（angiotensin converting enzyme，ACE）基因、脂蛋白脂肪酶（lipoprotein lipase，LPL）基因和载脂蛋白 E（apolipo–protein E，ApoE）基因与 2 型糖尿病并发症易感性的关系方面有所发现。

　　根据我国的国情和国际 HGP 对中国科学界的期望，我国 HGP 的初期目标主要是保存各民族的基因组。我国有 56 个民族，还有若干遗传隔离群。研究我国包括汉族在内的不同民族间的基因组结构差异，并与世界上其他人种的基因组进行比较，不仅对于人类学和社会学的研究具有重大意义，而且对重要致病基因和疾病易感基因分离、鉴定及其在基因诊断和治疗中的应用也具有特殊意义。由此所获得的资料将成为国际人类基因组计划的重要组成部分。

思考题

1. 人类基因组中有哪些功能序列？
2. 请解释遗传信息传递的"中心法则"。
3. 真核细胞的基因结构有何特点？
4. 简述人类基因组计划的研究目标和内容。

NOTE

第三章　基因突变

在自然界，一切生物细胞内的遗传物质都能保持其相对稳定性，但是在一定内外因素的影响下，遗传物质也可能发生改变，其中遗传物质发生的可遗传的变异称为突变（mutation）。广义的突变包括染色体畸变（chromosome aberration）和基因突变（gene mutation）。染色体畸变即染色体数目与结构的改变，基因突变主要指基因结构上发生碱基对组成或序列的改变。狭义的突变仅指基因突变。本章着重讨论基因突变，基因突变通常只涉及某一基因的部分遗传信息的改变，导致组成蛋白质的氨基酸的改变，从而引起表型改变，甚至是遗传病的发生。基因突变是生物界中存在的普遍现象，也是生物进化发展的根本源泉。

第一节　诱发基因突变的因素

基因突变的原因非常复杂，可以是自发的也可以是诱发的。自发突变（spontaneous mutation）也称自然突变，即在自然条件下，不经过人工处理而发生的突变。诱发突变（induced mutation）是经过人工处理而发生的突变。能诱发基因突变的各种内外环境因素统称为诱变剂（mutagen）。很多物理、化学和生物因素都可诱发基因突变。自发突变和诱发突变之间并没有本质的区别，基因突变诱变剂的作用只是能够增加基因的突变率。突变表型显示出DNA改变所产生的后果，这是蛋白质功能改变的结果。自发突变的原因尚不明确，目前发现其与辐射、机体细胞内代谢过程中产生的一些有致突变作用的中间代谢产物以及各种复制误差等有关。自发突变过程中DNA变化的特点常与诱发突变相似。因此，人工诱变过程是研究突变发生机制的重要途径。

一、物理诱变因素

（一）电离辐射因素

X射线、γ射线、α射线、β射线和中子等能引发被照射物质的离子化，是高能量辐射。如果直接击中DNA链，能量被DNA分子吸收，可直接发生"电离"。轻者引起DNA分子结构的改变；重者可以诱发基因突变和染色体的断裂，其断片错误重排后可引起染色体结构畸变。

（二）非电离辐射因素

非电离辐射因素（紫外线或热辐射等）是引起基因突变的重要诱变剂。例如在紫外线（UV）的照射下，细胞内DNA的结构可受到损伤，通常是DNA顺序中相邻的嘧啶类碱基结合成嘧啶二聚体，最常见的为胸腺嘧啶二聚体（图3-1），另外还有胞嘧啶二聚体等。由于两个嘧啶以牢固的共价键形成了二聚体，这种异常连接使 DNA 的螺旋结构局部变形，当复制或转录进行到这一部位时，碱基配对发生错误，引起新合成的 DNA 或 RNA 链的碱基改变，从而发生突变。

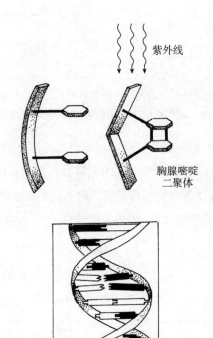

图 3-1 紫外线诱发的胸腺嘧啶二聚体

二、化学诱变因素

（一）碱基修饰剂

羟胺（hydroxylamine，HA）可特异地作用于胞嘧啶（C），使其化学成分氨基变为醇基，从而不能正常地与鸟嘌呤（G）配对，而改为与腺嘌呤（A）互补。经两次复制后，C-G 碱基对就转换为 T-A 碱基对（图 3-2）。

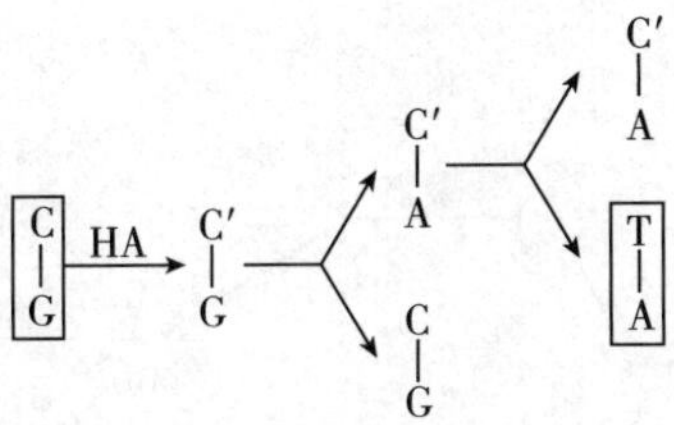

图 3-2 羟胺引起的 DNA 碱基对的改变

亚硝酸（nitrous acid，NA）或含亚硝基化合物可以使 DNA 分子结构发生改变。例如亚硝酸可以使腺嘌呤（A）脱去氨基（-NH₂），转化为次黄嘌呤（Hx）；还可以使胞嘧啶（C）转化为尿嘧啶（U）。次黄嘌呤（Hx）与尿嘧啶（U）分别与胞嘧啶（C）和腺嘌呤（A）配对，经 DNA 复制后，可形成 A-T → G-C 和 G-C → A-T 转换（图 3-3）。

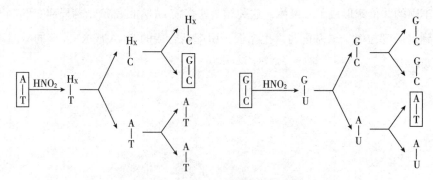

图 3-3   亚硝酸（HNO₂）引起 DNA 碱基对的改变

烷化剂（alkylating agent）是一类具有高度诱变活性的诱变剂，如甲醛、氯乙烯、硫酸二乙酯等，它们可将甲基（-CH₃）或乙基（-C₂H₅）等引入多核苷酸链上的任何位置使其烷基化，烷基化的核苷酸将产生错误配对而引起突变。例如硫酸二乙酯可使鸟嘌呤（G）烷基化后不与胞嘧啶（C）配对而与胸腺嘧啶（T）配对，形成 G-C → A-T 的转换（图 3-4）。

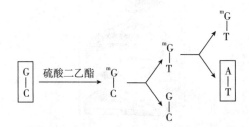

图 3-4   烷化剂引起的 DNA 碱基对的改变

（二）碱基类似物

碱基类似物（base analogue）是一类组成、结构与 DNA 分子中的碱基十分相似的化合物，当 DNA 复制时，碱基类似物作为 DNA 的成分掺入并取代某些正常的碱基，引起碱基配对错误，从而发生点突变。如 5- 溴尿嘧啶（5-BU）、2- 氨基嘌呤（2-AP）等。5-BU 的化学结构与胸腺嘧啶（T）类似，但可分别与腺嘌呤（A）或鸟嘌呤（G）配对。在 DNA 复制过程中，如果 5-BU 取代 T 以后，一直保持与 A 配对，所产生的影响并不大；如果它以后又转成与 G 配对，经一次复制后，就可以使原来的 A-T 转换成 G-C（图 3-5）。

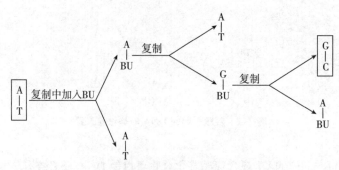

图 3-5   5- 溴尿嘧啶引起的 DNA 碱基对的改变

（三）DNA 插入剂

吖啶类（acridines）物质，包括原黄素（proflavine）、吖黄素（acriflavine）和吖啶橙（acridine orange）等，可以嵌入 DNA 的核苷酸序列中而引起移码突变（图 3-6）。

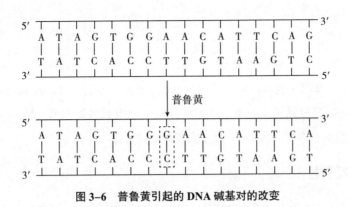

图 3-6 普鲁黄引起的 DNA 碱基对的改变

三、生物诱变因素

（一）病毒

多种病毒如麻疹病毒、风疹病毒、带状疱疹病毒等，是诱发基因突变和染色体断裂的常见生物因素。这些病毒引起突变的机制复杂多样，是医学遗传学研究的热点之一。RNA 病毒有可能是通过反转录酶合成病毒 DNA，再插入到宿主细胞的 DNA 序列中，导致基因失活、结构改变而引起突变发生。此外，病毒普遍带有癌基因（*V-onc*），或可以激活机体内的原癌基因（*C-onc*）而引起突变。

（二）真菌和细菌

真菌和细菌所产生的毒素或代谢产物也能诱发基因突变，例如存在于霉变花生、玉米等作物中的黄曲霉菌所产生的黄曲霉素就具有致突变作用，它也被认为是引起肝癌的一种致癌物质。

第二节 基因突变的一般特性

基因突变可以发生在生殖细胞中，也可以发生在体细胞中，后者称为体细胞突变（somatic mutation）。生殖细胞发生的突变，可以导致后代的遗传性状改变；体细胞突变则不会传递给子代，但可传递给由突变细胞分裂所形成的各代子细胞，引起子细胞遗传结构上的改变，在局部形成突变细胞群而成为病变甚至癌变的基础。基因突变普遍存在于自然界，无论是自发突变，还是诱发突变，所有生物的基因突变具有共同的特性，一般包括多向性、可逆性、有害性和有利性、稀有性、随机性及可重复性等。

一、多向性

基因突变的方向可以向多个方向发生，在同一基因座位上的基因可独立发生多次不同的突变而形成复等位基因（multiple alleles）。复等位基因是指在某一群体中，同一基因座位上存在两个以上不同的等位基因。复等位基因是基因突变多向性的体现。例如，人类 ABO 血型是由 I^A、I^B、i 三种基因构成的一组复等位基因所决定的。

二、可逆性

基因突变的方向是可逆的，即基因 A 可以突变为等位基因 a，为正向突变（forward mutation）；反过来，基因 a 也可以突变成等位基因 A，为回复突变（back mutation）。一般情况下，正向突变率远远超过回复突变率。例如大肠杆菌中组氨酸野生型（his^+）突变为组氨酸缺陷型（his^-）的正向突变率是 2×10^{-6}，回复突变率是 4×10^{-8}。

三、有害性和有利性

基因突变扰乱了人类在长期发展过程中遗传基础的均衡状态，引起人类许多疾病的发生，绝大多数遗传病都是由基因突变造成的。但基因突变并不都是有害的，在一定的条件下也存在对人类有利的一面。如 HbS 突变基因杂合子比正常的 HbA 纯合子更能抗恶性疟疾，有利于疟疾高发区个体的生存。

四、稀有性

基因突变在自然界是稀有的。自发突变率，是指在自然状态下某一基因在一定群体中发生突变的频率。各种基因在一定群体中都有一定的自发突变率。人类基因的突变率很低，为 $10^{-6} \sim 10^{-4}$/生殖细胞/代，即每代每一万个至百万个生殖细胞中有 1 个基因发生突变。

五、随机性

基因突变是生物界中普遍存在的随机事件，突变发生的个体、部位、基因、时间等都是随机的。

六、可重复性

同一基因突变在不同的个体上均可能发生，称突变的可重复性。对于任何一个基因位点来说，突变并不是只发生 1 次或有限几次，而总以一定的频率反复发生。不同群体中发生同一基因突变的频率相近。

第三节　基因突变的分子机制

从分子水平来讲，在自发因素或各种诱变剂的作用下，DNA 中碱基的种类和排列顺序发生改变，是基因突变的本质。基因突变后其遗传效应将可能随之变化，表达产物特定的生化功能也可能发生改变甚至丧失。基因突变一般可以分为点突变、大片段突变和动态突变。

一、点突变

点突变（point mutation）包括碱基置换和移码突变两种形式。

（一）碱基置换

碱基置换（base substitution）是 DNA 链中碱基之间互相置换，从而使被置换部位的三联体密码意义发生改变，它是 DNA 分子中单个碱基的改变，常被称为点突变。碱基置换又可分为转换和颠换。

转换（transition）是一种嘌呤被另一种嘌呤所取代，或一种嘧啶被另一种嘧啶所取代，这是点突变最常见的一种形式。

颠换（transversion）是一种嘌呤被另一种嘧啶所取代，或一种嘧啶被另一种嘌呤所取代，这种点突变的形式比较少见（图 3-7）。

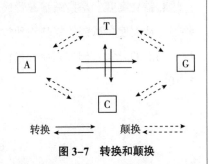

图 3-7　转换和颠换

碱基置换发生在某一基因的编码区内时，如果导致 mRNA 中密码子的改变，则会对多肽链中氨基酸的种类或顺序发生影响，可能出现同义突变（synonymous mutation）、中性突变（neutral mutation）、无义突变（nonsense mutation）、错义突变（missense mutation）和终止密码突变（termination codon mutation）等遗传学效应。

1. 同义突变　是指碱基被置换之后，一个密码子变成了另外一个密码子，但由于密码子具有兼并性，所以改变后的密码子与改变前的密码子所编码的氨基酸保持不变，因此同义突变并不产生突变效应（图 3-8）。

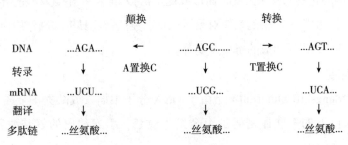

图 3-8　同义突变

2. 中性突变　是指基因中有一对碱基对发生置换，引起 mRNA 中密码子的改变，但多肽链中相应位点发生的氨基酸的取代并不影响蛋白质的功能，我们就称之为中性突变。例如密码子 AGG 突变成 AAG，导致赖氨酸（Lys）取代了精氨酸（Arg），这两种氨基酸都是碱性氨基酸，性质十分相似，所以蛋白质的功能并不发生重大的改变。

3. 无义突变　是指碱基被置换之后，改变了 mRNA 上的一个密码子，变成不编码任何氨基酸的终止密码子 UAA、UAG 或 UGA，这样使翻译时多肽链的延伸提前到此终止，形成一条无活性的多肽片段。多数情况下会影响蛋白质的正常功能，引起致病效应（图 3-9）。

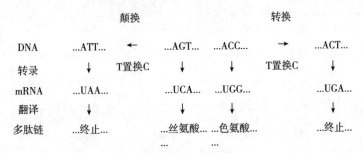

图 3-9　无义突变

4. 错义突变   是指碱基被置换之后，编码某种氨基酸的密码子变成编码另一种氨基酸的密码子，从而使多肽链的氨基酸种类和序列发生改变。这种突变可导致机体内某种蛋白质或酶结构和功能的异常，例如人血红蛋白分子异常引起的镰状红细胞贫血症（sickle cell anemia）（图3-10）。

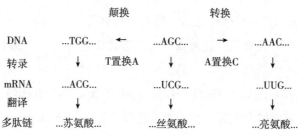

图 3-10　错义突变

5. 终止密码突变   是指碱基被置换之后，使原来的终止密码子突变为编码某个氨基酸的密码子，从而使多肽链的合成至此仍能继续下去，直至下一个终止密码子为止，形成延长的异常多肽链，又称延长突变（elongation mutation）。如中国人群常见的血红蛋白的 α 链突变型 Hb Costant Spring 可因终止密码发生突变，而形成比正常 α 链多 31 个氨基酸的异常链。

此外，还有因一次突变产生的效应对另一突变引发的效应具有抑制作用而形成的抑制基因突变、因外显子拼接错误而形成的拼接突变等。

（二）移码突变

移码突变（frameshift mutation）是由于 DNA 分子中插入或缺失 1 个或几个碱基对，造成插入或缺失点以下的三联体密码的组合发生改变，引起编码的氨基酸种类和序列发生变化。

由于 DNA 分子中插入或缺失碱基对的数目和位置不同，对其后的密码组合改变的影响程度不同。最小变化是在 DNA 链上增加或减少一个密码子，导致其编码合成的多肽链增加或减少一个氨基酸，如果十个、百个乃至上千个大范围改变所引起的整条多肽链的氨基酸种类及序列变化的后果是严重的，通常是导致 1 条或几条多肽链丧失活性或根本不能合成，进而导致严重的遗传病。

下面是插入或缺失碱基对的数目和位置不同的几种方式（表 3-1）：

表 3-1　几种移码突变结果示意图

移码类型		移码突变的几种结果						
正常密码组合	…	亮 -	天酰 -	半胱 -	苏 -	谷 -	丝 -	…
	…	CUC-	AAC-	UGU-	ACA-	GAA-	UCC-	…
插入 1 个碱基	…	亮 -	赖 -	亮 -	酪 -	精 -	异亮 -	…
	…	CUC-	AA- ↑ Ⓐ	CUG-	UAC-	AGA-	AUC-	C…
缺失一个碱基	…	亮 -	天酰 -	缬 -	谷酰 -	天酰 -		…
	…	CUC-	AA ↓ ⒸU-	GUA-	CAG-	AAU-	CC…	

续表

移码类型	移码突变的几种结果						
插入 3 个碱基	···	亮 –	赖–苏–	半胱–	苏–	谷–	丝– ···
	···	CUC–	AA↑A–ACC–	UGU–	ACA–	GAA–	UCC– ···
缺失 3 个碱基	···	亮 –	天酰 –	苏 –	谷 –	丝 – ···	
	···	CUC–	AA↓CUGU–	ACA–	GAA–	UCC– ···	
插入又缺失（1个碱基）	···	亮 –	精 –	丝 –	丝 –	谷 –	丝 –
	···	CUC–	AA↑G–	U↓ACA–	CUG–	GAA–	UCC–

···注：↑插入位点，↓缺失位点，Ａ插入或缺失的碱基，苏插入的氨基酸。

1. 由于基因组 DNA 链中插入或缺失 1 个或几个碱基对，从而使自插入或缺失点以下的三联体密码的组合发生改变，进而使其编码的氨基酸种类和序列发生变化。

2. 若在某一位点插入或缺失 3 个碱基对，对其后的三联体密码组合的影响相对较小。在插入或缺失位点正好位于两个相邻三联体密码之间的情况下，只会使 DNA 链上多或少一个密码子。而插入或缺失位点位于一个三联体密码的内部时，也最多能引起该位点前后各一个密码子的改变，再后的氨基酸序列并不发生变化。

3. 如果在某一位点插入（或缺失）1 个或 2 个碱基对，又在这一位点之后的某一位点缺失（或插入）同样数目的碱基对，那么除引起前后两个位点之间的密码组合发生改变外，再后的密码组合可得到回复而保持正常。

二、大片段突变

大片段突变是 DNA 分子中某些片段的碱基序列发生缺失、插入、重复或重排。这类突变导致基因结构的明显变化，所编码的蛋白质也失去正常的生理功能。

（一）缺失

缺失（deletion）是指 DNA 分子在复制或损伤后的修复过程中，某一片段没有被复制或修复造成的缺失。这主要是由于复制或修复时，DNA 聚合酶带着已合成的片段，从模板链上脱落，再向后跳过一段距离，又回到模板链上继续复制，所以，新链中将缺失被跳过片段的碱基序列。

（二）重复

重复（duplication）是指 DNA 分子已复制完的某一片段，又复制一次，其结果使新链出现这一片段的重复序列。这主要是由于 DNA 聚合酶带着已合成的新链，从模板链上脱落后，又返回到已复制的模板片段上再度复制。

（三）重排

重排（rearrangement）是指 DNA 分子链发生多处断裂，断裂以后断片的两端颠倒重接或几个断片重接的序列与原先序列不同。

（四）转座子插入

转座子是可自主复制和移动的几百至几千碱基对的 DNA 长片断，是细菌染色体或质粒 DNA 的正常组成成分。转座子按某种复杂的方式进行复制，一套复制物保留在原来部位，另一套复制物插入到染色体的其他区域，复制插入到第二部位的过程称为转座子插入（transposon insertion）。这些较大的 DNA 片断的插入，可引起显著的突变。

拼接突变、染色体错误配对、不等交换等也会引起大片段的突变，导致插入处基因的中断、失活、结构改变等，甚至还会带来某些有害基因，增加基因突变的频率。

三、动态突变

近年来，一类被称作动态突变的现象引起临床遗传学家的关注。串联重复的三核苷酸序列在一代一代的传递过程中，拷贝数明显增加，并导致相应的病理改变，这种逐代累加的突变方式称为动态突变（dynamic mutation）或重复扩增。在人类基因组中有大量的重复序列称短串联重复序列（short tandem repeat，STR）。现已发现与动态突变有关的疾病达 20 多种，一些疾病在相关基因的编码顺序和非编码顺序有三核苷酸重复扩增，由这类动态突变所引起的疾病称为三核苷酸重复扩增疾病（trinucleotide repeat expansion diseases，TREDs）。例如脆性 X 综合征，患者的 X 染色体 q27.3 有脆性部位，患者的（CGG）n 重复拷贝数可达 230～4000 个，而正常人为 6～46 个。进一步研究证明，这一重复序列正好位于 X 染色体的脆性部位，而位于（CGG）n 两边的侧翼序列却与正常人无差异（表 3-2）。

表 3-2　TREDs 的临床及遗传学特征

疾病	遗传方式	染色体定位	重复定位	重复类型	正常范围	异常范围	蛋白	突变效应
HD	AD	4p16.3	编码区	CAG	6～35	36～121	huntingin	囊泡转运、细胞骨架
DRPLA	AD	12p13.31	编码区	CAG	7～25	49～88	Atrophin-1	神经元毒性
Syn	AD		编码区	GCG、GCT、GCA	15	22～25		
FA	AR	9q13-q21.1	内含子	GAA	7～22	200～1200	frataxin	线粒体蛋白向线粒体的转运异常
FRAX	XL	Xq27.3	5' UTR	CGG	6～52	230～4000	FMR1（FMRP）	突触蛋白翻译异常

注：HD：Huntington（舞蹈病）；DRPLA：齿状核、苍白球、丘脑下体萎缩；syn：synpolydactytly（多指并指）；FA：Friedreich（共济失调）；FRAX：脆性 X 综合征；5' UTR：非翻译区。

第四节　DNA 损伤的修复

自然界中的各种物理、化学、生物以及自身因素对 DNA 分子直接或间接的作用可导致碱基对组成或排列顺序的变化，若这些变化都表现为基因突变，则无法保持 DNA 分子的高度精确性和完整性，生命将无法生存和延续。然而事实并非如此，细胞内存在多种 DNA 损伤修复系统，可以修复 DNA 分子损伤与错误，降低突变所引起的有害效应，故修复系统可以说是

DNA 的安全保障体系。

一、非电离辐射引起的 DNA 损伤的修复

非电离辐射（本章主要指紫外线）由于能量较低，不足以使原子电离，只能产生激发作用造成 DNA 分子单链上的相邻两个嘧啶形成共价二聚体，如胸腺嘧啶二聚体（TT）、胞嘧啶二聚体（CC）等，严重影响 DNA 的复制和转录。

（一）光复活修复

光复活修复（photoreactivation repair）又称光修复（photo repair），是在损伤部位进行修复。关键因素是光复活酶（photoreactivating enzyme）和 300 ～ 600nm 的可见光。光复活酶能识别嘧啶二聚体，并与之结合，形成酶 –DNA 复合物，通过可见光的照射，利用其提供的能量解开嘧啶二聚体，然后光复活酶从复合物中释放出来，完成修复，这一过程称为光复活修复（图 3–11）。

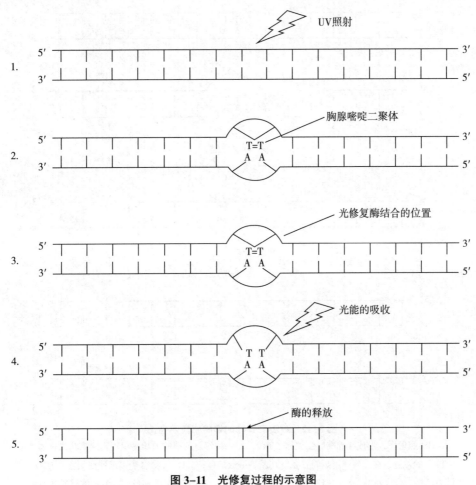

图 3–11　光修复过程的示意图

1. 完整的 DNA 分子区段；2. UV 照射后，形成 TT，DNA 分子空间构型改变；
3. 光复合酶识别出变形的地方，与之结合并形成酶 –DNA 复合体；4. 吸收可见光，
利用能量，酶能把二聚体分开；5. 最后 DNA 恢复正常构型，酶释放。

（二）切除修复

切除修复（excision repair）又称暗修复（dark repair），为取代损伤部位的修复。切除修复

NOTE

发生在复制之前，需要 4 种酶参与：①核酸外切酶；②核酸内切酶；③DNA 聚合酶；④连接酶。首先核酸内切酶在胸腺嘧啶二聚体一侧切开该 DNA 单链，然后以另一条正常链为模板，由 DNA 聚合酶按照碱基互补原则，补齐需切除部分（含 TT 等）的碱基序列，最后由核酸外切酶切去含嘧啶二聚体的片段，并由连接酶将断口与新合成的 DNA 片段连接起来（图 3-12）。这种修复方式除了能切除嘧啶二聚体外，还可切除 DNA 上的其他损伤。人的色素性干皮症（xeroderma pigmentosum，XP）为隐性纯合体的体征，表现为易发皮肤肿瘤、光过敏、白内障、神经异常等，主要是患者的成纤维细胞切除修复酶系统缺陷，如解旋酶、核酸内切酶基因突变等，造成不能对紫外线诱发的大量 DNA 损伤进行有效修复所致。

（三）重组修复

重组修复（recombination repair）又称复制后修复，大致经过以下三步：

1. 复制　含有嘧啶二聚体或其他结构损伤的 DNA 仍可进行复制，当复制到损伤部位时，DNA 子链中与损伤部位相对应的部位出现缺口，复制结束。

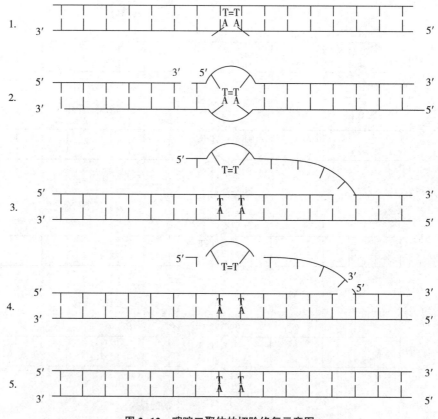

图 3-12　嘧啶二聚体的切除修复示意图

1. UV 照射后，形成胸腺嘧啶二聚体（TT）；2. 一种特定的核酸内切酶识别胸腺嘧啶二聚体（TT）的位置，在二聚体附近将一条链切断，造成缺口；3. DNA 聚合酶以未受伤的互补 DNA 链为模板，合成新的 DNA 片段，合成方向是 5′→3′，弥补 DNA 的缺口；4. 专一的核酸外切酶切除含有二聚体的一段核苷酸链；5. 连接酶将缺口封闭，DNA 恢复原状。

2. 重组　完整的母链与有缺口的子链重组，使缺口转移到母链上。

3. 再合成　重组后，母链上的缺口由 DNA 聚合酶合成互补片段，再由连接酶使新片段与旧链连接完整，从而使复制出来的 DNA 分子的结构恢复正常（图 3-13）。

　　在重组修复过程中，不能从根本上消除亲代 DNA 结构中的二聚体损伤，但能使复制出来的 DNA 分子结构保持正常；当第二次复制时，又要重复上述过程。虽然二聚体始终没有消除，但是经多次复制之后，受损伤的 DNA 分子在生物体内的比例会大大降低，逐渐被"稀释"，最终无损于机体细胞正常的生理过程。

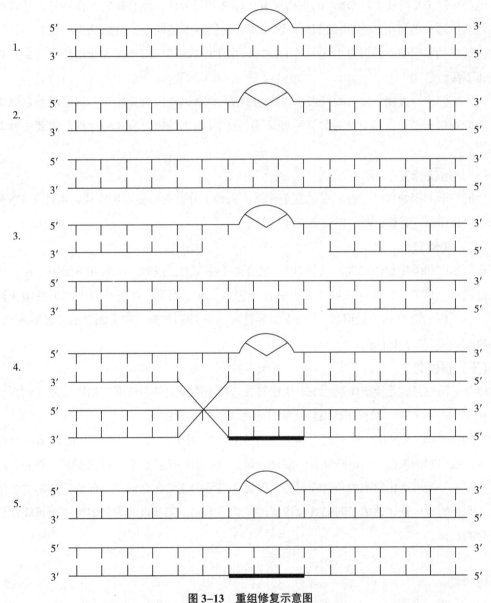

图 3-13　重组修复示意图

1. DNA 的一条链上有胸腺嘧啶二聚体；2. DNA 链复制时越过嘧啶二聚体，在二聚体对面的互补链上留下缺口；3. 核酸内切酶在完整的 DNA 上形成一个缺口，使有缺口的 DNA 链与极性相同，但有缺口的同源 DNA 链的游离端互补；4. 二聚体对面的缺口由新核苷酸链片段（粗线）弥补起来，此新片段是以完整的 DNA 分子为模板合成的；5. 连接酶使新片段与旧链连接，完成重组修复。

（四）跨损伤修复

　　当 DNA 复制在损伤部位中断时可发生耐受损伤的跨损伤修复，或称 SOS 修复（SOS repair），是 DNA 受到严重损伤、细胞处于危急状态时所诱导的一种 DNA 修复方式。该修复过程实质是利用损伤核糖核酸为模板，通过 DNA 聚合酶使碱基掺入至复制中断处进行 DNA 合成，使 DNA 链延长。修复结果能维持基因组的完整性，提高细胞的生成率，但留下的错误、掺入的碱基易使 DNA 链中产生碱基序列的差异。因此是一种易误修复过程，往往可致突变形成。

二、电离辐射引起的 DNA 损伤的修复

电离辐射（X 射线）对 DNA 的损伤没有选择性和特异性，除直接损伤作用外，还通过对水的电离所形成的自由基起间接损伤作用，DNA 单链或双链断裂，造成缺失、重复、倒位或易位。高剂量照射时，还可以引起碱基的破坏。由于电离辐射对 DNA 的作用比较复杂，修复机制还不甚清楚。

近年来的研究表明，X 射线可以引起原初 DNA 单链以相同方式断裂，只是因修复效应不同，所以观察到单链打断有所差异。一般认为，DNA 损伤的修复有 3 种过程，需要 3 种不同的酶系。

（一）超快修复

单链打断的极快修复过程。在适宜条件下，大约 2 分钟内修复即可完成，可能是 DNA 连接酶的单独作用，将被打断的单链迅速连接起来。

（二）快修复

修复速度稍慢于超快修复，需要 DNA 聚合酶 I 参与修复过程，一般在室温下、在缓冲液中迅速进行。例如，细菌在 X 射线照射后几分钟内，在室温下、在缓冲液中即可使超快修复所剩下的断裂单链的 90% 被修复。*E.coli* 变异株经 X 射线照射后，单链断裂的修复效率较低，因为缺乏 DNA 聚合酶 I 修复系统。

（三）慢修复

修复时间较长，是重组修复系统对快修复方式所不能修复的单链断裂加以修复的过程。例如，在 37℃培养基中，细菌完成慢修复的时间在 40 ～ 60 分钟。

生物体对 DNA 损伤的修复过程是普遍存在的，它是细胞的正常生理功能。不仅电离辐射、紫外线引起的损伤可以被修复，许多化学诱变剂所引起的损伤也可以被修复。修复作用在一定程度上保持着遗传物质的相对稳定性，保证了细胞的正常生命活动。而修复缺陷或者错误修复，则可能对生物体造成不同形式和程度的危害。当然，某些没有修复的突变也可能成为生物进化的源泉。

思考题

1. 什么是基因突变？
2. 基因突变有哪些特性？
3. 基因突变有哪些主要类型？
4. 请从分子水平总结基因突变的发生机制。

第四章　人类染色体及染色体畸变

染色体是遗传信息的载体，它是由 DNA 和蛋白质共同构成的，其遗传信息就贮存在 DNA 的碱基排列顺序当中。位于染色体上的多种基因的组成与结构控制着生物体的性状表现，也代表着生物个体的遗传特征；通过染色体的复制和细胞的分裂，遗传信息可以完成在世代间的传递。当染色体发生数目或结构畸变时，将导致其上多种基因功能的异常或丧失，从而引起相应遗传病的发生。

第一节　人类染色体

人类对染色体的认识经历了漫长的历史过程，直到 1956 年，才明确了人类染色体数目为 46 条，这是由著名细胞遗传学家蒋有兴和莱文首先在胎儿的肺组织培养细胞中发现并确认的。

一、染色体基本特征

（一）染色质与染色体

染色质与染色体是同一物质在细胞周期的不同阶段，执行不同生理功能时呈现的两种不同的存在形式。间期核内细丝状的染色质在进入分裂期后螺旋凝缩，成为粗短的染色体；待分裂结束，又伸展为细长的染色质纤维。

1. 染色质的组成与结构　染色质是由 DNA 和蛋白质共同组成的，其基本结构单位是核小体（nucleosome）。核小体由 DNA 分子和与之结合的组蛋白共同构成；多个核小体相连成为细长的串珠状纤维，构成染色质的一级结构；串珠状纤维进一步缠绕折叠形成了螺线管、超螺线管、染色单体，即染色质的二、三、四级结构，在此过程中其长度依次压缩了 7、6、40 和 5 倍；DNA 被压缩为 $2 \sim 10\mu m$ 的染色体。这种包装形式使 DNA 分子在分裂期能够相对独立准确地分离并进入到子细胞当中。

2. 染色质的类型　根据其螺旋化程度和功能的不同，染色质可以分为常染色质和异染色质。

（1）常染色质：常染色质（euchromatin）是指在间期核内螺旋盘曲程度较低、着色较浅且具有转录活性的染色质。其含量较高，一般位于间期细胞核的中央区域。在细胞周期中，常染色质于 S 期早期复制。构成常染色质的 DNA 主要是单一顺序 DNA 和中度重复顺序 DNA，其中具有转录活性的仅是单一顺序 DNA。

（2）异染色质：异染色质（heterochromatin）是指在间期核内螺旋盘曲程度较高、着色较深且无转录活性的染色质。其含量较低，一般位于间期细胞核的边缘区域及核仁周围。在细

NOTE

胞周期中，异染色质于 S 期晚期复制。根据其性质和功能状态的不同，异染色质又包括以下两种：①组成型异染色质或结构异染色质（constitutive heterochromatin）：即在细胞周期的任何时段均处于凝缩状态的异染色质，一般由高度重复序列 DNA 组成，无转录活性，不编码蛋白质，在中期染色体上一般位于着丝粒、端粒、副缢痕等区域；②兼性异染色质（facultative heterochromatin）：即仅在特定类型的细胞中或在一定的发育阶段内存在的异染色质，它是由常染色质凝缩而来的，此状态下不具有转录活性；一般在高度分化细胞内含量较多。兼性异染色质在松散状态时，就可转变为常染色质，并恢复其转录活性。

3. 性染色质 在间期核中，性染色体的异染色质部分所显现出来的特殊结构称为性染色质；根据其所在的性染色体的名称，分别命名为 X 染色质和 Y 染色质。

（1）X 染色质：1949 年，Barr 等人在雌猫神经元细胞核中发现一种浓缩小体，而在雄猫中见不到这一结构。进一步研究发现，在其他雌性哺乳类动物（包括人类）不同类型细胞的间期细胞核中均可观察到上述小体的存在，称之为 Barr 小体或 X 染色质（X-chromatin）（图 4-1）。

X 染色质位于正常女性间期细胞核的核膜内缘，是一个深染的、直径约 1μm 的椭圆形小体；在正常男性体细胞中无 X 染色质。基于这些观察结果，人们开始提出下述疑问：为什么正常男性、女性之间的 X 染色质有所不同？女性具有两条 X 染色体，而其中每个基因座位上的一对等位基因所形成的产物为什么并不比只有 1 条 X 染色体、属于半合子的男性多？某一 X 连锁的突变基因纯合子女性的病情为什么并不比半合子的男性严重？1961 年，Mary Lyon 提出了 X 染色体失活假说，即 Lyon 假说，对这些问题进行了解释，其要点如下：①在女性的间期细胞核中，虽然有两条 X 染色体，但只有 1 条具有转录活性，而另 1 条则高度螺旋化，形成异固缩状态的 X 染色质，失去转录活性；在男性体细胞中，因只有 1 条具转录活性的 X 染色体，故没有 Barr 小体存在。所以男性、女性在 X 染色体的基因产物上是基本相等的，这种效应也称为 X 染色体的剂量补偿（dosage compensation）。X 染色质的数目等于 X 染色体的数目减 1，即细胞内只保留 1 条 X 染色体具有转录活性。在男性体细胞中因仅含 1 条 X 染色体，故 X 染色质的数目为 0。②X 染色体的失活发生在胚胎发育早期（人类大约在妊娠第 16 天）。③X 染色体的失活是随机的，异固缩的 X 染色体可以来自父亲或母亲。④失活是永久、恒定和可遗传的。如果某一特定细胞内失活的 X 染色体是父源的，那么由此细胞分裂产生的子代细胞中失活的 X 染色体都将是父源的。

值得注意的是，失活的 X 染色体上并非所有基因都失去了活性，即不是完全的失活，有一部分基因仍保持着一定的活性，因此 X 染色体数目异常的个体在表型上是有别于正常个体的。例如：47，XXY 的个体不同于 46，XY 的个体；47，XXX 的个体不同于 46，XX 的个体；而且含 X 染色体数目越多时，表型的异常越严重。

（2）Y 染色质：正常男性的间期细胞用荧光染料染色后，在细胞核内可出现一直径约 0.3μm 的强荧光小体，称为 Y 染色质（Y-chromatin）（图 4-2）。Y 染色质就是 Y 染色体长臂远端的异染色质部分，它在被荧光染料染色后发出荧光。因此，Y 染色质仅出现于含有 Y 染色体的男性细胞中，而且其数目与 Y 染色体的数目相同。女性细胞中则无 Y 染色质。

细胞核中染色质的性别差异称为核性别（nuclear sex）。核性别的检测可应用于胎儿产前性别诊断；也可通过对疑为性染色体异常的患者的核性别检测来推断患者的病因。

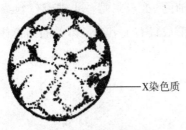

图 4-1　X 染色质

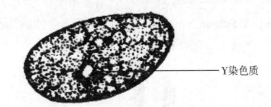

图 4-2　Y 染色质

4. 人类性别决定的染色体机制　人类的性别是由细胞中性染色体的组成决定的。在人类体细胞所含有的 23 对染色体中，有 22 对为常染色体（autosome），每对常染色体在形态、结构和大小上都基本相同；另外 1 对为性染色体（sex chromosome），即与性别决定有直接关系的 X 染色体和 Y 染色体；X 染色体的大小位于 C 组的 7、8 号染色体之间，而属于 G 组的 Y 染色体与 21、22 号染色体的大小近似，因此这对性染色体在形态、结构和大小上均有明显的差异。男性的性染色体组成为 XY，女性的性染色体组成为 XX，即男性为异型性染色体，女性为同型性染色体，这种性别决定方式称为 XY 型性别决定。在生殖细胞的发育过程中，男性可以产生分别含有 X 染色体和 Y 染色体的两种类型的精子，其数目相等；女性则只能产生含有 X 染色体的卵细胞。自然状态下，两种类型的精子与卵细胞结合的机会是均等的，所以男性和女性的比例接近 1∶1。

在上述性别决定的机制中，可以看出起关键作用的是精子中含有的性染色体是 X 还是 Y，有 Y 染色体的存在就可有睾丸的形成，无 Y 染色体存在就将形成卵巢。其本质是 Y 染色体短臂上有一个与睾丸分化有关的基因，即男性化的关键基因，称为睾丸决定因子（testis-determining factor，TDF）基因。1990 年，Sinclair 等发现了位于 Y 染色体短臂末端的一个特殊区域——性别决定区域 Y（sex-determing region Y，SRY），并认为它是 TDF 的最佳候选基因，该结论已为较多的实验证据所证实。Y 染色体由两个具不同功能的区域组成：拟常染色质区（pseudo-autosomal region，PAR）和包含 SRY 在内的 Y 特异区。在拟常染色质区，X 染色体和 Y 染色体之间可以发生配对和交换，此区内的交换并不表现典型的性连锁关系。Y 特异区在正常情况下不与 X 染色体发生交换；一旦发生交换就将会产生 XX 型男性或 XY 型女性个体。目前也有证据表明，人类性别决定的机制相当复杂，除 SRY 基因外，在性别决定中可能还有其他基因的参与和协同作用。

（二）人类染色体的数目、形态与结构

在有丝分裂中期的细胞中，染色体的形态是最典型的，此时期可以清楚地观察到人类体细胞共含有 46 条染色体，为二倍体细胞，即 2n=46。每条中期染色体均含有两条染色单体（chromatid），互称为姐妹染色单体。两条单体之间在着丝粒处相连，着丝粒区富含重复序列 DNA 构成的异染色质，并明显凹陷狭窄，称为主缢痕或初级缢痕（primary constriction）；从着丝粒向两端延伸出去的部分称为染色体的臂，较长的称为长臂（q），较短的称为短臂（p）。

根据着丝粒在染色体上相对位置的不同，通常将染色体分为 4 类：①中央着丝粒染色体（metacentric chromosome），着丝粒位于染色体纵轴的 1/2 ～ 5/8 处。②亚中着丝粒染色体（submetacentric chromosome），着丝粒位于染色体纵轴的 5/8 ～ 7/8 处。③近端着丝粒染

NOTE

色体（acrocentric chromosome），着丝粒位于染色体纵轴的 7/8 至末端。④端着丝粒染色体（telocentric chromosome），着丝粒位于染色体的端部，形成只有 1 个染色体臂的染色体（图4-3）。人类染色体只有上述前 3 种类型。

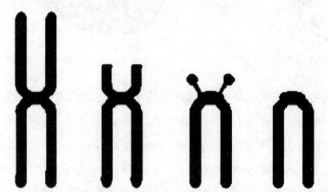

中央着丝粒染色体　亚中着丝粒染色体　近端着丝粒染色体　端着丝粒染色体

图 4-3　根据着丝粒位置的不同对染色体进行分类

在染色体长、短臂的末端分别有一特化部位，称为端粒（telemere）。其生物学作用在于维持染色体形态结构的稳定性和完整性，并防止染色体末端的彼此粘着。研究表明，端粒序列的缩短是细胞走向衰老的重要标志，而肿瘤细胞因端粒酶被过度激活，可进行端粒的合成，使细胞得以无限制地增生，从而导致了肿瘤细胞的过度繁殖。

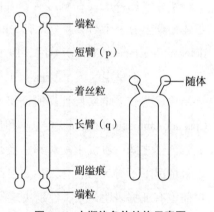

图 4-4　中期染色体结构示意图

在某些染色体上，除具有主缢痕外，还有染色较浅的凹陷部位，称为副缢痕或次级缢痕（secondary constriction）。次级缢痕常见于 1、9、16 号染色体的长臂和近端着丝粒染色体的短臂上，可作为染色体的鉴别标志；位于近端着丝粒染色体短臂上的次级缢痕区域与分裂末期核仁的形成有关，故称为核仁组织区（nucleolar organizing region，NOR）。人类近端着丝粒染色体的短臂末端通过次级缢痕与一球状或棒状小体相连，该小体称为随体（satellite）（图 4-4）。随体主要由异染色质组成，其数目和大小是可遗传的，人类具有随体的染色体共有 5 对，分别为 13、14、15、21、22 号染色体。

二、染色体分组核型和显带技术

（一）染色体分组核型

一个体细胞中全部染色体所构成的图像称为核型（karyotype）（图 4-5）。在染色体病病种日益增多的情况下，为了避免病例描述上的混乱和有利于国际交流，1960 年在美国丹佛（Denver）召开的第一届国际细胞遗传学会议上制定了人类染色体的特征描述方法及其分组原则，由此确定的人类染色体命名系统称为 Denver 体制（表 4-1）。根据 Denver 体制，一个体细胞的 23 对染色体按照染色体由大到小的顺序及着丝粒的位置，分为 7 个组，常染色体依次用 1 ～ 22 数字编号，性染色体用 X、Y 表示。

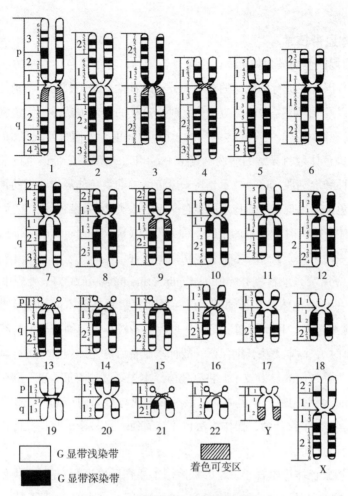

图 4-5　人类染色体 G 显带核型图

表 4-1　人类染色体分组及形态特征

组别	染色体编号	大小	着丝粒位置	副缢痕	随体
A	1~3	最大	1、3 号为中央着丝粒染色体，2 号为亚中着丝粒染色体	1 号可见	无
B	4，5	较大	亚中着丝粒染色体	—	无
C	6~12，X	中等	亚中着丝粒染色体	9 号可见	无
D	13~15	中等	近端着丝粒染色体	—	有
E	16~18	较小	16 号为中央着丝粒染色体，17、18 号为亚中着丝粒染色体	16 号可见	无
F	19，20	较小	中央着丝粒染色体	—	无
G	21，22，Y	最小	近端着丝粒染色体	—	21、22 号有，Y 无

人类体细胞中正常男性核型为 46,XY；正常女性核型为 46,XX。

在核型分析的过程中，国际上常用臂比、着丝粒指数和相对长度三个参数进行鉴别：

臂比：染色体短臂与长臂的长度之比，即 p/q。

着丝粒指数：短臂占整条染色体长度的百分比，即 [p/(p+q)]×100%。

相对长度：某条染色体的长度占一套染色体（22 条常染色体 +X 染色体）总长度的百

分比。

（二）染色体显带技术

用 Giemsa 常规染色的染色体标本，由于着色均匀，各条染色体本身的细微特征无法完全准确地显现出来，因此在进行染色体的鉴别和分析时常常会难于判断。特别是在分析研究染色体的结构畸变，以及要解决一些临床应用问题时，这样的染色方法显然无法满足要求。因此在 Lejeune1959 年发现第一例人类染色体病后的 10 年时间里，人们只发现了 10 多种染色体综合征，而且主要是染色体数目异常的病例。直至 1968 年，出现了分带染色技术，大大提高了染色体分析的特异性和准确性；这一技术是将未染色的中期染色体经过一定的预处理，再用不同方法染色，使染色体上出现明显而稳定的染色条带。人类 24 条染色体（包括 1 ～ 22 号常染色体和 X、Y 染色体）均有各自特异的带纹，称为带型（banding pattern）。根据其处理方法及显示部位、显色结果的差异，显带技术主要包括以下几种：

1. Q 显带　应用荧光染料氮芥喹吖因（quinacrine mustard，QM）处理中期染色体后，在荧光显微镜下可见各染色体沿其长轴显示出一系列宽窄和亮度不同的横纹带，称为 Q 带（Q banding）。Q 带清晰准确，带型鲜明，受制片过程影响较小；但因荧光的持续时间较短（一般为 30 分钟～ 1 小时），标本无法长期保留，故标本制备后需立即观察并进行显微摄影。

2. G 显带　为最常用的显带技术。将染色体标本先经过盐溶液、碱、胰蛋白酶或加热等处理后，再用 Giemsa 溶液染色，染色体上可沿纵轴出现与 Q 带对应的深浅相间的带纹，称为 G 带（G banding）。G 带带纹清晰，操作方法也比较简便，且易于观察，又可长期保存，故在染色体分析中应用较为广泛。

3. R 显带　将染色体标本置于一定的盐溶液中温育后再进行 Giemsa 染色，可显示出与 G 带对应但深浅相反的带纹，称为 R 带（R banding）。因 G 带的深染带正是 R 带的浅染带，而 G 带的浅染区在 R 显带标本中为深染，故 R 带也称为反带（reverse binding）。在对某些染色体畸变如缺失或重排等进行检测时，R 带与 G 带相互补充，可使检测结果更为真实可靠。

4. C 显带　先用 NaOH 或 Ba(OH)₂ 等碱液预处理染色体标本使 DNA 变性后，再将其放入由柠檬酸钠和氯化钠配置的溶液中处理使 DNA 复性，然后进行 Giemsa 染色，可特异性显示染色体的着丝粒区域及 1、9、16 号染色体副缢痕部位的结构异染色质区，并可使 Y 染色体长臂远侧区段着色，所显示带纹称为 C 带（C banding）。C 带技术可特异性应用于对染色体着丝粒部位的分析研究，并可用于鉴别 1、9、16 号和 Y 染色体。

5. T 显带　加热处理染色体标本后再用 Giemsa 染色，所显示的带纹称为 T 带（T banding）。T 显带可特异性显示染色体的末端区域。

6. N 显带　用硝酸银染色后，染色体的核仁组织区（NOR）将被特异性深染，称为 N 带（N banding）。人类的 5 对近端着丝粒染色体的副缢痕即核仁组织区在 N 显带中呈现阳性反应。

7. SCE 显示技术　作为 DNA 组分中 TdR 的类似物，5- 溴脱氧尿嘧啶核苷（BrdU）可取代 TdR 掺入 DNA 新链的合成。因此，在人体外周血淋巴细胞培养液中加入 BrdU 并经过两个增殖周期后，由于 DNA 是以半保留方式复制的，中期染色体的两个姐妹单体在化学组成上将会有所不同，即一个单体的 DNA 双链都掺入了 BrdU，而另一个单体的 DNA 双链中仅一条掺入了 BrdU；双链均掺入了 BrdU 的 DNA 分子螺旋化程度较低，所以在 Giemsa 染色中着色较浅；而仅一条链掺入了 BrdU 的 DNA 分子因螺旋化程度较高而着色较深。但如果染色体在特定区域发生了姐妹单体交换（sister chromatid exchange，SCE），则该区域的深染和浅染结果将互换。因 SCE 频率可作为检测 DNA 损伤的灵敏指标，所以这种显带方法可以帮助我们判断环境中致畸、致突物质的存在与否，并认识其生物学效应。

显带技术的应用，进一步要求对显带染色体有一个国际统一的识别和描述标准，以利于相互之间的交流。为此，1971 年在巴黎召开的第四届国际人类细胞遗传学会议及 1972 年爱丁堡会议上，提出了区分每条显带染色体区带的标准体系，其中包括多种统一的符号和术语，称为《人类细胞遗传学命名的国际体系》（An International System for Human Cytogenetic Nomenclature，ISCN）（表 4-2）。

表 4-2　用来描述染色体和染色体畸变的常用符号和术语

符号术语	含义	符号术语	含义
+（加号）	多出或增加	I	等臂染色体
-（减号）	丢失或减少	ins	插入
:（单分号）	断裂，用于繁式命名体系	inv	倒位
::（双分号）	断裂和重接，用于繁式命名体系	M I	第一次减数分裂中期
?（问号）	对某条染色体或某一染色体结构存在疑问	M II	第二次减数分裂中期
/（斜线）	用于分开组成嵌合体的不同细胞系	mal	男性
→（箭头）	从…到…，用于繁式命名体系	mar	标记染色体
A I	第一次减数分裂后期	mat	来自母方
A II	第二次减数分裂后期	min	微小体
ace	无着丝粒断片	mn	众数
A-G	染色体组的名称	mos	嵌合体
b	断裂	p	染色体短臂
cen	着丝粒	pat	来自父方
chi	异源嵌合体	ph	费城染色体
chr	染色体	pro	近侧
ct	染色单体	psu	假
del	缺失	q	染色体长臂
der	衍生染色体	qr	四射体
dic	双着丝粒染色体	r	环状染色体
dir	正位	rcp	相互易位
dis	远侧端	rea	重排
dmin	双微体	rec	重组染色体
dup	重复	rob	罗伯逊易位
e	交换	s	随体
end	核内复制	t	易位

NOTE

续表

符号术语	含义	符号术语	含义
f	断片	tan	串联易位
fem	女性	ter	末端（染色体末端）
fra	脆性位点	tr	三射体
g	裂隙	tri	三着丝粒
h	副缢痕	var	可变区

根据 ISCN 的规定，将每一染色体上具有重要意义的、稳定的、有显著形态学特征的指标定义为界标（landmark）。两相邻界标间的区域称为区（region）；每一区内又以着色强度的亮、暗或深、浅为界分为若干条带（band）。每条染色体均由一系列连贯的区带组成，没有非带区。在进行染色体的区带命名时，无论长臂或短臂，均以近着丝粒一端作为区带命名的起始区域，即"1"区，向着长、短臂末端的方向依次为"2"区、"3"区等；同一区内带的命名也遵循相同的规则，依次为"1"带、"2"带、"3"带等。界标所在的带属于此界标以远的区，并作为该区的第一带。被着丝粒一分为二的带算作分属长、短臂的两个带，分别标记为长臂的 1 区 1带和短臂的 1 区 1 带（图 4-6）。具体地说，在定义染色体上一条特殊的带时，需依次说明以下四方面的内容：①染色体序号；②臂的符号；③区的序号；④带的序号。例如 1p22 表示 1号染色体短臂 2 区 2 带。

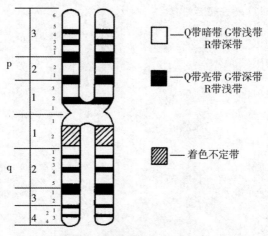

图 4-6   显带染色体的界标、区、带命名示意图

对中期染色体进行常规 G 带染色显示的标准带型是 320 条带。20 世纪 70 年代后期，由于细胞同步化技术的应用和染色体显带方法的改进，出现了高分辨显带技术（high resolution banding technique）。单倍体染色体组的 G 带条纹可达到 550 条带、850 条带和 1000 条带 3个级别（图 4-7），这是通过将原来的某些带又逐级细分为亚带和次亚带而实现的。描述时，10q11.23 即表示 10 号染色体长臂 1 区 1 带第 2 亚带第 3 次亚带。高分辨显带技术有助于发现和准确地描述更多的微小的染色体结构畸变，在遗传学研究的理论和临床上均具有广泛的应用价值。

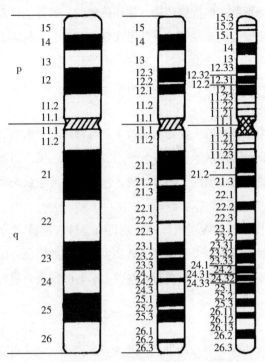

图 4-7　10 号染色体在三个条带水平的显带模式图

第二节　染色体畸变

染色体数目或结构上的异常变化称为染色体畸变（chromosome aberration）。染色体畸变可发生于体细胞或生殖细胞内，常会导致细胞功能的异常，从而引起异常性状的形成或畸形的发生；体细胞内的染色体畸变还经常与肿瘤的发生有关。染色体畸变包括数目畸变和结构畸变两大类。畸变的类型和可能引起的效应因其发生部位、发生时间的不同，即处于个体发育的不同阶段和细胞周期的不同时期而有所差异。大多数染色体畸变会给机体带来严重影响，形成多发畸形、智力低下、生长发育迟缓及多器官和系统的功能障碍，称之为染色体病（chromosome disease）。

一、诱因

正常情况下，人体细胞内的染色体保持着结构和功能的稳定性，但有时也可见到畸变的发生，其频率不到 1%。染色体畸变可以自发地发生，或者看不出明显的诱因，称为自发畸变（spontaneous aberration）；也可因各种不同因素，包括物理因素、化学因素和生物因素等诱发产生，称为诱发畸变（induced aberration）。同时，母亲的生育年龄、遗传素质等也可影响畸变的发生率。

（一）化学因素

随着工业的不断发展和科技新产品的应用，大量人工合成的化学物质及工业废水、毒物作用于人体，很多都可对人体产生不利影响，并成为染色体畸变的诱发剂。

1. 药物   某些药物特别是一些抗癌药物，如环磷酰胺、氮芥、甲胺蝶呤、阿糖胞苷等已证实可导致染色体畸变；抗癫痫药苯妥英钠、苯巴比妥等可引起人外周血淋巴细胞染色体畸变率增高。

2. 农药   许多化学合成的农药，特别是有机磷类农药，如敌敌畏、敌百虫等均可引起人类细胞染色体畸变的发生。

3. 工业毒物   长期接触有害的工业毒物或被工业毒物污染的大气、水源等，均可导致染色体畸变率增高。这些工业毒物包括苯、甲苯、砷、二硫化碳、氯乙烯等。

4. 食品添加剂   某些食品添加剂，如防腐剂、色素等也可导致人类染色体畸变的发生。

（二）物理因素

主要是来自射线的损伤。射线对机体的影响可有急性和慢性之分，分别指一次性大剂量的照射和长期小剂量照射的积累；可引起体细胞和生殖细胞的染色体畸变。常见的畸变类型包括：不分离、核内复制等数目畸变以及在断裂基础上引起的缺失、易位、形成双着丝粒染色体等结构畸变。

（三）生物因素

一类是由生物体本身的侵染引发的染色体畸变，如感染 SV40 病毒、风疹病毒等可引起宿主细胞染色体畸变；另一类是由生物体分泌的毒素所引发的染色体畸变，如由霉菌产生的黄曲霉毒素即具有致畸作用，并可导致肿瘤的发生。

（四）母亲年龄

因卵细胞的发生开始于女性胚胎发育的第三个月，至出生时卵细胞已完成了增殖期和生长期，而进入到了成熟期，处在减数分裂过程中的前期 I 阶段；直至受精后才最终完成减数分裂全过程。如果生育年龄越晚，这中间所经历的时间就越长，生殖细胞受到母体内、外各种因素影响的机会也越多，在减数分裂过程中越容易出现染色体不分离的现象，从而形成染色体数目异常的次级卵母细胞及卵细胞，导致染色体数目畸变患儿的产生，这在遗传上称为母亲的年龄效应。如 35 岁以上的高龄母亲生出 21 三体患儿的概率将有所增大。

（五）遗传素质

不同个体因其染色体组成，即遗传素质的差异而对染色体畸变诱发因素的敏感性不同，畸变发生的部位（如断裂点的位置等）也会有所不同。

二、染色体数目畸变

正常人体细胞为二倍体（diploid），以 2n 表示，其所含有的 46 条染色体，分别来自于精子和卵细胞；精子和卵细胞是单倍体（haploid），以 n 表示，其各自包含的全部染色体称为一个染色体组（chromosome set）。以正常人体细胞二倍体染色体组为基础，染色体数目有所增加或减少，即称为染色体数目畸变。根据染色体数目的增减是否以染色体组为单位，数目畸变包括整倍性改变和非整倍性改变两种类型。

（一）整倍性改变

如果染色体数目以一个染色体组（n）为单位成组增加或减少，则为整倍性改变，其结果将形成含有不同数量染色体组的整倍体（euploid）。

1. 整倍性改变的类型   在发生染色体数目的整倍性改变后，比二倍体少 1 个染色体组称为单倍体；多 1 个染色体组称为三倍体（triploid），多两个染色体组称为四倍体（tetraploid），依此类推；三倍体以上的统称为多倍体（polyploid）。

在人类，除精子和卵细胞为单倍体外，还未见到单倍体胎儿或新生儿；三倍体个体多在胚胎期死亡，能够存活到临产或出生的三倍体胎儿几乎都是 2n/3n 的嵌合体（mosaic）；嵌合体是指体内含有两种或两种以上不同染色体组成的细胞群的个体。三倍体胎儿易于流产的主要原因是：在胚胎发育中的细胞有丝分裂时易形成三极纺锤体，因而造成染色体在细胞分裂中、后期时的分配紊乱，导致子细胞中染色体数目出现异常，干扰胚胎的正常发育。

四倍体的病例在临床上更为罕见，但四倍体的染色体组成在肿瘤细胞、培养细胞及机体的某些器官、组织，如肝脏、子宫内膜等处可以见到。

2. 整倍性改变的形成机制 染色体整倍性改变的形成原因主要有双雄受精、双雌受精、核内复制和核内有丝分裂。

（1）双雄受精：受精时有两个精子同时进入 1 个卵细胞，导致三倍体合子形成的过程，称为双雄受精（diandry）（图 4-8）。合子中的 3 个染色体组一个来自母方卵细胞，两个来自父方精子；受精卵的核型可能为 69,XXX、69,XXY 或 69,XYY 三种类型。

（2）双雌受精：一个二倍体的异常卵细胞与一个正常精子结合形成三倍体合子的过程，称为双雌受精（digyny）（图 4-9）。其产生原因是：在卵细胞形成过程进行至减数分裂后期Ⅱ时未能产生正常的第二极体，原本应进入第二极体的一套单倍体染色体组留在了卵细胞中，结果导致含两个染色体组的二倍体卵细胞的形成；与精子正常受精后即产生含 3 个染色体组的三倍体受精卵，即核型为 69,XXX 或 69,XXY 的合子。

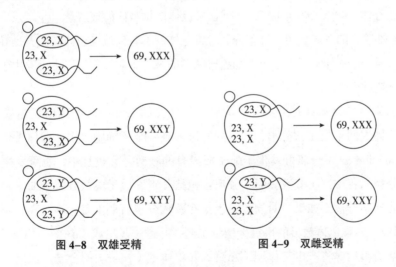

图 4-8 双雄受精　　　　　图 4-9 双雌受精

（3）核内复制：细胞在有丝分裂间期，染色体复制了两次，而细胞只分裂了 1 次，结果将形成两个四倍体子细胞，此过程称为核内复制（endoreduplication）。如果核内复制发生在精原细胞或卵原细胞的增殖期分裂过程中，将导致异常的二倍体精子或卵细胞的形成，它们与正常的卵子或精子结合后将进一步产生三倍体合子。如果核内复制发生在受精卵的卵裂过程中将导致四倍体的形成。核内复制是癌瘤细胞较常见的染色体异常特征之一。

（4）核内有丝分裂：细胞在有丝分裂间期正常复制了 1 次，但在分裂前、中期，核膜未能破裂、解体，不能形成正常的纺锤体，复制后的染色体也无法在纺锤体的牵引下移向两极，细胞分裂停滞于中期，也不出现胞质分裂，导致 1 个细胞内含有 4 个染色体组，形成了四倍体，此过程称为核内有丝分裂（endomitosis）。

（二）非整倍性改变

在二倍体染色体组的基础上，个别染色体的增加或减少，称为非整倍性改变。非整倍性改变将导致非整倍体（aneupliod）的形成。

1. 非整倍性改变的类型　在发生染色体数目的非整倍性改变后，如果染色体总数比 2n 少，称为亚二倍体（hypodiploid）；如果染色体总数大于 2n，则称为超二倍体（hyperdiploid）。

（1）亚二倍体：在亚二倍体中，细胞内染色体总数比 2n 少 1 条，即为 45 条时，称为单体（monosomy）；比 2n 少两条，即为 44 条时，称为缺体（nullosomy）。临床上最常见的单体型病例为 45,X，即缺少 1 条 X 染色体造成的性腺发育不全症；常染色体的单体型很难见到，只有 21、22 号染色体的单体型常见于流产儿和死婴中。缺体在人类染色体病例中尚未见报道。

（2）超二倍体：在超二倍体中，细胞内染色体总数比 2n 多 1 条，即为 47 条时，称为三体（trisomy）；比 2n 多两条至数条时，统称为多体（polysomy）。三体是人类最常见的染色体数目畸变的类型，除 17 号染色体尚未有三体的病例报道外，其余的染色体均存在三体；临床上最常见的三体型病例为 21 三体和性染色体的三体型，其次是 18 三体和 13 三体。因额外的染色体会破坏遗传物质的平衡而干扰胚胎的正常发育，故多数三体型只见于胚胎期，以流产告终；少数存活下来的三体型也将伴有各种严重畸形。性染色体的三体型对机体的危害程度往往轻于常染色体的三体型，如 47,XXX 的女性大多具有正常表型；47,XYY 的男性，多余的 Y 染色体主要引起副性征、生殖器官及性格等方面的改变。多体常见于性染色体中，如四体（48,XXXX）、五体（49,XXXXX）等；目前常染色体未见多体的报道。

2. 非整倍性改变的形成机制　细胞分裂时染色体的不分离或染色体的丢失是导致非整倍体形成的主要原因。这些异常可发生于性细胞成熟期的减数分裂过程中，也可发生于受精卵卵裂早期的有丝分裂过程中。

（1）染色体的不分离：在细胞分裂的中、后期，如果某一对同源染色体或一条染色体的姐妹染色单体之间未能正常分离，而是同时进入到一个子细胞当中，即称为染色体的不分离（non-disjunction）。不分离可发生于配子形成时的减数分裂过程中，也可发生于受精卵卵裂时的有丝分裂过程中。①减数分裂不分离：包括分别发生于减数分裂后期Ⅰ和后期Ⅱ的Ⅰ期不分离和Ⅱ期不分离。如果一对同源染色体在减数分裂后期Ⅰ发生不分离，将形成（n+1）和（n-1）两种不同染色体数目的次级生殖母细胞，并进一步生成（n+1）和（n-1）两种类型的配子；正常受精后，将产生三体型（2n+1）和单体型（2n-1）的合子。如果一条染色体的姐妹染色单体在减数分裂后期Ⅱ发生不分离，形成的配子中正常（n）型占一半，（n+1）型和（n-1）型各占 1/4；受精后一半为正常二倍体（2n），三体型（2n+1）和单体型（2n-1）各占 1/4（图 4-10）。②有丝分裂不分离：如果染色体的不分离发生在受精卵卵裂早期的有丝分裂过程中，即一条染色体的姐妹染色单体在后期未能正常分离，最终可导致产生含有两种或 3 种不同染色体组成细胞系的嵌合体（图 4-11A）。不分离发生的时间越晚，嵌合体中异常细胞系的比例将越小，正常二倍体细胞系的比例越大，临床症状将较轻。

（2）染色体的丢失：在细胞分裂过程中，因纺锤丝或着丝粒功能障碍，或者由于行动迟缓，某条染色体在分裂后期、末期滞留于细胞质中直至分解消失，而未能正常移动至某一极参与子细胞的形成，称为染色体的丢失（chromosome lose）或后期迟滞（anaphase lag）。在受精卵卵裂的有丝分裂过程中发生的染色体丢失是嵌合体形成的机制之一（图 4-11B）。

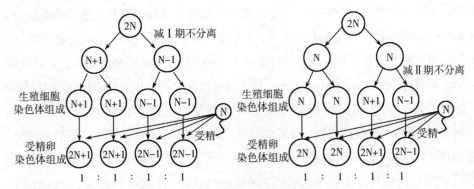

图 4-10　染色体不分离导致非整倍体的形成

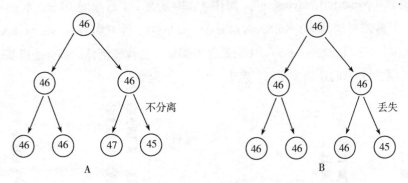

图 4-11　第二次卵裂中染色体的不分离（A）或染色体的丢失（B）导致嵌合体的形成

三、染色体结构畸变

在射线、诱变剂等因素的作用下，染色体可发生断裂（breakage）。某些断裂可在原位重接、愈合，因此不会产生遗传效应；某些断裂则未在原位重接，而是进行重排，即移动位置、交换片段后变位重接，有时还可发生无着丝粒断片的丢失，这时就可引起染色体结构畸变（structural aberration）。

（一）染色体结构畸变的描述

为了统一、规范地描述各种染色体结构畸变，人类细胞遗传学命名的国际体制规定了相应的命名符号及缩写术语（参见表 4-1），并制定了简式和详式两种表示方法。如 1 号染色体在长臂 2 区 1 带发生断裂，且远侧端丢失，用简式应表示为：46,XX,del(1)(q21)；用详式应表示为：46,XX,del(1)(pter → q21：)。

（二）染色体结构畸变的主要类型

临床上常见的染色体结构畸变类型主要有缺失、重复、倒位、易位、插入、环状染色体、双着丝粒染色体和等臂染色体等。

1. 缺失　染色体断裂后，断片丢失所引起的结构畸变称为缺失（deletion）。根据断裂点的数目和断片所在位置的不同，可将缺失分为中间缺失和末端缺失两种类型。如果染色体的长臂或短臂上发生一次断裂后，未能在原位重接，断片因无着丝粒就会在以后的分裂过程中丢失，称为末端缺失（terminal deletion）。如图 4-12A 所示，1 号染色体在其长臂 2 区 1 带

NOTE

处发生了断裂，且末端断片丢失；用简式可描述为：46,XX(XY),del(1)(q21)；详式可描述为：46,XX(XY),del(1)(pter → q21:)。如果染色体在长臂或短臂内发生两次断裂，两断裂点之间的片段丢失，而残存的带有着丝粒的染色体片段与末端断片重接，这种染色体畸变称为中间缺失（interstitial deletion）。如图4-12B所示，3号染色体在q21和q31处均发生了断裂，中间断片丢失后在两断裂点处重接；用简式可描述为：46,XX(XY),del(3)(q21q31)；详式可描述为：46,XX(XY),del(3)(pter → q21::q31 → qter)。缺失将导致缺少丢失片段的部分单体型的形成。

2. 倒位　某一染色体在其长轴上发生两次断裂后，断片倒转180°重接，称为倒位（inversion）。如果两个断裂点之间包含着着丝粒，即两点分别位于染色体的长臂和短臂上，称为臂间倒位（pericentric inversion）。如图4-13A所示：2号染色体p21至q31之间片段发生臂间倒位，用简式可描述为：46,XX(XY),inv(2)(p21q31)；详式可描述为：46,XX(XY),inv(2)(pter → p21::q31 → p21::q31 → qter)。如果两个断裂点同时位于染色体的长臂或短臂内，则称为臂内倒位（paracentric inversion）。如图4-13B所示，1号染色体p22至p34之间发生臂内倒位，用简式可描述为：46,XX(XY),inv(1)(p22p34)；详式可描述为：46,XX(XY),inv(1)(pter → p34::p22 → p34::p22 → qter)。无论是臂内倒位还是臂间倒位，都会造成基因之间的重排，改变基因之间原有的连锁关系和重组率。

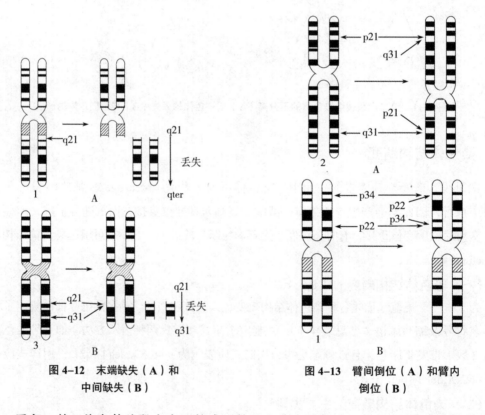

图4-12　末端缺失（A）和中间缺失（B）

图4-13　臂间倒位（A）和臂内倒位（B）

3. 重复　某一染色体片段含有两份或两份以上称为重复（duplication）。重复往往是同源染色体或姐妹染色单体之间染色体节段发生不等交换、单方易位或插入的结果。如果重复片段的基因排列顺序与原片段相同，称为正位重复（direct duplication）；如果其排列顺序与原片段相反，则称为倒位重复（inverted duplication）。如图4-14所示，2号染色体短臂内p14 → p23片段发生倒位重复，用简式可描述为：46,XX(XY),invdup(2)(p14p23)；详式可描述为：46,XX(XY),invdup(2)(pter → p23::p14 → p23::p23 → qter)。

4. 易位 某条染色体断裂后形成的断片转移到另一条非同源染色体上，称为易位（translocation）。易位包括以下几种主要类型：①相互易位：两条非同源染色体同时发生一次断裂，断片交换位置后重接，称为相互易位（reciprocal translocation）。这是临床上较常见的一种染色体结构畸变类型，其结果将形成两条衍生染色体（derivative chromosome）。如图 4-15 所示，在 2 号染色体长臂 2 区 1 带和 5 号染色体长臂 3 区 1 带各发生一次断裂后，断片交换位置重接，形成相互易位，用简式可描述为：46,XX(XY),t(2;5)(q21;q31)；详式可描述为：46,XX(XY),t(2;5)(2pter → 2q21::5q31 → 5qter; 5pter → 5q31::2q21 → 2qter)。如果相互易位只涉及断片位置的改变，而无染色体片段的增减，则称为平衡易位（balanced translocation）。②罗伯逊易位：是一种特殊类型的相互易位，即如果相互易位发生在两条近端着丝粒染色体之间，而且都在近着丝粒处断裂和重接，称为罗伯逊易位（Robertsonian translocation），也称为着丝粒融合（centric fusion）。结果导致两条染色体的长臂在着丝粒处重接形成一条大的衍生染色体，它包含了原来两条近端着丝粒染色体的绝大部分遗传物质。两条染色体的短臂也在着丝粒处融合为一条小染色体，并常常在以后的分裂过程中丢失；但因这条小染色体含有的遗传物质很少，而且主要由异染色质和多拷贝的 rRNA 基因组成，它的丢失不会引起明显的遗传效应。所以，罗伯逊易位携带者尽管只有 45 条染色体，但遗传物质和正常个体差异不大，表现型一般均属于正常，也称其为平衡易位携带者。罗伯逊易位主要发生于 D 组和 G 组染色体之间，也是较常见的染色体结构畸变类型。如图 4-16 所示，在 14 号染色体短臂 1 区 1 带和 21 号染色体长臂 1 区 1 带断裂并发生罗伯逊易位。该畸变用简式可描述为：45,XX(XY),-14,-21,+t(14;21)(p11;q11)；详式可描述为：45,XX(XY),-14,-21, +t(14;21) (14qter → 14p11::21q11 → 21qter)。③复杂易位：如果有 3 条或 3 条以上的染色体同时发生断裂，相互交换片段后重接，称为复杂易位（complex translocation）。

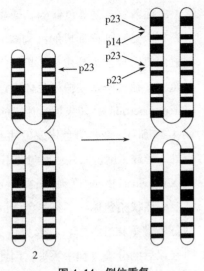

图 4-14 倒位重复

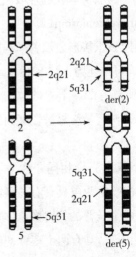

图 4-15 相互易位

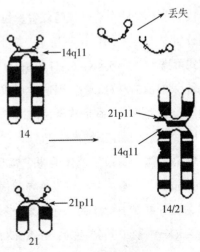

图 4-16 罗伯逊易位

NOTE

5. 插入 某条染色体的长臂或短臂内发生两次断裂所形成的中间断片转接到染色体的另一断裂点处，这样形成的结构畸变就称为插入（insertion）。如果插入发生在两条非同源染色体之间将形成插入易位；如果插入发生在两条同源染色体之间，则将在其中一条染色体上产生重复，在另一条同源染色体上产生缺失。如果插入片段的方向与原来相同，称为正位插入（direct insertion）；如果插入片段的方向与原来相反，则称为倒位插入（inverted insertion）。如图 4-17 所示，2 号染色体发生两次断裂后，形成的 q21 → q31 断片插入该染色体的 p13 断裂点处，形成了倒位插入。该畸变用简式可描述为：46,XY,invins(2)(p13q21q31)；详式可描述为：46,XY,invins(2)(pter → p13::q21 → q31::p13 → q21::q31 → qter)。

6. 环状染色体 一条染色体的长、短臂上各发生 1 次断裂后，含有着丝粒的中间部分的两侧断端重接在一起，将形成一条环状染色体（ring chromosome）。原两侧无着丝粒的断片将在以后的分裂过程中丢失，因此环状染色体的形成也同时伴随着染色体片段的缺失。如图 4-18 所示，在 2 号染色体的 p21 和 q31 处断裂重接形成环状染色体。该畸变用简式可描述为：46,XX(XY), r(2)(p21q31)；详式可描述为：46,XX(XY),r(2)(p21 → q31)。

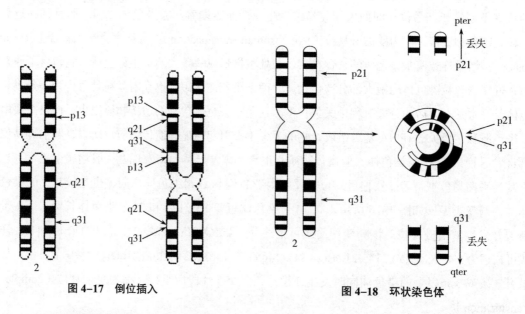

图 4-17 倒位插入 　　　　　图 4-18 环状染色体

7. 双着丝粒染色体 两条染色体各发生 1 次断裂后，两个含有着丝粒的片段相互结合在一起，将形成一条具有两个着丝粒的双着丝粒染色体（dicentric chromosome）。两个无着丝粒的片段将在分裂中丢失。如图 4-19 所示，6 号和 11 号染色体断裂重接形成双着丝粒染色体。该畸变用简式可描述为：45,XX,-6,-11,dic(6;11)(q22;p15)；详式可描述为：45,XX,-6,-11,dic(6,11)(6pter → 6q22::11p15 → 11qter)。因这样形成的衍生染色体所具有的两个着丝粒在分裂时将分别被纺锤丝拉向两极，导致形成染色体桥（chromosome bridge），最终易被拉断而形成新的结构畸变，所以属于非稳定型结构畸变。

8. 等臂染色体 一条染色体的两个臂在形态和遗传组成上完全相同，称为等臂染色体（isochromosome）。一般由着丝粒发生异常横裂引起，结果将产生两条只具有长臂或短臂的等臂染色体。如图 4-20 所示，X 染色体着丝粒横裂后，具有两个长臂的等臂染色体用简式可描述为：46,X,i(Xq)；详式可描述为：46,X,i(X)(qter → cen → qter)；具有两个短臂的等臂染色体用简式可描述为：46,X,i(Xp)；详式可描述为 46,X,i(X)(pter → cen → pter)。

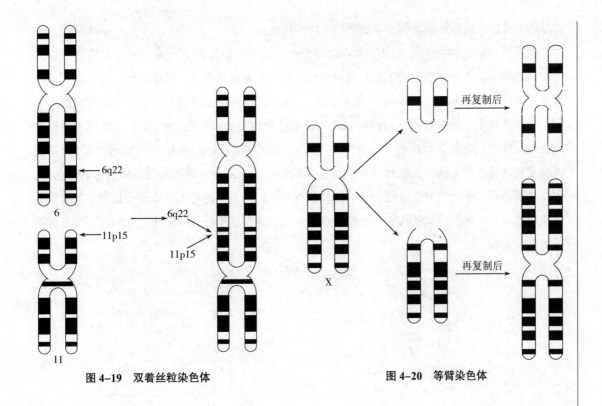

图 4-19 双着丝粒染色体　　　　图 4-20 等臂染色体

四、分子细胞生物学效应

染色体是遗传信息的载体，当染色体发生数目或结构畸变时，就会造成遗传物质的增加、减少或改变，破坏细胞内遗传物质的平衡，继而影响相应性状的形成或表现，临床上表现为各种综合征。

根据畸变是否可稳定地传递给子代，染色体畸变包括稳定型和非稳定型两大类。稳定型畸变是指该畸变能够通过有丝分裂稳定地传递给子代细胞。非稳定型畸变是指该畸变不能通过有丝分裂稳定地传给子代细胞，如具有两个或两个以上着丝粒的重排染色体或无着丝粒断片。以上这些畸变也可以发生在减数分裂中，因减数分裂是配子形成过程中的一种特殊形式的有丝分裂，染色体在间期复制 1 次后，经过了包含同源染色体的配对、交换、分离和非同源染色体的自由组合在内的两次连续的分裂过程，所以导致染色体畸变的遗传效应会有所不同，下面将按照畸变类型的差异分别加以论述。

染色体产生缺失后，无论是中间缺失还是末端缺失，从染色体上掉下的无着丝粒断片在分裂中都将因不能与纺锤丝相连而丢失。如果缺失断片较大，又包含一些重要或关键基因，即使是缺失杂合体，也会产生较为严重的影响，甚至造成死亡；有些虽可存活下来，也会伴有各种异常表型。缺失纯合体的相应症状将比杂合体更为严重。缺失还可引起拟显性现象，即如果在缺失断片内的某些位点上的基因组成是杂合状态，当其中的显性基因缺失后，同源染色体上相对应的隐性基因的作用就可以得到表现，使其表现型与隐性纯合体近似。在减数分裂时，缺失杂合体在同源染色体配对过程中将出现特异性的拱形图像。

重复的生物学效应比缺失缓和。重复将使某些性状的表现型有所改变，但重复断片过大时，也将影响个体的生活力，甚至造成个体的死亡。在减数分裂过程中，带有重复断片的杂合体也将出现染色体间的拱形配对图像。从生物进化的角度，重复也可产生有利的效应，即重复的基因有可能去执行新的功能，从而推动生物的进化。

　　具有倒位染色体的个体自身活力不会受到大的影响，但在减数分裂过程中，倒位可以大大抑制或降低倒位环内基因的重组。其原因是：在减数分裂前期 I，同源染色体之间在倒位区域将形成倒位环（inversion loop）（图 4-21A），以保证等位基因间的互补配对。以臂间倒位为例，当交换发生于倒位环内，最终形成的 4 条染色单体将为：1 条正常；1 条仍是原来的倒位染色体；两条同时包含缺失和重复（图 4-21B）。因这些染色体均带有 1 个着丝粒，所以都可以稳定地遗传；但后两种染色体所在的配子受精后将成为部分三体和部分单体的患者。同时，倒位片断越短，重组后产生重复和缺失的部分将越长，严重的遗传不平衡使受精卵正常发育的可能性越小；如果倒位片断较长，重组后产生重复和缺失的部分反而较短，受精卵正常发育的可能性会加大。

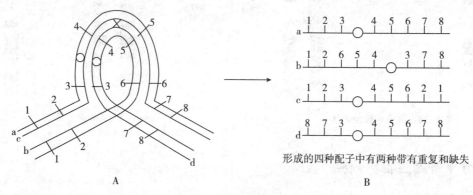

形成的四种配子中有两种带有重复和缺失

图 4-21　臂间倒位携带者的遗传效应

　　非同源染色体间发生相互易位后，如果是易位纯合体，则易位后的衍生染色体可以经减数分裂进入配子并传递给子代；如果是易位杂合体，则两条衍生染色体与相应的两条正常染色体在减数分裂前期 I 进行同源染色体配对的过程中，为了能使等位基因间一一对应，将形成四射体（图 4-22）。这样的四射体在后期 I 同源染色体彼此分离的过程中，可有不同的分离和组合方式，包括对位分离（alternat segregation）、邻位 -1 分离（adjacent-1 segregation）、邻位 -2 分离（adjacent-2 segregation）以及 3∶1 分离等，结果可产生 18 种不同类型的配子，其中仅对位分离产生的正常配子和携带平衡易位染色体的配子是带有全套单倍体基因组的，其余 3 种分离方式形成的 16 种配子都是遗传物质不平衡的配子；相应地，受精后也仅一种为正常个体，一种为平衡易位携带者，另外 16 种均为三体、单体、部分三体和部分单体，即为染色体病患者或造成流产、死胎等。

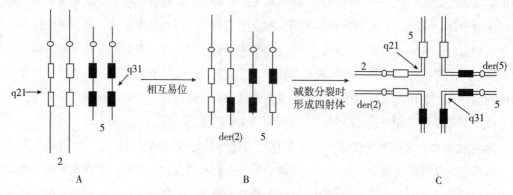

图 4-22　相互易位携带者的遗传效应

在染色体数目畸变中，经整倍性改变形成的单倍体或多倍体个体常不能存活或于婴儿期死亡。在非整倍性改变中，三体型患者在配子形成过程中将产生染色体数为 n 的正常类型和染色体数为 n+1 的异常类型，与正常二倍体双亲产生配子时发生的不分离即初级不分离（primary non-disjunction）相比，三体型患者形成 n 和 n+1 型配子的过程也称为次级不分离（secondary non-disjunction）。其中，n+1 型配子正常受精后将继续产生三体型子代。如：47,XX,+21 的女性可形成 24,X,+21 型卵细胞，受精后产生 21 三体型子代。

思考题

1. 人类染色体的显带方法有哪些？各有何特点？
2. 染色体数目整倍性改变发生的主要原因是什么？
3. 请描述相互易位携带者的遗传效应。

NOTE

第五章　染色体病

染色体病（chromosomal disease）是由于先天性染色体数目异常或结构畸变而引起的疾病。

染色体是遗传物质——基因的载体。人类有 3 万～ 3.5 万个基因，分别位于 23 对染色体上，组成 24 个基因连锁群。每个连锁群中基因均有严格的排列顺序，其毗邻关系是恒定的。如果染色体发生数目异常，甚至是微小的结构畸变，都必将导致许多基因的增加、缺失或重排，严重破坏基因间的平衡，引起具有一系列临床症状的综合征，故又称染色体综合征（chromosome syndrome）。这些综合征的临床症状包括多发畸形、智力低下和生长发育迟缓等。此外，还可见到一些特征性的皮肤纹理改变。目前已经发现的人类染色体数目异常和结构畸变有 1 万余种，已确定或已描述过的综合征有 300 余种，几乎涉及每号染色体。所以染色体病已成为临床遗传学的主要研究内容之一。根据引起疾病的染色体种类和表型的差异，染色体病可分为常染色体病、性染色体病和染色体异常携带者三类。

第一节　发病概况

一、发生率

染色体异常多见于自然流产、高龄孕妇的胎儿、先天畸形或发育异常患者、不育或流产夫妇。据统计，自然流产约占全部妊娠的 15%，其中约有 50% 是染色体畸变所造成的。人群中外表正常但为某种染色体异常携带者的频率为 0.25%～ 0.47%，在不育与流产夫妇中为 3%～ 6%。通过对流产胎儿染色体的研究，已经证明胚胎染色体异常是造成自然流产的重要原因。在妊娠过程中，自然流产发生的时间越早，染色体异常率越高。根据对习惯性流产胎儿的细胞遗传学检查，妊娠 4 周流产其胚胎染色体异常的发生率约占 75%，5～ 8 周的为 50%～ 60%，9～ 12 周的为 5%～ 20%。

流产胎儿染色体异常以常染色体三体型最常见，占 50%～ 60%。其次是多倍体，主要是三倍体和四倍体，占 20%～ 25%。第三是性染色体单体型，即 45,X，占 15%～ 20%。有人估计约 95% 以上的 45,X 合子都导致流产，临床上见到的 45,X 患者仅仅是异常合子中的极少部分。第四是嵌合体和其他结构异常，其中易位是自然流产的原因之一，约占 3%，易位导致的习惯性流产更多见。因此，对有自然流产史者，要高度警惕染色体异常的可能性，不提倡盲目保胎，而必须对她及丈夫进行全面检查，包括细胞遗传学检查。同时，发现随母亲年龄增高（大于 35 岁），流产和染色体异常率增高，主要为三体型，尤其是 Down 综合征。

在新生活婴中染色体异常的发生率为 0.5%～ 1%，以数目异常为多见。临床上，不论是常染色体病还是性染色体病，均以三体型最为常见。常染色体数目异常主要有 21 三体、18 三体、13 三体；性染色体数目异常主要有 45,X、47,XXX、47,XXY、47,XYY。常染色体非整倍体及不平衡的染色体结构重排患者在新生儿期就有明显或严重的临床表现，所以出生时容易检出、诊断。但在性染色体非整倍体中，除 45,X 外，47,XXX、47,XXY 和 47,XYY 三体患者在出生和年幼时大多无明显异常，只有到青春期因第二性征发育障碍才会就诊。对平衡的染色体结构重排携带者，若无家族史，则要等到成年后因不育或流产时才会被检出，否则不易被发现。

二、临床指征

染色体核型分析是确诊染色体病的主要依据，但由于染色体核型分析的工作量较大，通常限于一些特殊面容、发育异常或有致染色体畸变因素接触史等特殊临床指征的患者。这些临床指征主要包括：①先天性智力低下，有特殊面容，生长发育迟缓，伴有五官、四肢、皮纹、内脏等多发畸形；②性征发育不全或多发畸形，性腺以及外生殖器发育异常；③生育异常，多发性流产和不育的夫妇；④原发性闭经；⑤有染色体结构异常家族史；⑥ 35 岁以上的高龄孕妇；⑦已经生有染色体异常患儿的夫妇，染色体异常的携带者；⑧有致染色体畸变因素接触史，长期接受 X 射线、电离辐射等人员。

第二节　常染色体病

常染色体病（autosomal disease）是指 1 ～ 22 号常染色体发生数目异常或结构畸变所引起的疾病，其中包括三体综合征、单体综合征、部分三体综合征、部分单体综合征及嵌合体等。这些疾病共同的临床特征是先天性智力发育不全，生长发育迟缓，伴有五官、四肢、皮纹、内脏等方面的畸形。

一、21 三体综合征

21 三体综合征或称先天愚型，是人类最常见的一种染色体病。于 1866 年由英国医生 Langdon Down 首次报道，故又称 Down 综合征（Down syndrome，DS）（OMIM：190685）。1959 年法国的细胞遗传学家 Lejeune 首先发现患者额外多一条 G 组染色体，后来确定为患者的 21 号染色体是 3 条，故称 21 三体综合征。

发病率：21 三体综合征在新生儿中的发病率为 1/800 ～ 1/600。

临床特征：该综合征的主要临床特征是智力发育不全（患者的 IQ 值在 20 ～ 60）、发育迟缓。患儿出生后不久即呈现特殊面容：眼距宽，眼裂小且上斜，有的患者眼球突出，内眦赘皮。上腭高尖，鼻根低平，耳郭畸形，颌小，口常半开，舌常外伸，有的有舌裂、流涎，故该征又称伸舌样痴呆。颈短、颈部皮肤松弛。新生儿可见第三囟门。肌张力低，关节松弛，四肢短小，手短而宽，患者皮纹常有典型变化，例如 60% 的患者指纹中第五指上只有一横纹，第五指桡侧弯曲、短，掌纹多呈通贯手，atd 角增大，足第 1、2 趾间距宽。约 50% 的患者伴有先天性心脏病，房间隔和室间隔缺损者多见。男性患者无生育能力，50% 有隐睾；女性患者极少数有生育能力，所生子女 1/2 将发病。患者免疫功能低下，易患呼吸道感染。白血病的发生率高于一般群体，是正常人的 15～20 倍。21 三体综合征男女均可发病，患者寿命长短不一。

细胞遗传学改变及发生原因：检查患者的染色体，其核型有如下几种类型。

（一）典型 21 三体型

此类先天愚型占已报道全部先天愚型的 92.5%。核型为 47,XX（或 XY），+21。形成原因主要是由于生殖细胞形成过程中减数分裂时发生了 21 号染色体不分离。研究证明，21 三体型先天愚型患者 95% 是由于母亲生殖细胞减数分裂时发生不分离的结果，其中 80% 在第一次减数分裂期，20% 在第二次减数分裂期；5% 是由于父亲生殖细胞减数分裂时发生不分离的结果，其中 60% 在第一次减数分裂期，40% 在第二次减数分裂期。一般认为，母亲怀孕时年龄大将增加子代患先天愚型的比例，尤其是当母亲年龄大于 35 岁时，发生率明显增加（表 5-1）。

表 5-1   母亲年龄与 21 三体综合征发生率的关系

母亲年龄（岁）	21 三体患儿的发生率
20～25	1/1800
25～29	1/1500
30～34	1/800
35～39	1/250
40～44	1/100
45 以上	1/50

（二）21 三体嵌合型

此类型较少见，约占先天愚型患者的 2.5%。核型 46,XX(或 XY)/47,XX(或 XY),+21。发生原因是不分离现象出现在受精卵的卵裂过程中，21 号染色体不分离的结果可形成 46/47/45 细胞系的嵌合型，但由于 45,-21 型细胞易被选择性淘汰，故患者的核型常为 46/47,+21 的嵌合型。根据染色体不分离发生的早晚，核型中正常与三体型间的比例不同。不分离发生的越晚，正常细胞系所占的比例就越大，患者临床症状就越轻。所以总体来看，本类型患者的临床症状一般比 21 三体型轻。若 47,+21 细胞系比例低于 9% 时，一般不表现出临床症状。

（三）21 三体易位型

易位型先天愚型约占先天愚型患者的 5%。最常见的是 D/G 发生罗伯逊易位，其次是 G/G 易位。D/G 易位即 21 号染色体与 13、14、15 号染色体发生易位更多见。患者核型为 46,XX(或 XY), −D,+t (DqGq)。患者的临床症状同 21 三体型完全一样。易位型先天愚型发生的原因：①多数是由于亲代生殖细胞形成时发生了 D/G 易位（常见的是 14/21 易位），形成的异常配子与正常配子相结合的结果。由于是新生易位，后代再发风险性比较低。②也有一部分患者（约占 25%）的易位染色体是由亲代遗传而来，通常母亲是平衡易位携带者（balanced translocation carrier），核型为 45,XX,−14,−21,+t (14q21q)，其后代发病风险显著增高。染色体平衡易位携带者在生殖细胞形成时，经减数分裂可以产生 4 种类型的配子。若平衡易位携带者与正常人婚配，其后代 1/4 为表型正常的平衡易位携带者，1/4 因缺少 1 条 21 号染色体而致死流产，1/4 为先天愚型，仅 1/4 是正常人（图 5-1）。

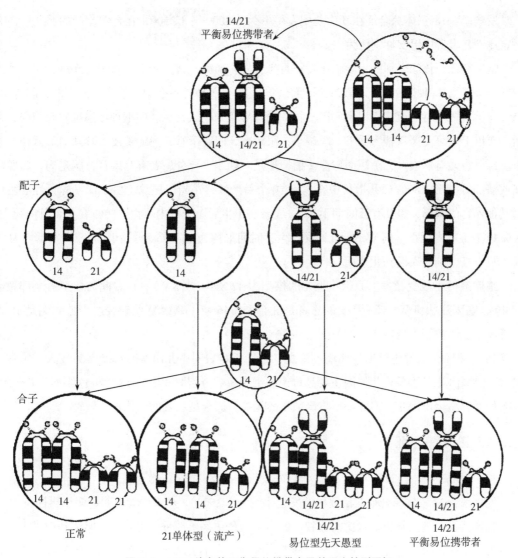

图 5-1 14/21 染色体平衡易位携带者及其子女核型图解

在 G/G 易位中，有时两条 21 号染色体相连接形成长臂等臂染色体（罗伯逊易位），还有一条正常的 21 号染色体，患者的核型为 46,XX(或 XY),−21,+t(21q21q)。如果父母之一是 21/21 平衡易位携带者，婚后所孕胎儿中，1/2 因核型为 21 单体而流产，1/2 是核型为 46,XX(或 XY), −21,+t(21q21q) 的易位型先天愚型，活婴将 100% 受累，所以 21/21 平衡易位携带者不应生育。易位型患者多见于年轻父母所生子女，如果是由罗伯逊易位携带者的亲代传递而来，那么该病的发生就有明显的家族倾向，所以她们的亲属发病风险会增高。还有 21 部分三体型，但临床极为罕见。

近年来研究发现，先天愚型的主要症状与 21q22.2 ～ q22.3 片段重复相关，所以，21q22.2 ～ q22.3 是导致先天愚型的关键性片段，与 Down 综合征表型相关的基因主要在此部位。

二、18 三体综合征

18 三体综合征由 Edward 于 1960 年首先报道，故又称 Edward 综合征（OMIM：601161）。1964 年由 Yumis 等人证明为 18 号染色体三体型。

发病率：18 三体综合征在新生儿中发生率为 1/8000 ～ 1/3500，在自然流产的胎儿中占有一定比例。患者中男女性别比为 1∶4。

临床特征：该综合征的主要临床特征是生长发育障碍，智力低下，肌张力亢进，手呈特殊握拳姿势（第 3、4 指贴掌心，第 2、5 指重叠其上），骨关节外展受限，手指尺向弯曲，胸骨短，95% 患儿有先天性心脏病，以室间隔缺损和动脉导管未闭最常见。中枢神经系统发育障碍，存活 1 年以上者可见严重智力低下。眼裂小，眼距宽，眼睑下垂，内眦赘皮，耳郭畸形低位，颌小。部分患儿有唇裂。大趾短而弯曲，摇椅形足。隐睾。部分患者有马蹄肾，肠息肉，腹股沟疝或脐疝等畸形。80% 患儿指纹中有 6 ～ 10 个弓形纹，小指一屈纹。由于伴发先天性心脏病和其他器官的畸形，患儿存活时间不长，1/3 者在出生后 1 个月内死亡，50% 在 2 个月内死亡，90% 以上 1 岁内死亡，据 Weber 统计女孩生存时间平均为 134 天，男孩 15 天，男女平均为 70 天。只有极个别病人活到儿童期。

细胞遗传学改变及发生原因：患儿的核型为 47,XX（或 XY），+18。此类核型占全部患儿的 4/5，临床症状典型。还有 1/5 的患者是嵌合型（46/47,+18），症状较轻。少数病例是 18 部分三体型。易位型少见。

18 三体综合征发生原因目前还不清楚，统计资料表明患儿出生时母亲年龄较大，半数在 35 岁以上。18 三体型的产生原因主要是母亲卵细胞减数分裂时发生的 18 号染色体不分离所致，高龄妇女容易生出患儿。但嵌合型与母亲年龄无关，嵌合型患者的症状相对较轻。

三、13 三体综合征

13 三体综合征由 Patau 等于 1960 年首先发现，故又称 Patau 综合征。

发病率：13 三体综合征在活婴中的发生率约为 1/25000，患者中女性明显多于男性。

临床特征：该病临床症状比前面叙述的两种染色体病更严重、更复杂。躯体和内脏出现多种畸形。生长发育显著障碍，严重智力低下。例如中度小头畸形，前额倾斜、无嗅脑。鼻大扁平，耳畸形低位，耳聋。小眼球或无眼球，虹膜缺损，眼距宽，内眦赘皮。唇裂或腭裂。多指（趾），足内翻，特殊握拳姿势。88% 有先天性心脏病，1/3 病例有多囊肾，常见隐睾，双角子宫和其他性器官异常。偶见内脏倒位。皮纹变化指纹中弓形纹多，atd 角增大，通贯手。该病死亡率高，99% 以上的胎儿流产，出生后 45% 的患儿在 1 个月内死亡，90% 在 6 个月内死亡，3 岁以内 95% 以上均死亡，平均寿命不到 100 天。

细胞遗传学改变及发生原因：患者核型约 80% 为典型 13 三体型，核型为 47,XX（或 XY），+13；主要是母亲卵细胞第一次减数分裂时 13 号染色体不分离所致，其发生率与母亲年龄呈正相关。约 15% 的病例是易位型，其中多数核型为 46,XX（或 XY），-13,+t (13q 14q) 罗伯逊易位，常见 13q13q 易位，偶见 13q15q 易位。易位型多为年轻父母所生，她们常有流产史。约 5% 病例为嵌合型，即 46/47,+13，症状较轻。

四、5p- 综合征

1963 年，Lejeune 等首先发现 5p- 综合征病例，并根据这些患儿有似猫叫样哭声、特殊面容和智力低下等，而将其命名为猫叫综合征（Cri du chat syndrome）（OMIM：123450）。

发病率：群体发病率约为 1/50000，在智力低下儿中占 1% ～ 1.5%，在小儿染色体病中占

1.3%，在常染色体结构异常病中居首位。女患多于男患。

临床特征：本综合征突出的临床特征是患儿长而悲伤的啼哭声极似猫叫，故而得名。发出这种声音的原因，不同学者意见不一，多数学者认为是中枢病变引起。有随年龄增长猫叫声逐渐消失的倾向，也有报道 8 岁患儿仍有猫叫声。其他临床特征是严重智力低下，患儿出生体重轻，喂养困难，小头，满月脸，眼裂外侧下倾，内眦赘皮，眼距宽，斜视、鼻梁宽、耳低位，并指（趾），拇指后屈，手小，足小，生长缓慢。50% 有先天性心脏病，以室间隔缺损和动脉导管未闭多见。皮肤纹理特点为通贯手，掌纹三叉点 t 移向掌心，指纹中斗形纹增多等。大部分患者能活到儿童，少数可活至成年。

细胞遗传学改变：5p- 综合征主要为 5p15 远片段缺失，患者核型为 46,XX（或 XY）,del（5）（p15）；也有部分是嵌合型。大部分病例是父母生殖细胞中新发生的染色体结构畸变所导致，有 10% ～ 15% 是平衡易位携带者的子代。

五、微小缺失综合征

微小缺失综合征（small deletion syndrome）是由于染色体上一些微小带的缺失所引起的疾病的总称，微小缺失类似于基因突变，缺失可通过高分辨染色体分析或荧光原位杂交（FISH）检测确定。

（一）Langer-Giedion 综合征

Langer-Giedion 综合征（OMIM：150230）主要临床症状：患者毛发稀疏，皮肤松弛，多发性骨疣，小头，智力低下，或有多指、贫血、反复感染。50% 以上患者核型有 8q24.1 带缺失。遗传方式符合常染色体显性遗传。

（二）Beckwith-Wiedemann 综合征

Beckwith-Wiedemann 综合征（OMIM：130650）主要临床症状：巨人，巨舌，脐疝，低血糖，常发生肾上腺肿瘤。致病基因定位于 11p15，属于常染色体不规则显性遗传，所有 11p15 重排都是由母亲遗传而来。

（三）Wilms 瘤

Wilms 瘤即肾母细胞瘤（nephroblastoma）（OMIM：194070）是婴幼儿肾肿瘤，可分为遗传型和非遗传型，呈常染色体显性遗传。患者腹部有无症状的肿块，肿块光滑、质坚硬，可有无虹膜症、半侧肥大、泌尿道畸形以及智力低下等。患者染色体 11p13 缺失。

Wilms 瘤如伴有无虹膜症、泌尿生殖道畸形、智力低下，则称为 WAGR 综合征（OMIM：109210）。该综合征患者染色体 11p13 发生中间缺失。

（四）视网膜母细胞瘤

视网膜母细胞瘤（retinoblastonma）（OMIM：180200）是儿童期眼部的恶性肿瘤，一部分视网膜母细胞瘤患者有 13q14.2-14.3 缺失，此类患者常伴有其他畸形：宽鼻梁、圆鼻头、大嘴、长人中、大耳、智力低下等。遗传方式符合常染色体显性遗传。

（五）Prader-Willi 综合征

Prader-Willi 综合征（PWS）（OMIM：176270）临床表现为智力低下，性腺发育低下，过度肥胖，身材矮小，通常是小手小足。核型有 15q11.2-q13 区域缺失，缺失的染色体是父源的，而该区域的母源基因由于甲基化修饰不表达；或两条 15 号染色体均来自母方，称为母源单亲二体。单亲二体是指来自父母一方的染色体被另一方的同源部分取代，或者是一个个体的两条同源染色体都来自同一亲体。

（六）Angelman 综合征

Angelman 综合征（AS）为罕见病，又称快乐木偶综合征（happy puppet syndrome）（OMIM：105830），临床表现为特殊面容，大嘴，呆笑，红面颊，步态不稳，癫痫和严重的智力低下。核型有 15q11.2-q13 区域缺失，缺失的染色体是母源的，父源基因由于甲基化修饰不能表达造成；或两条 15 号染色体均来自父方，也称父源单亲二体。

（七）Miller–Dieker 综合征

Miller–Dieker 综合征（OMIM：247200）患儿智力及生长发育低下，无脑，眼睑下垂，外耳畸形，50% 有先天性心脏缺陷，多见肾畸形。核型有 17p13 缺失，缺失的染色体主要来自父源。

（八）Alagille 综合征

Alagille 综合征（OMIM：118450）主要临床症状为神经体征，学习困难，主动脉狭窄，肺动脉瓣狭窄，脊椎异常。核型有 20p11 缺失，呈常染色体显性遗传。

（九）Di–George Sprintzen 综合征

Di–George Sprintzen 综合征（OMIM：188400）临床表现为胚胎第三、四咽囊和第四腮弓发育缺陷，甲状腺功能减退，免疫缺陷，特殊面容等。核型有 22q11 缺失，缺失的染色体都是母源的，呈常染色体显性遗传。

第三节　性染色体病

性染色体病（sex chromosomal disease）是指由于性染色体（X 或 Y）数目异常或结构畸变所引起的疾病。其受累个体共同的临床特征为性发育不全或两性畸形，其中有的患者仅表现生殖力下降、原发闭经、智力轻度低下等特征。

一、性染色体数目异常

（一）Turner 综合征

Turner 综合征（Turner syndrome）又称先天性卵巢发育不全综合征，1938 年 Turner 发现有蹼颈、肘外翻的成年女性性腺发育不良，原发闭经、身材矮，颈短。1944 年 Wilkins 等发现患者具有条索状性腺，无卵巢滤泡。1954 年 Polarli 等证明多数病例 X 染色质阴性。直到 1959 年 Ford 才发现此类患者核型为 45,X。

发病率：本病在新生儿中的发生率约为 1/5000，在妇女中约为 1/3500，在原发闭经患者中约占 1/3。

临床特征：主要临床特征是原发闭经，卵巢萎缩（仅由结缔组织构成，呈条索状），成年时外生殖器幼稚型，阴毛腋毛稀少甚至缺如，乳房不发育，乳距宽，盾状胸。身材矮小（120～140cm），后发际低，蹼颈，面容呆板，小颌，耳畸形低位，内眦赘皮，上睑下垂。70% 病人肘外翻，35% 的病人伴有心血管病，有的还有肾、骨骼等部位的先天畸形。

细胞遗传学改变及发生原因：60% 患者为 X 单体型，核型：45,X。此单一性染色体 X 约 75% 可能来自母亲，25% 来自父亲。有的患者核型为嵌合型，例如 45,X/46,XX；47,XXX/45,X；47,XXX/46,XX/45,X。嵌合型体征可不典型，临床症状较轻。还有 X 结构异常的核型，如：46,XXp–、46,X,i(Xp)、46,XXq–、46,X,i(Xq)、46,X,r(X) 等，症状不一。

青春期使用雌激素治疗可改善患者的第二性征发育，如乳房有所发育，有月经等，但由于无卵排出，一般不能生育。

（二）XXX 综合征

XXX 综合征（X 三体综合征），1959 年由 Jacobs 等首次报道，核型为 47,XXX 女性，又称之为"超雌"综合征。

发病率：在新生女婴中约为 1/1000，在女性精神病患者中约为 4/1000。

临床特征：大多数患者外表如正常女性，但常见智力低下甚至精神异常。乳房发育不良，卵巢功能异常，月经失调或闭经。有生育能力或不育。

细胞遗传学改变及发生原因：患者核型多数为 47,XXX，X 染色质 2 个。少数核型为 46,XX/47,XXX。极少数核型为 48,XXXX，X 染色质 3 个；49,XXXXX，X 染色质 4 个。X 染色体越多，症状就越严重，可有严重智力发育障碍，伴有多种畸形等。额外的 X 染色体，几乎都来自母方减数分裂的不分离，而且主要发生在第一次。

（三）Klinefelter 综合征

Klinefelter 综合征（Klinefelter syndrome）又称先天性睾丸发育不全综合征，1942 年 Klinefelter 首次报告此病。1956 年 Bradbury 等发现患者 X 染色质阳性。1959 年由 Jacobs 和 Strong 证实患者的核型为 47,XXY。

发病率：群体发病率约为 1/1000，占智力低下病人的 1/100，占男性不育症患者的 1/10。

临床特征：患者外表男性，以身材高、睾丸小、第二性征发育差、不育为典型特征。患者四肢细长，具男性生殖器，但阴茎短小，小睾丸或隐睾，睾丸曲细精管萎缩，呈玻璃样变性，不能产生精子，因而无生育能力。约 25% 的患者到青春期乳房发育成似女性乳房，阴毛呈女性分布，腋毛和胡须少，喉结不明显，皮肤细嫩，性情体态趋向于女性化。少数患者可伴有骨髓异常、先天性心脏病、智力轻度障碍。一些患者有精神异常或精神分裂症倾向。

细胞遗传学改变及发生原因：患者的核型为 47,XXY。X 染色质与 Y 染色质均阳性。目前认为本病发生原因是某一亲代在生殖细胞形成过程中发生了性染色体不分离所致。1969 年 Race 等估计患者的额外 X 染色体有 40% 可能来自父亲，60% 来自母亲。染色体不分离有 5/6 的可能发生在第一次减数分裂，1/6 可能发生在第二次减数分裂。部分患儿出生的风险与母亲年龄有关，随着母亲年龄的增加而患病风险增大。

常见核型为 47,XXY，少数个体核型为 48,XXXY 或 49,XXXXY。还发现嵌合型约占 15%，如 46,XY/47,XXY，这类患者一侧睾丸发育正常，可有生育力。

有关本病的治疗，在染色体分析确诊后，于青春期用雄性激素替代治疗，以维持男性表型，改善患者心理状态。同时注意性腺发育不良者发生性腺恶变的可能性较高。

（四）XYY 综合征

XYY 综合征 1961 年由 Sandburg 等首次报道。

发病率：XYY 综合征发生率占男性的 1/1500～1/750。监狱中和精神病院中的男性发病率较高，约占 3%。

临床特征：多数是表型正常的男性，有生育能力，患者身材高大，常超过 180cm。少数可见外生殖器发育不良，偶见尿道下裂，隐睾，睾丸发育不全并有生精过程障碍和生育能力下降。患者智力正常，但性格暴躁粗鲁，行为过火，常发生攻击性犯罪行为，发作时脑电图显示有异常。且犯罪时年龄一般较小，据调查犯罪年龄平均为 13.1 岁。

细胞遗传学改变及发生原因：常见核型为 47,XYY，少数个体核型为 48,XYYY 或 49,XYYYY。核型为 47,XYY 时，额外的 Y 染色体肯定来自父亲精子形成过程中第二次减数分裂时 Y 染色体的不分离。

二、性染色体结构异常

常见的性染色体结构异常有 X 染色体的缺失、环状和等臂染色体等，临床表现不一。Yq 的缺失或突变可导致男性不育，如少精症、无精症。

（一）X 染色体短臂缺失

患者核型为 46,XXp-。Xp 远端缺失患者具有 Turner 综合征的症状，身材矮小，但性腺功能正常。若 Xp 缺失包括整个短臂，则患者既有 Turner 综合征的体征，又有性腺发育不全。有研究显示 Xp11 片段对卵巢的发育具有重要作用，Xp11 片段的缺失会引起不孕。

（二）X 染色体短臂等臂

患者核型为 46,X,i(Xp)。表型似 45,X 型，条索状性腺，副性征发育不良，但身高正常，X 染色质较小。

（三）X 染色体长臂缺失

患者核型为 46,XXq-。症状似 X 染色体短臂等臂的患者，但身材不矮小，X 染色质较小或阴性。

（四）X 染色体长臂等臂

患者核型为 46,X,i(Xq)。患者表型似 45,X 型，但症状较轻，身材矮小。副性征不发育，原发性闭经，阴毛、腋毛稀少。肘外翻及 4、5 指（趾）骨与掌（跖）骨短或畸形，但蹼颈少见。X 染色质较大。

（五）X 环状染色体

患者核型为 46,X,r(X)。相当于 X 染色体长、短臂的部分缺失。环的大小表明其缺失程度并决定其症状的表现程度：环越小，表明其缺失的部分越多，表型近似典型的 Turner 综合征症状；环越大，表明其缺失的部分越少，表型可近似正常女性。

上述 46,X,i(Xq) 和 46,XXp- 的个体，具有身材矮小和一些 Turner 综合征的体征；而 46,X,i(Xp) 和 46,XXq- 的个体，具有 Turner 综合征的各种体征，但身高正常，这表明女性只有在具备两条完整的 X 染色体的情况下，才能有正常女性性腺和性征的发育；同时，提示女性正常身高发育也与 X 染色体短臂的某些基因有关。

（六）脆性 X 染色体综合征

脆性 X 染色体（fragile X chromosome, fra X）（OMIM：309550）是一种在 Xq27 ~ Xq28 带之间的染色体呈细丝样，其末端连有类似随体样的结构。由于这一细丝样部位容易发生断裂，故称脆性部位（fragile site）。现已确定 X 染色体上的脆性部位在 Xq27.3。脆性 X 染色体综合征是 X 连锁智能低下综合征中发病率最高的，主要为男性发病，核型为 46,fra（X）Y。该综合征在一般男性群体中的发生率为 1/1250，占 X 连锁智能低下病人的 30% ～ 50%，在所有先天性智能发育不全患者中，它的发生率仅次于先天愚型。

患者的主要临床特征是中度到重度智力低下，头大、方额、长脸、下颌大而突起。大耳朵、常单耳轮、大睾丸。此外还有腭弓高，淡蓝色巩膜，语言障碍，性情孤僻，癫痫等。少数女性携带者可表现轻度智力低下，其原因为该女性携带者的两条 X 染色体中，正常 X 染色体随机失活，异常的 X 染色体具有活性。

近年研究表明，在 X 脆性部位 Xq27.3 附近发现了致病基因 *FMR-1*。患者具有 *FMR-1* 基因 5′– 非翻译区遗传不稳定的 CGG 重复序列的扩增和 5′端 CpG 岛的异常甲基化。*FMR-1* 的 5′端有一个为精氨酸编码的 CGG 三核苷酸串联重复序列，在正常人群中（CGG）n 存在多态性，CGG 重复次数在正常人约为 6 ～ 46 次（平均 29 次）。若重复超过 52 次以后，此区域在减数分裂过程中即呈不稳定状态，其重复序列可大幅度增加。fra X 突变可分为两步：① CGG 序列的扩增而成前突变（premutation）；② CGG 序列再进一步扩增并出现 CpG 岛的异常甲基化，而形成全突变（full mutation）。分析表明，无临床症状的携带者其重复片段重复 60 ～ 200 次，而有临床症状的个体其重复片段重复大于 230 次，并伴有异常甲基化。具有前突变的个体无智力低下表现，体细胞 CGG 重复次数也少，且没有异常甲基化；全突变时有智力低下表现，存在 CGG 高度扩增，并出现 CpG 岛的异常甲基化。体细胞重复序列的改变不仅发生在减数分裂阶段，也可以发生在体细胞的有丝分裂阶段。正常男性传递者的突变基因传递给女儿时，重复片段不变或减少；而无临床症状的前突变女性携带者在传递给下一代时，其重复序列却有明显的长度增加，因而生出 fra X 综合征的男患。

fra X 综合征的遗传方式非常复杂，除了基因印记之外，fra X 基因的前突变和全突变才可能是根本原因。因为 fra X 基因是一个不稳定的突变，前突变不会致病，但有发展成全突变基因的潜能。而全突变基因出现 CpG 岛的异常甲基化，该基因失活后，男性便发病，女性则依据正常基因所在染色体随机失活的程度而表现出不等的外显率。正常男性传递者所具有的 fra X 基因，实际可能是处于前突变阶段，故其女儿虽获得该基因，但表型是正常的。然而该女儿在胚胎发育和卵细胞发育过程中，可使 CGG 重复序列进一步扩增而形成全突变，所以传递给儿子时就发病，传递给女儿时将产生女性携带者。将这种基因突变形式称为“动态突变”，不完全遵循孟德尔规律。目前本病已能进行基因诊断。

三、两性畸形

两性畸形（hermaphroditism）是指患者体内的性腺或内、外生殖器以及副性征具有两性的特征，一部分患者是由基因突变所致，虽然染色体正常，但是性发育异常；另一部分患者是由染色体异常引起，如嵌合体。根据患者体内性腺组成情况，两性畸形分为真两性畸形和假两性畸形两类。

（一）真两性畸形（true hermaphroditism）

真两性畸形是指患者体内兼具男女两种性腺，内、外生殖器和副性征具有两性特征，其外表可为男性或女性。其中约 40% 患者的性腺一侧为卵巢，另一侧为睾丸；约 40% 患者的性腺一侧是卵巢或睾丸，另一侧是卵巢组织和睾丸组织的混合物，称为卵睾（ovotestis）；

约 20% 患者两侧均为卵睾。他们的核型：约 57% 为 46,XX 型；12% 为 46,XY 型；5% 为 46,XX/46,XY；其余为各种染色体异常。

（二）假两性畸形（pseudohermaphroditism）

患者体内仅有一种性腺，但外生殖器或副性征具有两性特征。按患者体内的性腺是睾丸还是卵巢，假两性畸形可分为男性假两性畸形和女性假两性畸形。

1. 男性假两性畸形 核型为 46,XY。患者体内性腺为睾丸，但外生殖器介于两性，第二性征异常，部分有女性化表型。如：雄激素不敏感综合征（androgen insensitivity syndrome，AIS）或称睾丸女性化综合征（testicular feminization syndrome），为 X 连锁隐性遗传。患者外观如典型女性，完全型乳房。患者可有阴蒂肥大，阴道短浅且终止于盲端，无子宫、卵巢，但有睾丸。睾丸位于腹腔，或腹股沟管或大阴唇皮下，有附睾和输精管，睾丸曲细精管不能生成精子。本病发病原因是雄激素受体遗传缺陷，患者睾丸能正常地产生雄激素，但是由于终末靶细胞缺乏雄激素受体，雄激素对靶细胞不起作用，因此，性征趋向女性。患者青春期后睾丸有发生恶变之危险，在 30 岁以后的病人中，睾丸恶变的发生率高达 20% 以上。因此本病应早确诊并适时摘除睾丸。雄激素缺乏也可导致男性假两性畸形。

2. 女性假两性畸形 患者核型为 46,XX。发病原因多是由于雄激素过多，使外生殖器男性化。如：先天性肾上腺皮质增生症（congenital adrenal hyperplasia，CAH），为常染色体隐性遗传。患者核型为 46,XX，具有卵巢。但是由于基因突变，使患者体内肾上腺皮质激素代谢中缺乏某种酶，例如 21- 羟化酶或 11- 羟化酶缺失，造成体内雄激素含量过多。XX 型女性胚胎，从 3 个月后就接触过量的雄激素，结果生殖管道和外阴发生男性化。患者阴蒂肥大，阴唇融合形成类似阴囊的结构。副性征也男性化，如性格刚强，体壮而多毛等。

（三）XX 男性综合征

群体发病率约 1/2 万。患者核型为 46,XX，X 染色质阳性，Y 染色质阴性。临床症状似 XXY 综合征，睾丸发育不良，患者不育，隐睾，阴囊发育不良。阴茎有尿道下裂（XXY 综合征极少有尿道下裂）。本病发生机理可能是由于 Y 染色体上决定睾丸发育的基因易位到 X 染色体或其他常染色体上所引起的，约 2/3 的病例中可检出 *SRY* 基因。也有学者认为是常染色体上的性反转基因影响 X 染色体的基因后诱导形成睾丸。还有学者认为本征核型应为嵌合体，只是另一类细胞未被检出而已。

（四）XY 女性

患者核型为 46,XY。X 染色质阴性，Y 染色质阳性。身材较高，卵巢呈条索状，无子宫，盲端阴道。青春期后外阴仍呈幼稚型，无阴毛、腋毛。乳房未发育，原发性闭经。约 15% 的病例检出有 *SRY* 基因的突变。

第四节　染色体异常携带者

染色体异常携带者是指带有染色体结构异常，但染色体物质的总量基本上仍为二倍体的表型正常个体，也即表型正常的平衡的染色体结构重排者。染色体异常携带者可分为易位和倒位两大类。至今已记载 1600 余种，我国已记载 1200 余种，几乎涉及每号染色体的每个区带。其共同的临床特征是在婚后引起不育、流产、死产、新生儿死亡、生育畸形儿或智力低下儿等。有的类型分娩畸形儿和智力低下儿的可能性高达 100%。因此，有的学者把染色体异常携带者划入继常染色体病、性染色体病之后的第三类染色体病。其发生率在欧美为 0.25%，即 200 对夫妻中就有一对夫妻的一方为携带者；在我国携带者的发生率为 0.47%，即 106 对夫妻中就有一对夫妻的一方为携带者。因此，为了防止染色体病患儿的出生，检出携带者、进行产前诊断，在我国更具有重要意义。

一、易位携带者

（一）相互易位携带者

1.非同源染色体相互易位　如果夫妇中的一方为某一非同源染色体之间的相互易位携带者，如 46,XX (XY), t (2；5) (q21;q31) 携带者，其表型正常，但在形成生殖细胞的过程中，根据配子形成中同源染色体节段相互配对的特性，在第一次减数分裂的中期将形成相互易位的四射体（图 4-22），经过分离与交换，结果形成 18 种类型的配子。其中仅有一种配子是正常的，一种是平衡易位的，其余 16 种都是不平衡的。与正常配子受精后所形成的合子中，大部分都将形成单体或部分单体、三体或部分三体胚胎而导致流产、死胎或畸形儿。

2.同源染色体相互易位　根据分离定律，同源染色体间的相互易位不可能形成正常配子，也不能分娩正常的后代。但在配子形成的减数分裂过程中，却可形成易位圈，经过在易位圈中的奇数互换，可形成 4 种类型的配子，其中一种为正常配子，可形成正常的后代，其余 3 种均具有部分重复和缺失的染色体。因此，在遗传咨询中不能简单地根据分离比率劝止妊娠，而应建议在宫内诊断的监护下选择生育正常胎儿。

（二）罗伯逊易位携带者

1.同源罗伯逊易位　如果夫妇中的一方为同源染色体之间的罗伯逊易位携带者，如 t (13q;13q)、t (14q;14q)、t (15q;15q)、t (21q;21q)、t (22q;22q)，其配子形成中只能产生两种异常类型的配子，与正常配子结合，则形成三体型和单体型的合子，不能生出正常子代。

2.非同源罗伯逊易位　如果夫妇中的一方为非同源染色体之间的罗伯逊易位携带者，如 45,XX (XY),−14,−21,+t(14q;21q)，其配子在形成过程中可产生 4 种类型，与正常个体婚配后，理论上将产生 4 种核型的个体（图 5-1）：①核型为 46 的正常个体；②核型为 45,−21 的个体，即 21 单体型，将导致流产；③核型为 46,−14,+t(14q;21q) 的个体，是 14/21 易位型先天愚型患者；④核型为 45,−14,−21,+t(14q;21q) 的 14/21 罗伯逊易位携带者。由此可见，非同源染色体之间的罗伯逊易位携带者，虽然外表正常，但结婚怀孕后，常有自然流产史或死胎，所生的子女中，约 1/3 正常，1/3 为易位型先天愚型患者，1/3 为罗伯逊易位携带者。

二、倒位携带者

由于臂间倒位与臂内倒位在减数分裂过程中，形成不同的结构重排染色体，因此，两者有不同的遗传效应及与之相应的临床表现。

（一）臂间倒位携带者

臂间倒位携带者虽然一般外表正常，但发生倒位后，染色体在结构上发生了重排，在形成生殖细胞的减数分裂过程中，根据同源染色体节段相互配对的规律，将形成特有的倒位圈，经过倒位圈内的交换，理论上将形成 4 种不同的配子（图 4-21）。由于这些异常染色体各有一个着丝粒，属于稳定性畸变，会干扰胚胎早期的有丝分裂，因此，其遗传效应主要决定于重复和缺失片段的长短及其所含基因的致死效应。一般来说，其倒位片段越短，则其重复和缺失的部分越长，形成配子和合子正常发育的可能性越小，临床上表现为婚后不育、月经期延长、早期流产和死产的比例越高，而分娩出畸形儿的可能性却越小；若倒位片段越长，则其重复和缺失的部分越短，其配子和合子正常发育的可能性越大，分娩出畸形儿的危险性越高。因此，必须加强携带者的检出以及携带者妊娠时的产前诊断，以防止染色体病患儿的出生。

（二）臂内倒位携带者

根据在配子形成中同源染色体节段相互配对的规律，在第一次减数分裂中期将形成特有的倒位圈，经过倒位圈内的交换，将形成 4 种不同的配子（图 5-2），一种具有正常染色体，一种具有倒位染色体，其余两种分别含有部分重复和缺失的无着丝粒片段或双着丝粒染色体。重复和缺失片段的出现及其所含基因的致死作用，使得半数配子的形成出现障碍，或产生半数畸形或无功能的配子，致使婚后多年不孕；同时，双着丝粒染色体和无着丝粒片段在有丝分裂中是一种不稳定性畸变，因为双着丝粒染色体在合子的早期分裂中形成染色体桥，这将使合子在早期卵裂中致死；但由于流产发生的时期过早，临床上往往仅可观察到月经期延长，多年不孕，而无明显的停经史；无着丝粒片段在合子卵裂中，将被丢失而造成单体型胚胎。大量群体资料表明，除 X、21 和 22 号染色体单体以外，其他的单体均不可能发育成熟，因此，常常在妊娠的前 3 个月内发生流产。

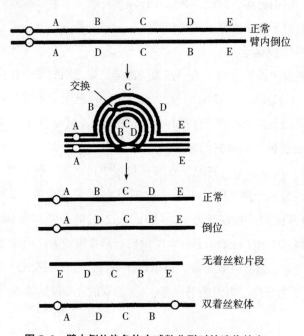

图 5-2   臂内倒位染色体在减数分裂时的遗传效应

综上所述，婚后多年不孕，月经期延长，早期流产，分娩出倒位携带者或正常儿，都是臂内倒位携带者遗传效应的主要临床表现。因此，除 21、22 号和 X 染色体的倒位携带者外，一般可不做产前诊断。

思考题

1. 说明下列核型的病名、主要临床表现及发生的病因：

（1）47,XX,+21　（2）47,XXY　（3）45,XO　（4）46,XY/47,XY,+18

（5）46,XX,−14,+t(14q;21q)　（6）46,XX,del(5)(p15)

2. 五位孕妇情况如下：a 孕妇 22 岁，曾生育 1 个 21 三体综合征患儿；b 孕妇 41 岁，曾生育 1 个 21 三体综合征患儿；c 孕妇 26 岁，其侄女是 Down 综合征；d 孕妇是 14;21 罗伯逊平衡易位携带者；e 孕妇的丈夫是 14;21 罗伯逊平衡易位携带者。试分析这五位孕妇再次生育时胎儿患 21 三体综合征的风险及原因。

3. 一女性因原发性闭经、无子宫等性发育异常做染色体检查，核型为 46,XY，试分析此病例发生的可能原因。

4. 简述脆性 X 染色体综合征的主要临床特征及发生机理。

第六章　单基因遗传及单基因遗传病

经典的单基因遗传方式是指受一对等位基因控制的性状遗传，遵循孟德尔定律，故又称孟德尔遗传（Mendelian inheritance）。人类的某些遗传性疾病就是由一对等位基因异常引起的疾病，简称单基因遗传病（Single gene inheritance），根据致病基因性质的差异（显性或隐性）及所在染色体的不同（常染色体或性染色体），表现出不同的遗传方式，通常可分为两类5种，即常染色体遗传（常染色体显性遗传、常染色体隐性遗传）和性连锁遗传（X连锁显性遗传、X连锁隐性遗传、Y连锁遗传），其遗传方式及再发风险的估算符合孟德尔定律，因而也称为孟德尔遗传病。

第一节　遗传学基本规律

遗传与变异，是生物界普遍存在的自然现象和基本特征，并通过各种具体的性状为人们所认识。随着遗传学研究的不断深入，生物遗传变异的奥秘被不断揭示。大量的研究证明，基因是控制生物性状的基本单位，基因的遗传遵循三大基本规律，即分离定律、自由组合定律、连锁和互换定律。

一、分离定律和自由组合定律

人类对基因的认识和理解经历了一个由浅入深的历史发展过程，基因最初的概念可以追溯到奥地利学者孟德尔（Johann Gregor Mendel，1822—1884）提出的"遗传因子"。早在19世纪中叶，孟德尔就采用豌豆为实验材料，进行了长达8年的杂交实验研究，于1865年发表了划时代的论文《植物杂交实验》，并提出生物的性状是由"遗传因子"决定的。在实验中，孟德尔选用了豌豆的一些相互间容易区分而又稳定的相对性状作为研究对象，揭示出遗传学的两个基本规律——分离定律和自由组合定律。

（一）分离定律的发现和实质

孟德尔选用豌豆一对相对性状的纯合体亲本进行杂交实验，在它们的不同植株间进行异花授粉，结果发现，它们杂交得到的第一代植株（简称"子一代"，以F1表示）都表现为显性性状。随后孟德尔又观察了子一代植株自花授粉后形成的子二代植株情况，发现在子二代中，有显性性状，也有隐性性状，而且二者的数量之比约为3：1。孟德尔用豌豆的其他相对性状进行杂交试验，也得到相同的结果，这个比例（3：1）是对多数观察结果进行统计学分析后得出的。这种在后代中显现不同性状的现象，称为性状分离。

综合上述实验结果，孟德尔提出：在生殖细胞形成时，成对的等位基因彼此分离，分别进入到不同的生殖细胞，每个生殖细胞只能得到成对基因中的一个，这一基因的行动规律就称为分离定律（law of segregation），也称为孟德尔第一定律。它的细胞学基础就是减数分裂过程中同源染色体的彼此分离。

（二）自由组合定律的发现和实质

在应用豌豆的一对相对性状进行实验的基础上，孟德尔又针对豌豆的两对相对性状进行了杂交实验，结果发现，子二代基因分离、组合后的比例近似于 9∶3∶3∶1，它是由两对基因分别按照基因的分离定律以 3∶1 比例独自分离后随机组合形成的。孟德尔总结了实验结果，又提出：生物形成生殖细胞时，在每对等位基因彼此分离的同时，非同源染色体上的非等位基因之间可分可合，独立行动，随机组合在一个生殖细胞中。这就是自由组合定律（law of independent assortment），也称为孟德尔第二定律。它的细胞学基础是减数分裂过程中非同源染色体之间的自由组合。

二、连锁与互换定律

当孟德尔的杂交实验引起人们广泛关注之后，在 1905 年，美国遗传学家摩尔根开始用果蝇作为材料进行遗传实验。果蝇体型小，容易饲养，生活周期短，繁殖能力强，而且性状之间差别大，所以代代间观察很方便，现在仍是遗传实验的常用材料。

摩尔根和他的学生们通过果蝇的杂交试验证实，基因在染色体上呈直线排列，染色体可以自由组合，而排列在一条染色体上的基因不能自由组合，位于一条染色体上的连锁基因是一起传递给子代的，这一现象称为连锁（linkage）。如果连锁的基因在减数分裂时没有发生互换，都随染色体作为一个整体向后代传递，这种连锁称为完全连锁（complete linkage）；如果同源染色体上的等位基因之间发生交换，使原来连锁的基因发生变化，构成新的连锁关系，这一现象称为互换（crossing over）。如果同一条染色体上连锁的基因大部分联合传递，仅有一小部分由于等位基因之间发生互换而重组，这种现象称为不完全连锁（incomplete linkage）。在生物界，完全连锁的情况很少见，只发现雄果蝇和雄家蚕有此情况，其他生物中普遍存在的是不完全连锁。

根据实验结果，摩尔根提出遗传学的第三定律，即连锁和互换定律：在生殖细胞形成时，位于同一条染色体上的不同基因，常常连锁在一起传递的规律称为连锁律；位于同源染色体上的等位基因有时会随着非姐妹染色单体的交换而发生交换的规律称为互换律。它的细胞学基础是减数分裂过程中，同源染色体的联会与非姐妹染色单体间的交叉（互换）。

三、三大定律在医学中的应用

遗传的三大定律，在现代医学实践中具有重要的应用价值。

从理论上讲，分离定律可以帮助人们更好地理解近亲不能结婚的原因。据科学推算，每个人都带有 5～6 个不同的隐性致病基因。在随机婚配的情况下，双方带有相同的隐性致病基因的机会很少，因此这些遗传病在通常情况下很少会出现。但是，在近亲婚配时，双方从同一个祖先那里得到同种致病基因的可能性会大大增加。因此，近亲婚配必须禁止，这在我国婚姻法中已有明文规定。

自由组合定律则具有广泛的存在性，由于自由组合的存在使各种生物群体中均存在多样性，使世界变得丰富多彩，使生物得以进化和发展，可以说没有自由组合就没有今天五彩缤纷

NOTE

的世界。

　　连锁和互换也是生物界的普遍现象，是形成生物新类型的原因之一。在医学实践中，人们可以利用基因的连锁和交换定律，来推测某种遗传病在胎儿中发生的可能性，为开展遗传咨询和预防提供必要的参考。

第二节　单基因病的遗传方式

　　单基因病（single gene disease，monogenic disease）是指由一对等位基因异常所引起的遗传性疾病。根据致病基因所在染色体及其性质的不同，表现出不同的遗传方式：常染色体显性、常染色体隐性、X 连锁显性、X 连锁隐性以及 Y 连锁遗传等。

一、系谱与系谱分析法

　　临床上对人类单基因遗传病的研究常采用系谱分析法（pedigree analysis）。所谓系谱（或系谱图）是指从先证者入手，进而追溯调查其直系亲属和旁系亲属各世代成员数目、亲缘关系及某种遗传病（或性状）的分布等资料，并按一定格式将这些资料绘制而成的图谱（常用的系谱绘制符号见图 6-1）。先证者（proband）是指医生在该家族中最先确认的患者。系谱中不仅要包括具有某种性状或患有某种疾病的个体，也应包括家族中所有的健康成员，所以又称家系谱。系谱分析法是根据绘制的系谱图，对该家系进行回顾性分析，以确定该疾病是否有遗传因素及可能的遗传方式，从而为遗传病的诊断和预防提供依据。由于系谱法是在表现型的水平上进行分析，而且这些系谱图记录的家系中世代数少、后代个体少，所以，为了确定一种单基因遗传病的遗传方式，通常需要得到多个具有相同遗传性状或遗传病的家族的系谱图，并进行合并分析，以便更准确地判断。

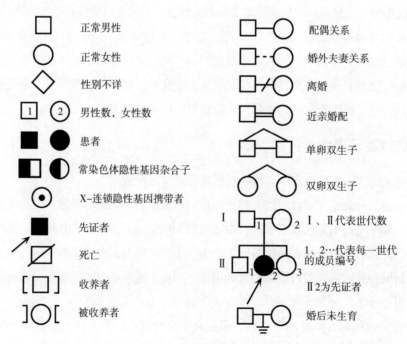

图 6-1　遗传常用系谱符号

二、常染色体显性遗传

如果控制某种性状或疾病的基因位于常染色体（1～22 号常染色体）上，杂合状态下表现出某种性状或疾病，其遗传方式称为常染色体显性遗传（autosomal dominant inheritance，AD）。

例如：在决定人耳形态的三个主要性状中，长耳壳对短耳壳为显性；宽耳壳对狭耳壳为显性；有耳垂对无耳垂为显性。也就是说，长耳壳、宽耳壳、有耳垂等性状都受显性基因控制，短耳壳、狭耳壳、无耳垂等性状均为隐性基因所控制。

常染色体显性遗传病种类繁多，略举数例于表 6-1。

常染色体显性遗传根据基因表达情况不同，又可分为完全显性遗传、不完全显性遗传、不规则显性遗传、共显性遗传、延迟性显性遗传等 5 种类型。

表 6-1　一些常染色体显性遗传病举例

疾病中文名称	疾病英文名称	OMIM	致病基因定位
家族性高胆固醇血症	familial hypercholesterolemia	143890	19p13.2
遗传性出血性毛细血管扩张	hereditary-hemorrhagic telangiectasia	018730	9q34.1
遗传性球形红细胞症	elliptocytosis	611804	1p36.2-p34
急性间歇性卟啉症	porphyria，acute intermittent	176000	11q23.3
迟发性成骨发育不全症	osteogenesis imperfecta, type I	166200	17q21.31-q22
成年多囊肾病	polycystic kidney disease, adult	173900	16p13.3-p13.12
α - 珠蛋白生成障碍性贫血	alpha-thalassemia	140700	16pter-p13.3
短指（趾）症 A1 型	brachydactyly, type A1	112500	2q35-q36
特发性肥大性主动脉瓣下狭窄	supravalvular aortic stenosis	185500	7q11.2
遗传性巨血小板病，肾炎和耳聋	Fechtner syndrome	153640	22q11.2
Noonan 综合征	Noonan syndrome 1	163950	12q24.1
多发性神经纤维瘤 - I 型	neurofibromatosis, type I	162200	17q11.2
结节性脑硬化	tuberous sclerosis	191100	16p13.3, 9q34
多发性家族性结肠息肉症	adenomatous polyposis of the colon	175100	5q21-q22
Peutz-Jeghers 综合征	Peutz-Jeghers syndrome	175200	19p13.3
Von Willebrand 病	Von Willebrand disease	193400	12p13.3
肌强直性营养不良	dystrophia myotonica 1	160900	19q13.2-q13.3

（一）完全显性遗传

杂合体患者与显性纯合体的表型完全相同，称为完全显性遗传（complete dominant inheritance）。如短指（趾）症 A1 型（brachydactyly A1）（OMIM：112500）就是一个典型例子，杂合子和显性纯合子患者临床表现上无区别。主要症状是患者指骨（或趾骨）短小或缺失，致使手指（或足趾）变短。假设决定短指的基因为 A，则决定正常指的基因为 a，那么短指症患者基因型应为 AA 或 Aa。临床上，绝大多数短指症患者为杂合显性个体 Aa，而不是纯合显性个体 AA。因为根据分离定律，纯合显性个体中的两个致病基因，必然一个来自父方，一个来自母方。这样，只有当父母都是短指症患者时，才有可能生出纯合显性的子女，而这种婚配机会在实际生活中毕竟很少，并且显性致病基因在群体中的频率（p）很低，为 1/1000 ～ 1/100，显性纯合子短指症患者的频率（p^2）则更低，大约 1/1000000 ～ 1/10000，而杂合子短指症患者的频率（$2pq$）可达 1/500 ～ 1/50，故绝大多数短指症患者为杂合子（Aa）。此病可以治疗，需要手术，将原来的骨头延长后植骨，时间较长，完全愈合大约要 3 个月。手术后会有疤痕，功能没有正常者灵活。图 6-2 是 1903 年 Farabee 报道的一个美国家族的短指症系谱，它也是人类常染色体完全显性遗传的第一个例证。

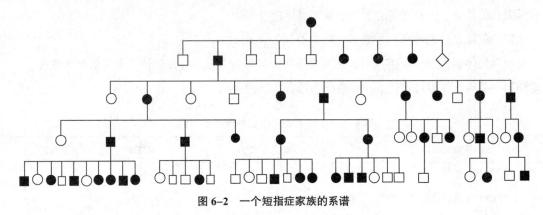

图 6-2   一个短指症家族的系谱

常染色体完全显性遗传病的系谱特点是：

（1）患者双亲之一通常也是该病患者，且绝大多数为杂合子。

（2）患者的同胞、子女患此病的数量约占 1/2，且男女发病的机会均等。

（3）此病在家族中可连续传递，即系谱中连续几代都有患者。

（4）双亲无病时，子女一般不会发病，除非发生新的基因突变。

（二）不完全显性遗传

杂合体患者的表型介于显性纯合体患者和隐性纯合体（正常人）之间，这种遗传方式称为不完全显性遗传（incomplete dominant inheritance）。软骨发育不全（侏儒）症（OMIM：100800）就是不完全显性遗传的典型代表，本病主要是由于长骨骨骺端软骨细胞形成及骨化障碍，影响了骨的生长所致。本病纯合体（AA）患者病情严重，多在胎儿期或新生儿期死亡，杂合体（Aa）患者发育成软骨发育不全性侏儒。其体态表现为四肢短粗、下肢向内弯曲、腰椎明显前突、头大等。

若一个软骨发育不全症患者（Aa）与正常人（aa）婚配，每生一个孩子有 1/2 的可能性是软骨发育不全性侏儒患者（Aa），1/2 的可能性是正常人（aa）。如果两个软骨发育不全症患者（Aa）婚配，后代约 1/4 的可能性为正常人（aa），2/4 的可能性为杂合体患者（Aa），1/4 的可能性为纯合体患者（AA），后者将于胚胎期死亡或早期夭折。

（三）不规则显性遗传

不规则显性遗传（irregular dominant inheritance）是指带有显性基因的杂合体，由于遗传背景或外界环境因素的影响，不表现出相应的症状，杂合体（Aa）不发病，或发病程度有差异，因此在系谱中出现隔代遗传的现象。许多显性遗传病都存在不完全外显，例如多指（趾）症（OMIM：174200），带有显性基因的某些个体，由于某些原因而未能得到表达，因而其本身并不表现出多指性状，但他们却可以将致病基因传给后代，生出具有多指性状的后代，在系谱中呈现不规则的隔代遗传现象。

某一显性基因（在杂合状态下）在一个群体中是否表达相应的症状常用外显率（penetrance）来表示，外显率是指带有某致病基因的个体在一个群体中表现出相应疾病表型的比率（％）。外显率等于100％时为完全外显（complete penetrance），低于100％时则为外显不全或不完全外显（incomplete penetrance）。仍以多指（趾）症为例，在调查某一群体后，推测具有该致病基因的个体数为25人，而实际具有多指（趾）表型的人为20人，因此，所调查群体中该致病基因的外显率为20/25×100％=80％。当然某一基因的外显率不是绝对不变的，相反，它随着观察者所设定观察标准的不同而变化。上述的多指（趾）症致病基因的外显率是以肉眼观察指（趾）的异常与否为标准的。若辅以X射线检查，就可发现因肉眼看不出而被认为不外显的"正常人"也有骨骼的异常。若以此为标准，则多指（趾）症致病基因的外显率将有所提高。

在不规则显性情况下，基因在不同杂合子个体中的表现程度可有显著的差异或者说具有同一基因型的不同个体或同一个体的不同部位，由于各自遗传背景的不同，会表现出轻重不同的表型，这种现象一般用表现度（expressivity）来表示。

例如，成骨发育不全症（OMIM：166200）以耳聋、蓝色巩膜、骨质脆弱以至易于骨折为主要症状。由于表现度的不同，有的只表现蓝色巩膜；有的除蓝色巩膜外，还表现耳聋；严重者除三大症状全部表现外还有牙齿半透明、指甲发育不全等症状。

多指（趾）症致病基因可以表现为指数多少不一，桡侧多指与尺侧多指不一，手多指与脚多趾不一，或软组织和掌骨的增加程度不一等。而这些差异既可出现在不同个体，也可出现在同一个体的不同部位（图6-3）。

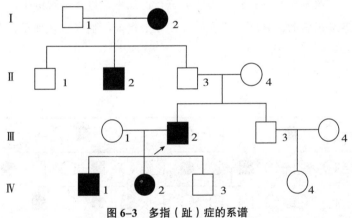

图6-3　多指（趾）症的系谱

外显率与表现度是两个不同的概念，切不可混淆。其根本的区别在于前者阐明了基因表达与否，是"质"的问题；而后者要说明的是在表达前提下的表现程度如何，是"量"的问题。

总之，不规则显性的出现可能受到遗传和环境两方面的影响。一方面，显性性状是由细胞内的主基因所控制的，但同时还存在着影响显性基因表达的起修饰作用的辅基因。有的辅基因能促进主基因的作用，使主基因所决定的显性性状表达更完全；有的辅基因能抑制主基因的作用，使主基因所决定的性状得不到表达或表达不完全。另一方面，各种影响性状发育的环境因素也能作为一种修饰因子影响主基因的表达，起到加强或减弱主基因表达的作用，从而出现不同的表现度和不完全的外显率。

（四）共显性遗传

共显性遗传（codominant inheritance）是指一对常染色体上的等位基因在杂合子个体中没

有显性和隐性的区别，两种基因的作用都能完全得到表现。在人类的 M-N 血型系统中有 3 种血型，即 M 型、N 型和 MN 型，他们是由基因型 L^ML^M、L^NL^N 和 L^ML^N 决定的。M 血型是由 L^M 基因控制，N 血型是由 L^N 基因控制，M 型个体的红细胞膜上有 M 抗原，N 型个体的红细胞膜上有 N 抗原，而 MN 型个体的红细胞膜上既具有 M 抗原又有 N 抗原，也就是两种基因在同种组织中都得到了表达。当 M 血型个体（L^ML^M）与 N 血型个体（L^NL^N）结婚，他们所生孩子的血型为 MN 型，即 L^M 与 L^N 为共显性。人类 ABO 血型的遗传也是一种共显性遗传，其中 AB 型血（I^AI^B）的人红细胞表面同时有 A 抗原与 B 抗原，I^A 和 I^B 之间无隐性关系，为共显性。根据孟德尔分离定律的原理，已知双亲的血型可以估计子女中可能出现什么血型或不可能出现什么血型；已知双亲一方和孩子的血型也可以判断双亲另一方可能是什么血型或不可能是什么血型。这在法医学的亲子鉴定上有一定作用。

（五）延迟性显性遗传

某些致病基因在杂合子生命的早期并不表达，或虽表达但尚不足以引起明显的临床症状，只在达到一定的年龄后才表现出疾病，这一显性形式称为延迟显性（delayed dominance）。Huntington 舞蹈病又称遗传性舞蹈病（hereditary chorea，OMIM：143100）（图 6-4），常于 30～45 岁时缓慢起病，患者的大脑基底神经节变性，可引起广泛的脑萎缩，病变主要位于尾状核、豆状核（主要是壳核）和额叶。临床表现为进行性加重的舞蹈样不自主运动（不能控制的痉挛和书写动作）与智能障碍，舞蹈样运动的动作快，且累及全身肌肉，以面部和上肢最明显。每一阵舞蹈运动间有一较长间歇期，不自主运动在睡眠时消失。随着病情加重，可出现语言不清，甚至发音困难；智力障碍为进行性加重，最终出现痴呆。患者大都有阳性家族史，且当父亲为患者时，其所生子女的发病年龄提前，临床症状加重，即出现遗传早现（anticipation）现象。

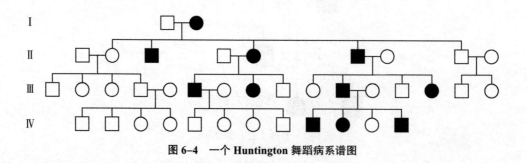

图 6-4　一个 Huntington 舞蹈病系谱图

三、常染色体隐性遗传

控制某种性状或疾病的基因位于常染色体上，该基因的性质是隐性的，只有隐性纯合子才会发病，其遗传方式称为常染色体隐性遗传（autosomal recessive inheritance，AR）。这种致病基因所引起的疾病称为常染色体隐性遗传病。由于致病基因为隐性基因，所以当个体处于杂合状态时，隐性致病基因的作用被正常显性基因所掩盖，而不表现相应的疾病，表型与正常人相同，但却可将致病基因遗传给后代，称为携带者（carrier）。白化病、先天性聋哑、高度近视、Tay-Sachs 综合征等都属于此种遗传方式。

Tay-Sachs 综合征（Tay-Sachs syndrome）（OMIM：272800）也称为黑矇性痴呆，在北美

NOTE

的 Ashkenazi 犹太人（遗传上隔离群体）中很常见。患者由于基因突变，编码的氨基己糖酯酶 A 活性缺失，导致神经节苷脂无法正常降解而堆积，影响细胞功能，造成精神痴呆。患者在出生后 6 个月左右即开始发病，表现为神经系统的退行性变性，随即致盲，智能和体能不断退化，最后在儿童期死亡。

其他一些常见且主要的常染色体隐性遗传病如下表所示（表 6-2）。

表 6-2　常染色体隐性遗传病举例

疾病中文名称	疾病英文名称	OMIM	致病基因定位
镰状细胞贫血	sickle cell anemia	603903	11p15.5
婴儿黑蒙性白痴	Tay–Sachs disease	272800	15q23–24
β–地中海贫血	beta–thalassemia	141900	11p15.5
同型胱氨酸尿症	homocystinuria	236200	21q22.3
苯丙酮尿症	phenylketonuria	261600	12q24.1
丙酮酸激酶缺乏症	pyruvate kinase deficiency of erythrocyte	266200	1q21
尿黑酸尿症	alkaptonuria	203500	3q21–q23
Friedreich 家族性共济失调	Friedreich ataxia	208900	11q22.3
Bardet–Biedl 综合征	Bardet–Biedl syndrome	209900	20p12
半乳糖血症	galactosemia	230400	9p13
肝豆状核变性	Wilson disease	277900	13q14.3–q21.1
黏多糖累积症 I 型	mucopolysaccharidosis type I	252800	4p16.3
先天性肾上腺皮质增生	adrenal hyperplasia, congenital	201910	6p21.3
血浆活酶前体缺乏症	PTA deficiency	264900	4q35
囊性纤维变性	cystic fibrosis	219700	7q31.2
血色素沉着症	hemochromatosis	235200	6p21.3

（一）婚配类型及子代发病风险

在常染色体隐性遗传病家系中最常见的是两个杂合子（$Aa \times Aa$）的婚配，每胎孩子得病的概率是 $1/2 \times 1/2 = 1/4$，在患者的表现型正常的同胞中杂合子占 2/3，因此该类婚配家庭的子女中将有 1/4 患病（图 6-5）。

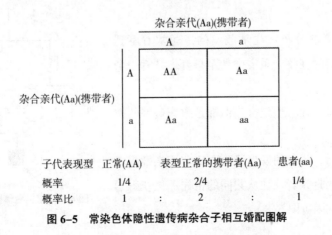

图 6-5　常染色体隐性遗传病杂合子相互婚配图解

NOTE

实际上，人群中最多的婚配类型应该是杂合子与正常人婚配（$Aa×AA$），子代表现型全部正常，但其中将有 1/2 是携带者（图 6-6）。

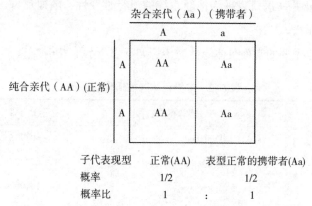

图 6-6　常染色体隐性遗传病杂合子与正常人婚配图解

杂合子与患者婚配（$Aa×aa$）可能发生于近亲婚配时，子代中将有一半为患者，另一半为携带者（图 6-7）。

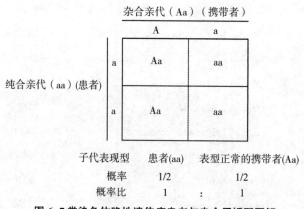

图 6-7 常染色体隐性遗传病患者与杂合子婚配图解

患者相互婚配（$aa×aa$）时，子女无疑将全部受累。由于隐性致病基因少见，这种婚配的可能性极少，只有在发病率高的隐性遗传病中才能见到。

（二）常染色体隐性遗传病的系谱特点

1.患者同胞患病的可能性为 1/4，男女发病机会相等。

2.系谱中患者的分布往往是散发的，通常看不到连续传递现象，有时在整个系谱中甚至只有先证者一个患者。

3.患者的双亲往往表型正常，但都是致病基因的携带者。

4.近亲婚配时，子女的发病风险要比非近亲婚配者高得多。这是因为近亲者往往从共同的祖先那里获得了共同的隐性致病基因（图 6-8）。

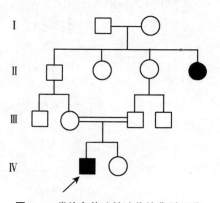

图 6-8　常染色体隐性遗传的典型系谱

（三）常染色体隐性遗传病分析时应注意的问题

临床上看到的常染色体隐性遗传病家系中，可出现患者同胞患病风险高于理论预期值 1/4 的现象，这是由于选择偏倚（selection deviation）所造成的。因为，在常染色体显性遗传病家系中，父母一方患病时，子女中有 1 个或以上患病的人或无患病的人均被确认，所得数据较为完整，称为完全确认（complete ascertainment），这个数据将接近于 1/1。当一对夫妇均为同一常染色体隐性遗传病基因的携带者，他们一生又只生一个或少数几个孩子，如果所生的孩子没有病（概率为 3/4），就不会来就诊，也就不会列入医生的统计范畴，造成无患病子女家系的漏计，称为不完全确认或截短确认（truncate ascertainment）。因此，如果患了某种常染色体隐性遗传病（概率为 1/4）并到医院就诊，显然其比例就偏高，对于只生 1 个或第一个孩子即为患者的家庭，医生所统计到的比例为 100%。事实上，在生育子女数目更多的家庭中，也存在着这种选择偏倚。因此，在计算常染色体隐性遗传病家系中患者同胞的发病风险时，需要校正统计结果。常用的校正方法是 Weinberg 先证者法，校正公式为：

$$C = \frac{\sum a(r-1)}{\sum a(s-1)}$$

式中 C 为校正比例，a 为先证者人数，s 为同胞人数，r 为同胞中受累人数。

四、X 连锁遗传

人类有些性状或疾病在群体分布上存在着明显的性别差异，这是因为控制这些性状或疾病的基因位于性染色体上，这种遗传方式称为性连锁遗传（sex-linked inheritance）。X 染色体上基因所控制的性状或疾病称为 X 连锁遗传（X-linked inheritance）。女性的两条 X 染色体可以随机传给其女儿和儿子，男性只有一条 X 染色体，因此对于 X 连锁遗传的疾病，男性的致病基因只能从母亲传来，将来只会传给自己的女儿，疾病传递存在着性别交叉，称为交叉遗传（criss-cross inheritance）。根据 X 染色体上致病基因性质的不同，分为 X 连锁显性遗传、X 连锁隐性遗传。

（一）X 连锁显性遗传

控制某种性状或疾病的基因位于 X 染色体上，且为显性基因，其遗传方式称为 X 连锁显性遗传（X-linked dominant inheritance，XD）。由于致病基因是显性，所以不论男女，只要 X 染色体上有一个致病基因就会发病。女性细胞中有两条 X 染色体，男性细胞中只有 1 条 X 染色体，称为半合子（hemizygote）；女性获得致病基因的机会比男性多 1 倍，所以人群中女性患者多于男性患者，但病情男重于女。

抗维生素 D 佝偻病（vitamin D-resistant rickets）（OMIM：307800）是代表性的 X 连锁显性遗传病，又称低磷酸盐血症（hypophosphatemia），是一种以低磷酸盐血导致骨发育障碍为特征的遗传性骨病（图 6-9）。患者由于肾小管对磷酸盐再吸收障碍，使血磷下降，尿磷增多，肠道对磷、钙的吸收不良而影响骨质钙化，形成佝偻病。患儿多于 1 周岁左右发病，最先出现的症状为 O 型腿，随后表现出骨骼发育畸形、多发性骨折、骨痛、不能行走、生长发育缓慢等佝偻病症状和体征。从临床上观察，女性患者的病情较男性患者轻，少数只有低磷酸盐血症，而无明显的佝偻病骨骼变化，这可能是因为女性患者多为杂合子，其中正常 X 染色体的等位基因可以起到功能补偿的作用。

NOTE

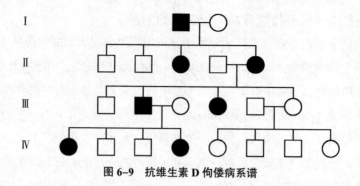

图 6-9 抗维生素 D 佝偻病系谱

其他一些常见和主要的 X 连锁显性遗传病见下表（表 6-3）。

表 6-3 X 连锁显性遗传病举例

疾病中文名称	疾病英文名称	OMIM	致病基因定位
口面指综合征 I 型	orofaciodigital syndrome I	311200	Xp22.3-p22.2
高氨血症 I 型（鸟氨酸氨甲酰基转移酶缺乏）	ornithine transcarbamylase deficiency	311250	Xp21.1
Alport 综合征	Alport syndrome	301050	Xp22.3
色素失调症	incontinentia pigmenti	308300	Xq28

1. 婚配类型和子代发病风险 只要一条 X 染色体上有致病基因（即女性杂合子或男性半合子）即可致病（图 6-10）。

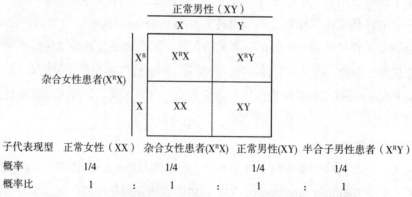

图 6-10 X 连锁显性遗传病杂合女性患者与正常男性婚配图解

半合子男性患者（X^RY）与正常女性（X^rX^r）婚配时，由于男性患者 X 染色体一定传递给女儿，因此女儿都将是患者，儿子全部为正常（图 6-11）。

2. X 连锁显性遗传病的系谱特点

（1）人群中女性患者多于男性患者，前者病情常较轻。

（2）患者的双亲中必有一名是该病患者。

（3）男性患者的女儿全部都为患者，

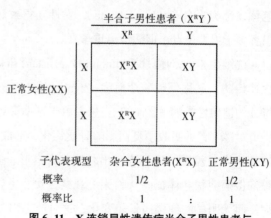

图 6-11 X 连锁显性遗传病半合子男性患者与正常女性婚配图解

儿子则都是正常。

（4）女性患者（杂合子）的子女中各有50%的可能性是该病的患者。

（5）系谱中常可看到连续传递现象，这点与常染色体显性遗传一致。

（二）X连锁隐性遗传

控制某种性状或疾病的基因位于X染色体上，且为隐性基因，其遗传方式称为X连锁隐性遗传（X-linked recessive，XR）。

血友病A（hemophilia A）（OMIM：306700）是代表性的X连锁隐性遗传病，又称经典型血友病或第Ⅷ因子缺乏症，是凝血因子Ⅷ缺乏所致X连锁隐性遗传的凝血障碍性疾病，致病基因定位于Xq28。患者表现为血凝过程受阻，自幼在轻微外伤后出血不止，但大量出血罕见。皮肤出血可形成皮下血肿；关节、肌肉出血常累及膝关节，可导致跛行，不经治疗者往往造成关节永久性畸形，严重者可因颅内出血而致死。

历史上有一个著名的血友病A家系，其第一代血友病基因携带者为英国的维多利亚女王，涉及欧洲多个国家的王室成员（图6-12）。

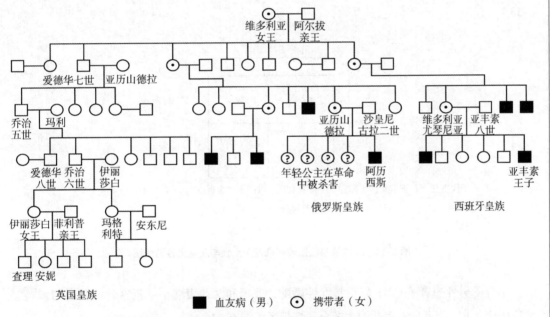

图6-12 英国的维多利亚女王家族的血友病A系谱

其他一些常见且主要的X连锁隐性遗传病见下表（表6-4）。

表6-4 X连锁隐性遗传病举例

疾病中文名称	疾病英文名称	OMIM	致病基因定位
色盲	colorblindness	303800	Xq28
睾丸女性化	androgen insensitivity syndrome	300068	Xq11-q12
鱼鳞癣	ichthyosis	308100	Xp22.32
Lesch-Nyhan综合征	Lesch-Nyhan syndrome	300322	Xq26-27.2
眼白化病-Ⅰ型	albinism, ocular, type Ⅰ	300500	Xp22.3
Hunter综合征	mucopolysaccharidosis type Ⅱ	309900	Xq28

NOTE

续表

疾病中文名称	疾病英文名称	OMIM	致病基因定位
无丙种球蛋白血症	immunodeficiency with hyper-IgM, type 1	308230	Xq26
Fabry 病（糖鞘脂贮积症）	Fabry disease	301500	Xq22
Wiskott-Aldrich 综合征	Wiskott-Aldrich syndrome	301000	Xp11.23-p11.22
G-6-PD 缺乏症	glucose-6-phosphate dehydrogenase	305900	Xq28
肾性尿崩症	diabetes insipidus, nephrogenic, X-linked	304800	Xq28
慢性肉芽肿病	granulomatous disease	306400	Xp21.1
血友病 B	hemophilia B	306900	Xq27.1- q27.2
无汗性外胚层发育不良症	ectodermal dysplasia 1	305100	Xq12-q13.1

1. 婚配类型和子代发病风险　在 X 连锁隐性遗传家系中，最常见的是表现型正常的杂合子携带者女性（X^dX）与正常男性婚配，子代中将有半数儿子受累，半数女儿为携带者（图 6-13）。

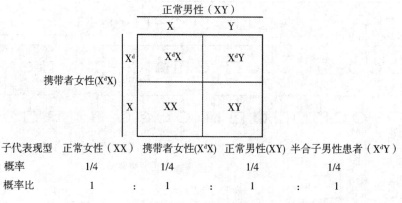

图 6-13　X 连锁隐性遗传病杂合子女性与正常男性婚配图

半合子男性患者（X^dY）与正常女性婚配，儿子和女儿表现型都正常，但父亲的 X^d 会交叉遗传给女儿，因此所有女儿均为杂合子携带者（图 6-14）。

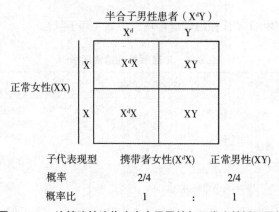

图 6-14　X 连锁隐性遗传病半合子男性与正常女性婚配图解

2. X 连锁隐性遗传病的系谱特点

（1）人群中男性患者远多于女性，系谱中往往只有男性患者。

（2）双亲无病时，儿子可能发病，女儿则不会发病；儿子如果发病，母亲肯定是一个致病基因的携带者，女儿也有 1/2 的可能性为携带者。

（3）男性患者的兄弟、外祖父、舅父、姨表兄弟、外甥、外孙等也有可能是患者。

（4）如果女性为患者，其父亲一定是患者，母亲则至少是携带者。

五、Y 连锁遗传病的遗传

控制某种性状或疾病的基因位于 Y 染色体上，其传递方式称为 Y 连锁遗传（Y-linked inheritance）。Y 连锁遗传的传递规律比较简单，具有 Y 连锁基因者均为男性，这些基因将随 Y 染色体的行动而传递，父传子、子传孙，又称为全男性遗传。

目前已经知道的定位于 Y 染色体上的 Y 连锁遗传的基因比较少，肯定的有 H-Y 抗原基因、外耳道多毛基因和睾丸决定因子基因等。图 6-15 为一个外耳道多毛症（OMIM：425500）系谱，该系谱中全部男性均有此性状，即到了青春期，外耳道中可长出 2～3cm 的成丛黑色硬毛，常可伸出于耳孔之外。

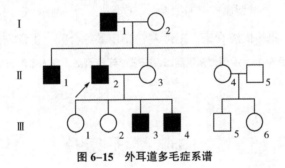

图 6-15　外耳道多毛症系谱

六、两种单基因性状或疾病的遗传

（一）两种单基因性状或疾病的自由组合

当决定两种性状或疾病的基因位于不同对染色体上时，将遵循孟德尔的自由组合规律进行传递。

例如：并指（AD）与先天性聋哑（AR）在一个家庭中同时出现时就是如此。一位并指父亲与一位表型正常的母亲生下一个先天性聋哑的孩子，根据孟德尔自由组合律，他们以后每次生育孩子时，情况如下：

父亲：*SsDd* × 母亲：*ssDd*

♀ \ ♂	*SD*	*Sd*	*sD*	*sd*
sD	*SsDD*	*SsDd*	*ssDD*	*ssDd*
sd	*SsDd*	*Ssdd*	*ssDd*	*ssdd*

NOTE

正常：3/8　　　　　　　1/2 × 3/4=3/8

并指：3/8　　　　　　　1/2 × 3/4=3/8

并指、聋哑：1/8　　　　1/2 × 1/4=1/8

聋哑：1/8　　　　　　　1/2 × 1/4=1/8

（二）两种单基因性状或疾病的连锁与互换

当决定两种性状或疾病的基因位于同一对染色体上，将遵循连锁与互换定律进行传递。

例如：ABO 血型的基因和甲髌综合征（AD）患者指甲发育不良且髌骨缺如的致病基因 NP 都位于 9 号染色体上（9q34），且紧密相邻。其中，NP 基因和 I^A 基因相连锁，NP 的正常等位基因 np 与 I^B 基因或 i 基因连锁，但已知 NP 和 I^A 之间的重组率为 10%。假设一位 A 型血指甲髌综合征患者与一位 O 型血正常人婚配，他们生育子女的情况将是：5%A 型血和 45%O 型血是正常人，45%A 型血和 5%O 型血个体患指甲髌综合征（图 6–16）。

$$NpnpI^Ai \qquad × \qquad npnpii$$

$$\downarrow$$

$$NpnpI^Ai \quad : \quad npnpii \quad : \quad Npnpii \quad : \quad npnpI^Ai$$

$$45\% \qquad 45\% \qquad 5\% \qquad 5\%$$

A型血　　　O型血　　　O型血　　　A型血

指甲髌综合征　正常人　指甲髌综合征　正常人

图 6–16　A 型血指甲髌综合征患者与 O 型血正常人婚配图解

第三节　影响单基因病分析的因素

理论上，各种单基因遗传的性状或疾病在群体中呈现出各自不同的传递规律。但某些突变基因性状的遗传存在着不符合孟德尔遗传的例外情况，这是由于受到遗传背景或环境因素的影响所致。

一、遗传异质性

遗传异质性（genetic heterogeneity）是指表型相同的个体，可能具有不同的基因型，即一种性状可以由多个不同的遗传改变引起，与基因多效性相反。例如智能发育不全这种异常性状，可由半乳糖血症的基因控制，也可由苯丙酮尿症基因、黑蒙性痴呆基因所决定。又如临床上表现相似的糖原贮积症，现在已发现多种类型，每种类型都有其自己的基因缺陷，由不同的突变所致。随着研究的深入，发现遗传异质性已成为遗传性疾病中的一个普遍现象，对临床上相似的遗传性疾病，克隆、分离出不同的致病基因对疾病的诊断、治疗、预防都具有非常重要的意义。

二、基因多效性

基因多效性（pleiotropy）是指一个或一对基因可以决定或影响多个性状，产生多种表型效应。在生物个体的发育过程中，很多生理生化过程都是互相联系、互相依赖的。基因的作用是通过控制新陈代谢的一系列生化反应而影响到个体发育的方式，决定性状的形成。因此，一个或一对基因的改变可直接导致一系列的生化代谢或组织结构的异常，从而引起有关性状的相应改变。如半乳糖血症是一种糖代谢异常疾病，患者既有智能发育不全等神经系统异常，还具有黄疸、腹水、肝硬化等消化系统症状，甚至还可出现白内障。造成这种多效性的原因，是基因产物对机体复杂代谢过程影响的结果。基因的多效性可区分为初级效应和次级效应。如镰状细胞贫血症（OMIM：603903），由于存在异常血红蛋白（HbS）引起了红细胞镰变为初级效应，而血液黏滞度增加、局部血流停滞、各组织器官血管梗死、组织坏死等各种临床表现为次级效应。这是基因多效性的一个典型实例。

三、遗传印记

一个个体的同源染色体（或相应的一对等位基因）因分别来自其父方或母方，会表现出功能上的差异，传给子女时，所形成的表型也不同，这种现象称为遗传印记（genetic imprinting）或基因组印记（genomic imprinting）、亲代印记（parental imprinting）。

在人类，由于印记效应，一些单基因遗传病的表现度和外显率也受到突变基因亲代来源的影响。例如 Huntington 舞蹈病的致病基因如果经母亲传递，则其子女的发病年龄与母亲的发病年龄一致；如果经父亲传递，则其子女的发病年龄比父亲的发病年龄有所提前，在一些家系中，子女的发病年龄可能提前到 20 岁左右。但是这种发病年龄提前的父源效应经过一代传递即消失，早发型男性的后代仍然为早发型，而早发型女性的后代的发病年龄并不提前。其他疾病如脊髓小脑性共济失调、强直性肌萎缩和多发性神经纤维瘤等也存在有相似的印记效应。

四、遗传早现

遗传早现（anticipation）是指某些遗传病（通常为显性遗传病）在世代传递过程中，有发病年龄逐代提前且病情加重的现象。例如，遗传性小脑共济失调（Marie 型）综合征（OMIM：164400）是一种常染色体显性遗传病，其发病年龄一般为 35～40 岁，临床表现早期为行走困难，站立时摇摆不定，语言不清；晚期下肢瘫痪。由图 6-17 可见 I_1 发病年龄为 39 岁，II_2 发病年龄为 38 岁，III_3 发病年龄为 30 岁，而 IV_1 23 岁就已瘫痪。在许多家系分析中，都可以发现遗传早现的存在。

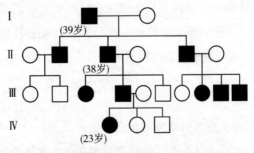

图 6-17　遗传性小脑运动共济失调的系谱

NOTE

五、从性遗传

从性遗传（sex-conditioned inheritance）是指常染色体上的基因所控制的性状，由于性别的差异而显示出男女性分布比例上的差异或表达程度上的差异。例如秃顶，杂合子的男性表现秃顶，而杂合子的女性仅表现为头发稀疏而不会秃顶。再如原发性血色素病，一种由于铁质在体内器官的广泛沉积而引起损害的常染色体显性遗传病，男性的发病率远高于女性。究其原因，认为可能是由于女性月经、流产或妊娠等生理或病理性失血导致铁质丢失，减轻了铁质的沉积，故难以表现出铁质沉着症状。

六、限性遗传

限性遗传（sex-limited inheritance）是指常染色体上的基因，由于基因表达的性别限制，只在一种性别表现，而在另一种性别则完全不表现。这主要是由于解剖学结构上的性别差异造成的，也可能受性激素分泌方面的性别差异限制。如子宫阴道积水症只见于女性、前列腺癌只见于男性等。

七、拟表型

在个体发育过程中，由于环境因素的作用，使个体的表型恰好与某一特定基因所产生的表型相同或相似，这种现象称为拟表型（phenocopy）或表型模拟。例如常染色体隐性遗传的先天性聋哑，与由于使用药物（链霉素）引起的聋哑，都具有相同的表型——聋哑。这种由于药物引起的聋哑即为拟表型。显而易见，拟表型是环境因素影响所致，并非由于生殖细胞中基因本身的改变，因此，这种聋哑并不遗传给后代。

八、X 染色体失活

根据 Lyon 假说，女性两条 X 染色体中的一条在胚胎发育早期会随机失活，即为 X 染色体失活（X chromosome inactivation）或莱昂化作用（lyonization），因此女性的两条 X 染色体存在嵌合现象。平均来说，女性一半细胞表现父源 X 染色体所决定的性状，另一半细胞表现母源 X 染色体所决定的性状。如有一女性为 X 连锁杂合子，预期半数细胞中带有突变基因的 X 染色体失活，细胞是正常的，另外半数细胞中带有正常基因的 X 染色体失活，细胞将为突变型。因此，在 X 连锁显性遗传病中，女性杂合子患者的病情相比男性患者要轻；而在 X 连锁隐性遗传病中，莱昂化可使女性杂合子部分细胞中带有正常基因的 X 染色体失活，而带有隐性致病基因的那条 X 染色体恰好有活性，从而表现出或轻或重的临床症状，这种现象称为显示杂合子。可见，和 X 染色体失活相关的疾病一般是由于 X 染色体的不对称失活使携带有突变等位基因的 X 染色体在较多细胞中具有活性所致。

思考题

1. 对人类单基因病进行遗传分析时常采用什么方法？

2. 为什么临床上看到的常染色体隐性遗传病患者同胞的发病风险要高于理论预期值 1/4？

3. 人类单基因病的遗传方式主要有哪几类？不同方式遗传病的系谱传递各有何特点？

第七章　生化遗传学

　　基因突变导致蛋白质分子结构或数量上的异常，从而引起机体的功能障碍。根据异常蛋白对机体所产生影响的不同，通常把这类疾病分为分子病（molecular disease）和先天性代谢缺陷（inborn error of metabolism）两种。这两种疾病通常又称为生化遗传病。

　　通过对单基因病进行分子水平发病机制的研究，我们不仅可以认识疾病的分子病理机制，还可以此为基础，建立基因诊断的方案，为最终实现对遗传病的治疗打下基础。

第一节　分子病

　　分子病（molecular disease）是指由于基因突变使蛋白质的结构或合成的量异常，直接引起机体功能障碍的一类疾病。分子病可根据异常蛋白的功能和分布分为血红蛋白病、血浆蛋白病、结构蛋白缺陷病和受体病等。

一、血红蛋白病

　　血红蛋白病（hemoglobinopathy）是由于血红蛋白分子异常而引起的疾病。习惯上又分为异常血红蛋白病和地中海贫血综合征（珠蛋白生成障碍性贫血）两类。异常血红蛋白病是由于珠蛋白基因异常而导致合成的珠蛋白肽链结构与功能发生异常；地中海贫血综合征是由于珠蛋白基因缺失或缺陷而使珠蛋白肽链合成速率降低。

　　全世界至少有 15 亿人携带血红蛋白病或地中海贫血综合征的基因，他们主要分布于非洲、地中海地区和东南亚人群中。血红蛋白病在我国的总发病率为 0.24% ～ 0.33%，以云南、贵州、广东、广西和新疆等地最高；而 α- 地中海贫血和 β- 地中海贫血的发病率分别为 2.64%和 0.66%，它们多见于华南、西南和华东地区。

（一）血红蛋白的分子结构及其遗传控制

　　血红蛋白是血液中红细胞的主要成分，是血液中红细胞携带、运输氧气和二氧化碳的载体。血红蛋白是一种由珠蛋白（globin）和血红素（heme）组成的结合蛋白，它的结构为两对亚基组成的球形四聚体，其中一对由两条类 α 珠蛋白链各结合一个血红素，另一对由两条类 β 珠蛋白链各结合一个血红素组成。

　　不同的珠蛋白链各由相应的珠蛋白基因编码，包括编码类 α 珠蛋白的基因簇和编码类 β 珠蛋白的基因簇，它们各含数个相同或相似的基因，紧密排列在 DNA 的特定区段。类 α 珠蛋白基因簇定位于 16 号染色体短臂（16p13.3–p13.11），每条 16 号染色体上有两个 α 珠蛋白基因、1 个 ζ 基因以及两个拟基因 $\psi\zeta$ 和 $\psi\alpha_1$。类 β 珠蛋白基因簇定位于 11 号染色体短臂

NOTE

（11p15.5），每条 11 号染色体上有 ε、$^G\gamma$、$^A\gamma$、δ 和 β 基因，以及拟基因 $\psi\beta_1$。珠蛋白基因的表达受到精确的调控，表现出典型的组织特异性和时间特异性。胚胎早期（妊娠后 3 ～ 8 周），在卵黄囊的原始红细胞发生系统中，形成胚胎期血红蛋白 HbGower1（$\zeta_2\varepsilon_2$）、HbGower2（$\alpha_2\varepsilon_2$）、HbPortland（$\zeta_2\gamma^G{}_2$，$\zeta_2\gamma^A{}_2$）；胎儿期（妊娠 8 周至出生），血红蛋白合成的场所由卵黄囊移到胎儿肝脾中，形成胎儿期血红蛋白 HbF（$\alpha_2\gamma_2$）；成人期（出生后），血红蛋白主要在骨髓中合成，产物为 HbA（$\alpha_2\beta^2$）。

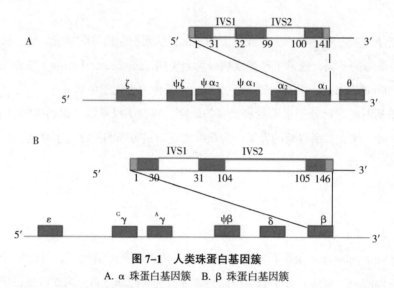

图 7-1　人类珠蛋白基因簇
A. α 珠蛋白基因簇　B. β 珠蛋白基因簇

（二）异常血红蛋白产生的分子基础

异常血红蛋白是由于血红蛋白基因的 DNA 碱基发生突变，导致珠蛋白的结构发生异常而形成的。异常血红蛋白产生的原因主要有以下几种情况：

1. 单个碱基置换　这是血红蛋白疾病最常见的一种突变类型，在目前发现的异常血红蛋白中，约 90% 属于此类。它是由于某个遗传密码中的单个碱基被另一碱基置换，使相应的氨基酸被另一氨基酸取代，从而形成异常血红蛋白。例如，镰状细胞贫血病患者的 HbS 与正常人 HbA 相比，它们的 α 链完全相同，仅 β 链中 1 个氨基酸发生改变，即第 6 位的谷氨酸被缬氨酸取代，这是由于 β 链基因第 6 个密码子 GAG 变成 GTG 所致。

2. 移码突变　在合成珠蛋白肽链的碱基顺序中丢失或插入 1 ～ 2 个碱基，导致突变部位以后读码顺序依次位移，重新编码，使珠蛋白肽链的结构或合成速率改变。例如 Hb Wayne 是由于 α 珠蛋白基因第 138 位的丝氨酸密码子 TCC 丢失 1 个 C，导致其后的 3′端碱基向 5′端依次位移，重新编码。结果从 139 位起氨基酸与正常的 α 链不同，而且原来 142 位的终止密码 UAA 变成可读密码子 AAG（赖氨酸），使翻译至下一终止密码（147 位）才终止，α 链延长为 146 个氨基酸。

3. 无义突变　指突变使正常密码子变为终止密码子，使蛋白质链的合成提前终止，导致珠蛋白生成障碍性贫血。例如 Hb Mckees-Rock，其 α 链正常，β 链缩短为 144 个氨基酸。原因是 β 珠蛋白基因第 145 位酪氨酸密码子 TAT 突变成终止密码子 TAA，使肽链合成提前终止。

4. 终止密码子突变　由于编码终止密码子（UAA、UAG 或 UGA）的 DNA 序列发生突变，珠蛋白链的合成不在正常的位置上终止，而继续合成至新的终止密码子，因此生成了延长的异常珠蛋白链。例如 Hb Constant Spring 是由于 α 珠蛋白基因第 142 位终止密码子 TAA 变为谷氨酰胺密码子 CAA（T → C），对应的 mRNA 变化为 UAA → CAA，结果 α 链合成完应有的 141 个氨基酸时并不停止，而是继续合成到下一个终止密码子（173 位）才终止，使 α 链延长为 172 个氨基酸。该突变基因转录的 mRNA 不稳定，易降解，导致 α 链合成减少，从而引发一种典型的非缺失型 α 珠蛋白生成障碍性贫血。

5. 密码子的缺失或插入　指密码子的 3 个碱基同时缺失或插入。它和移码突变不同，除突变区增加或缺少部分氨基酸外，其他部分氨基酸序列完全正常。例如 Hb Lyon 是由于 β 链第 17 ～ 18 位决定赖氨酸和缬氨酸的两个密码子的缺失，从而造成两个氨基酸的丢失，第 16 位及其以前和第 19 位及其以后的氨基酸顺序均无改变。

（三）常见的血红蛋白病

1. 镰状细胞贫血（sickle cell anemia）（OMIM：603903）　镰状细胞贫血是因 β 珠蛋白基因突变引起的一种疾病，为常染色体隐性遗传。患者血红蛋白 β 链第 6 位谷氨酸被缬氨酸替换，使 HbA 变成 HbS。纯合子患者（$\alpha\alpha\beta^S\beta^S$）血红蛋白分子表面电荷改变，出现一个疏水区，导致溶解度降低。在氧分压低的静脉中，HbS 凝成结晶，使红细胞呈镰刀状。镰变细胞导致血液黏性增加，易使微血管栓塞，造成散发性局部组织缺氧，甚至坏死，产生肌肉、骨关节或腹部剧痛。同时镰状细胞变形能力降低，通过狭窄毛细血管时易破裂，导致溶血性贫血。杂合子（$\alpha\alpha\beta^A\beta^S$）不表现临床症状，但在氧分压低时引起部分红细胞镰变。以 β 珠蛋白基因相关序列为探针做分子杂交或由 RFLP 分析，可对该病做杂合子检出和产前诊断。

本病主要分布在非洲，也散发于地中海地区。在东非某些地区，HbS 基因频率高达 40%，因此镰状细胞贫血成为世界范围内最严重的血红蛋白病。

2. 血红蛋白 M 病（hemoglobin M disease）（OMIM：250800）　血红蛋白 M 病又称高铁血红蛋白症（methemoglobinemia）。正常血红蛋白（HbA）血红素中的铁原子与珠蛋白链上特定的组氨酸连接和作用，保证二价铁离子（Fe^{2+}）的稳定，以维持携氧能力。血红蛋白 M（HbM）病患者由于密码子发生碱基置换，使珠蛋白链与铁原子连接和作用的相关氨基酸发生替换，导致部分血红素的二价铁离子（Fe^{2+}）变成三价铁离子（Fe^{3+}），形成高铁血红蛋白，从而丧失与氧的结合能力，使组织细胞供氧不足。患者有发绀症状并继发红细胞增多。血红蛋白 M 病呈常染色体显性遗传，杂合子 HbM 含量在 30% 以内即可出现症状。由于成活率低，很难见到本病纯合子患者。

3. 珠蛋白生成障碍性贫血　又称地中海贫血综合征，珠蛋白基因缺失或突变导致某种珠蛋白肽链合成速率降低或缺如，造成 α 链和 β 链合成不均衡，多余的珠蛋白链沉积在细胞膜上，改变膜的通透性和硬度，引起溶血性贫血，称为珠蛋白生成障碍性贫血。珠蛋白生成障碍性贫血分为两种主要类型：α 链合成减少或缺如的称 α 珠蛋白生成障碍性贫血，β 链合成减少或缺如的称 β 珠蛋白生成障碍性贫血。

（1）α 珠蛋白生成障碍性贫血（α-thalassemia）（OMIM：604131）：α 珠蛋白生成障碍性贫血主要分布在热带和亚热带地区，在我国也相当常见，尤其在南方发病率很高。该病属常染色体显性遗传。人体第 16 号的两条染色体上各有两个连锁的 α 珠蛋白基因，如果在一条 16 号染色体上的两个 α 基因都缺失，称 α^0 珠蛋白生成障碍性贫血（或 α 珠蛋白生成障碍性贫血 1）；如果一条 16 号染色体上的两个基因缺失 1 个，称 α^+ 珠蛋白生成障碍性贫血（或 α 珠蛋白生成障碍性贫血 2)。这两种基因可以组合引起不同的综合征。常见的有以下几种：

Hb Bart's 胎儿水肿综合征：发病于胎儿期，患者两条 16 号染色体上的 4 个 α 基因全部缺失，完全不能合成 α 链，为 α^0 珠蛋白生成障碍性贫血基因纯合子（α^0/α^0）。由于不能合成 α 链，合成的 γ 链便聚合为 γ 四聚体 Hb Bart（γ_4），而 Hb Bart（γ_4）对氧的亲和力很高，在氧分压低的组织中，不易释放氧，造成组织缺氧，导致胎儿水肿。Hb Bart's 胎儿水肿综合征的胎儿多于妊娠 30 ～ 40 周死亡或早产，早产儿常在半小时内死亡。

Hb H 病：患者 4 个 α 珠蛋白基因中有 3 个缺失或缺陷，为 α^0 珠蛋白生成障碍性贫血基因和 α^+ 珠蛋白生成障碍性贫血基因的杂合子（α^0/α^+）。患者 α 链的合成受到严重影响，大量的 β 珠蛋白链过剩而聚合为 β 四聚体 Hb H（β_4）。Hb H（β_4）的氧亲和力很高，在正常的生理条件下不易释放出氧。而且 Hb H 不稳定，易解离为游离的 β 链，在红细胞膜上，使红细胞失去柔韧性，从而易被脾脏破坏，导致慢性溶血性贫血。

标准型 α 珠蛋白生成障碍性贫血：患者的 4 个 α 珠蛋白基因中有两个缺失或缺陷，为 α^0 珠蛋白生成障碍性贫血基因的杂合子（α^0/α^A），或是 α^+ 珠蛋白生成障碍性贫血基因的纯合子（α^+/α^+）。由于能合成相当量的 α 珠蛋白链，所以患者仅表现出轻度溶血性贫血或无症状。但双亲为标准型 α 珠蛋白生成障碍性贫血患者时，子女有 1/4 可能为 Hb Bart's 胎儿水肿综合征。

静止型 α 珠蛋白生成障碍性贫血：患者 4 个 α 珠蛋白基因中只有 1 个缺失或缺陷，为 α^+ 珠蛋白生成障碍性贫血基因的杂合子（$\alpha+/\alpha^A$）。由于只有 1 个基因缺失或突变，故临床上无症状。

（2）β 珠蛋白生成障碍性贫血（β–thalassemia）（OMIM：141900）：β 珠蛋白生成障碍性贫血在世界范围内广为流行，全世界至少有 1.5 亿人携带 β 珠蛋白生成障碍性贫血基因，多发于地中海沿岸国家和地区，如意大利、希腊、马耳他、塞浦路斯等，以及东南亚各国的广大地区。β 珠蛋白生成障碍性贫血属常染色体隐性遗传，是 11 号染色体上 β 珠蛋白基因突变或部分缺失导致 β 链合成速率降低或缺如引起。该病主要有两类：完全不能合成 β 链的称 β^0 珠蛋白生成障碍性贫血，能部分合成 β 链的称 β^+ 珠蛋白生成障碍性贫血。根据临床表现，将 β 珠蛋白生成障碍性贫血分为重型、中间型和轻型。

重型 β 珠蛋白生成障碍性贫血：患者基因型为 β^0/β^0、β^0/β^+、β^+/β^+ 或 $\delta\beta^0/\delta\beta^0$（$\delta\beta^0$ 为融合基因）。没有正常的 β 基因，不能合成 β 链或合成量很少，结果 α 链过剩而沉积于红细胞膜上，引起膜的性能改变，发生严重的溶血反应。同时 α 链可与代偿性表达的 γ 链组合成 Hb F（$\alpha_2\gamma_2$）。患儿出生几个月便可出现溶血反应，由于组织缺氧，促进红细胞生成素分泌，刺激骨髓增生，骨质受损变得疏松，可出现鼻塌眼肿、上额前突、头大额隆等特殊的珠蛋白生成障碍性贫血面容。

中间型 β 珠蛋白生成障碍性贫血：患者通常是 β^+ 珠蛋白生成障碍性贫血基因的纯合子，患者的基因型通常为 β^+（高 F）/β^+（高 F）或 $\beta^+/\delta\beta^+$。前者为 β 珠蛋白生成障碍性贫血变异型的纯合子，伴有 Hb F（$\alpha_2\gamma_2$）的明显升高。后者为两种不同变异型珠蛋白生成障碍性贫血的双重杂合子。患者的症状介于重型和轻型之间，故称为中间型。

轻型 β 珠蛋白生成障碍性贫血：患者是 β^0 或 β^+ 珠蛋白生成障碍性贫血基因的杂合子，基因型为 β^0/β^A、β^+/β^A 或 $\beta^0/\delta\beta^A$，都带有 1 个正常的 β 基因 β^A，可以合成相当量的 β 珠蛋白链，所以临床只有轻度贫血，甚至可代偿性无症状。

β 珠蛋白生成障碍性贫血多数是基因的突变引起转录翻译障碍或转录产物加工缺陷所致，而不是像 α 珠蛋白生成障碍性贫血那样由于大片段基因缺失。迄今已发现 100 多种突变类型，除少数缺失型突变外，其余大多为点突变。

二、血浆蛋白病

血浆蛋白是血液中含量高、种类多、功能重要的一类蛋白质，在体内起着物质运输、凝血和免疫防御等作用。人体血浆蛋白发生异常就会导致血浆蛋白病。血友病（hemophilia）就是较常见的一类血浆蛋白病，也是一类遗传性出血性疾病，是因血液中先天缺乏某种凝血因子所致。根据缺乏因子的不同，分为 3 种类型：血友病 A（缺乏凝血因子Ⅷ，又称血友病甲）、血友病 B（缺乏凝血因子Ⅸ，又称血友病乙）和血友病 C（缺乏凝血因子Ⅺ，又称血友病丙）。血友病 A 和血友病 B 均属 X 连锁隐性遗传，一般由女性传递，男性发病。血友病 C 较少见，为常染色体隐性遗传，男女均可发病。

（一）血友病 A

血友病 A（OMIM：306700）是由于血浆中凝血因子Ⅷ缺乏所致，约占血友病总数的 85%。男性发病率较高，约为 1/6000。临床主要表现为反复自发性或轻微损伤后出血不止和出血引起的压迫症状和并发症，一般多为缓慢持续性出血，大出血罕见。出血部位广泛，体表和体内任何部位均可出血，可以累及皮肤、黏膜、肌肉或器官，如关节腔出血可致关节积血变形，颅内出血可导致死亡。实验室检查可见凝血时间和活化部分凝血活酶时间显著延长，血浆抗血友病球蛋白减少或缺如。

根据凝血因子Ⅷ的促凝活性和症状的严重程度，血友病 A 可分为 3 型：①重型：患者出生后即发病，有自发性肌肉、关节出血，发作频繁；②中间型：发病年龄较早，出血倾向明显；③轻型：发病年龄较晚，无自发性出血，关节、肌肉出血发作较少。

现在已知凝血因子Ⅷ由 3 种成分组成：抗血友病球蛋白（Ⅷ AHG）、Ⅷ因子相关抗原（Ⅷ Agn）、促血小板黏附血管因子（Ⅷ VWF）。后两种成分由常染色体上的基因控制，而Ⅷ AHG 由 X 染色体上的基因控制。血友病 A 是因为Ⅷ AHG 遗传性缺乏所致，该基因位于 Xq28，基因跨度超过 186kb，几乎占 X 染色体的 0.1%，为一巨大基因，由 26 个外显子和 25 个内含子组成，编码 2351 个氨基酸。基因突变涉及碱基替换、缺失、插入和移码突变。

（二）血友病 B

血友病 B（OMIM：306900）是由于凝血因子Ⅸ即血浆凝血活性酶成分（plasma thromboplastin component，PTC）缺乏所致。血友病 B 遗传方式和临床表现均与血友病 A 相同。

人类 PTC 基因位于 Xq27.1-Xq27.2，长度为 34kb，由 8 个外显子、7 个内含子组成，编码 415 个氨基酸。基因突变涉及碱基替换、缺失、插入和移码突变。应用各种限制性酶和 PTC 基因探针进行 DNA 分析，可以对血友病 B 进行基因诊断。近年来对该病的基因治疗也取得了一些突破。

三、结构蛋白缺陷病

构成细胞基本结构或骨架的蛋白质的遗传性缺陷可导致结构蛋白缺陷病。这类病包括胶原蛋白病、肌营养不良症等。

胶原蛋白病是胶原及胶原基因变异性疾病，胶原是人体中含量最丰富的蛋白质，占人体蛋白质总量的 30% 以上，属于不溶性纤维形蛋白质，是多种结缔组织的主要成分，维持着组织和器官的结构完整，并与人体早期发育、器官形成、细胞间的连接、细胞趋化、血小板凝集以及膜的通透性等功能密切相关。它遍布于体内各种器官和组织，是构成细胞外基质的成分之一，形成各种组织器官的支架。胶原是 3 条相同或不同的 α 链（α₁、α₂、α₃）缠绕而成的螺旋结构，每条 α 肽链约有 1000 个氨基酸残基，其中甘氨酸含量占 1/3，脯氨酸常羟基化为羟脯氨酸，此外还含有少量赖氨酸和其他氨基酸。3 条肽链之间通过氢键横向相连形成 3 股螺旋。目前已发现多种不同的胶原类型。I 型胶原主要由两组 α₁ 链和 1 条 α₂ 链组成，分布很广，主要存在于皮肤、肌腱和韧带中，具有很强的抗压能力。II 型、III 型胶原都由 3 条 α₁ 链组成。II 型胶原的分布局限于透明软骨、椎骨髓核及玻璃体中，具有较强的抗压能力。III 型胶原广泛分布于伸展性较大的组织，如结缔组织、血管壁及胎盘等处。IV 型胶原由两条 α₁ 链和 1 条 α₂ 链组成，再聚合成交叉结构的巨分子，主要分布于各种基膜之中。

胶原蛋白病分为不同类型，主要有 Ehlers-Danlos 综合征、蜘蛛指（趾）综合征、成骨不全等。

（一）Ehlers-Danlos 综合征

Ehlers-Danlos 综合征（Ehlers-Danlos syndrome, EDS）（OMIM：130000）是 I 型胶原基因突变和（或）胶原合成酶活性缺陷导致的疾病，包括各种临床亚型，如 EDS I ～ EDS IX 等，有的呈常染色体显性遗传，有的为常染色体隐性遗传，发病率约为 1/5000。典型的 Ehlers-Danlos 综合征症状是皮肤可过度伸展，柔软脆弱易碎。皮肤受伤后愈合差，形成特殊的"香烟纸"疤。关节亦可过度伸展，导致髋、肩、肘、膝或锁骨关节易于脱位和受伤。

（二）蜘蛛指（趾）综合征

蜘蛛指（趾）综合征（arachnodactyly）（OMIM：154700）又称 Marfan 综合征（MS），是原纤蛋白基因突变所致，基因定位于 15q21.1，是一种常染色体显性遗传的全身性结缔组织病，主要累及眼、骨骼和心血管系统。临床表现有个体差异，主要体征有：身材过高，体瘦，肢长，手指细长呈蜘蛛指样，脊柱侧弯，可有漏斗胸或鸡胸。40% 的病人有心血管疾病，常见的为二尖瓣功能不全。50% ～ 70% 有晶状体脱位、近视、青光眼、视网膜脱落、球形角膜等。

四、家族性高胆固醇血症

家族性高胆固醇血症（familial hypercholesterolemia, FH）（OMIM：143890）是一种以血浆总胆固醇（TC）和低密度脂蛋白胆固醇（LDL-C）水平增高为特征的常染色体显性遗传病。目前研究发现，至少 7 种基因突变可导致 FH，而发生最多的一种是低密度脂蛋白受体（low-density lipoprotein receptor, LDLR）的基因突变。LDLR 基因位于 19p13.1-p13.2，基因长 45kb，有 18 个外显子。已检出多种变异体，有核苷酸取代、缺失和插入等，以缺失最常见。

LDLR 为跨膜蛋白，广泛分布于肝脏、动脉壁平滑肌、血管内皮细胞和白细胞，正常情况下，低密度脂蛋白（low-density lipoprotein, LDL）与细胞膜上的 LDLR 结合，通过内吞进入细胞，被溶酶体吞噬，然后由溶酶体酸性水解酶水解 LDL 的蛋白部分，释放出游离胆固醇。游离胆固醇在细胞内可激活脂酰辅酶 A，将游离胆固醇酯化成游离胆固醇酯而储存。同时游离胆固醇还可抑制细胞内的 β- 羟基 -β- 甲基戊二酰基辅酶 A 还原酶的活性，从而减少细胞内胆固醇的合成。FH 患者由于 LDLR 基因突变，导致 LDLR 缺如或异常，致使血浆中的 LDL 不能进入细胞，并使细胞内胆固醇的反馈抑制减弱，使细胞内胆固醇合成增加，并进入血浆，使血液及细胞内胆固醇堆积而致病。

　　纯合子 FH 患者几乎没有功能性的 LDLR，症状明显，而杂合子 FH 患者症状较轻。FH 的一个重要表现是血清中胆固醇显著高于正常人，纯合子 FH 患者血清胆固醇水平甚至可高出正常人的 6 ～ 8 倍，而杂合子血浆胆固醇水平通常是正常人的 2 ～ 3 倍。FH 的另一个表现是黄色瘤，由于胆固醇积聚于间质间隙和组织巨噬细胞内，在手、肘、膝、踝部等部位的皮肤出现局限性隆起，颜色可为黄色、橘黄色或棕色，边界清楚。纯合子在儿童时期出现黄色瘤，而杂合子多在 30 ～ 60 岁出现。另外，FH 是动脉粥样硬化的危险因素，FH 患者胆固醇代谢障碍，造成血管舒张功能下降，动脉内膜增厚，主动脉、冠状动脉等血管会出现动脉粥样硬化斑块，并早发冠心病。纯合子 FH 多在 10 岁左右就出现冠心病的临床症状和体征。而杂合子的男性一般 30 ～ 40 岁可患冠心病，女性的发病年龄比男性晚 10 年左右。FH 患者的常规治疗包括饮食调节、适当的运动以及药物治疗，必要时可进行选择性 LDL 血浆分离置换及肝移植治疗。

第二节　先天性代谢病

　　先天性代谢缺陷（inborn errors of metabolism）也称遗传性酶病，是编码酶蛋白质的基因突变，使催化机体代谢反应的某种特定的酶蛋白质分子结构或数量异常而引起代谢紊乱的一类疾病。酶的种类很多，因此遗传性酶病的种类也很多，至今人类已发现的有数千种，其遗传方式大多为常染色体隐性遗传，少数为 X 连锁隐性遗传和常染色体显性遗传。

一、先天性代谢缺陷的共同规律

　　先天性代谢病主要是酶缺陷所致，从分子水平上来看，酶的缺陷可能有两种原因：一是由于编码酶蛋白的结构基因发生突变，引起酶蛋白结构异常或缺失；二是由于基因的调控系统发生异常，使酶合成过少或过多，从而引起代谢紊乱。根据酶缺陷对机体代谢的影响，将先天性代谢缺陷分为氨基酸代谢缺陷、糖代谢缺陷、核酸代谢缺陷、脂质代谢缺陷、溶酶体贮积病等，它们有一些共同的特征。

　　1.酶缺陷与酶活性降低　在体内，酶的正常数量一般大大超过维持机体新陈代谢所必需的数量，正常酶活性的 5% ～ 10% 即可使该酶所催化的代谢反应正常进行并维持底物和产物在适当的水平上。所以一般杂合子个体中的少量酶的活性就能保证杂合体的正常代谢。

　　2.底物堆积和产物缺乏　由于酶的生理功能是催化底物转变为产物，因此一般酶缺陷所引起的病理改变都与底物的堆积或产物的缺乏有关。

　　3.底物分子的大小与性质　先天性代谢缺陷病的堆积底物如果是大分子的，则不易扩散，酶缺陷时常堆积在某些组织、细胞或细胞器中。堆积底物如果是小分子物质，则易于扩散，由酶缺陷所引起的堆积往往弥漫至全身多种组织、细胞而引起全身性病变。

　　4.临床表现与酶缺陷　人体正常代谢是由许多代谢反应交织成网而形成的平衡体系，每步反应都需要酶参与调节。如果基因突变引起酶缺乏或活性异常，便会影响相应的生化过程，打破正常的平衡，造成代谢紊乱而致病。所以同样的病理、临床特征可由多种不同的基因异常引发。同时，某一种基因的突变也可能引起不同的酶活性改变，表现为多种复杂的临床表现。

二、氨基酸代谢缺陷病

氨基酸代谢缺陷病是由于参与氨基酸代谢的酶的遗传性缺陷，使体内的氨基酸代谢异常引起的。主要的氨基酸代谢缺陷病包括苯丙酮尿症、白化病、尿黑酸尿症等（图 7-2）。

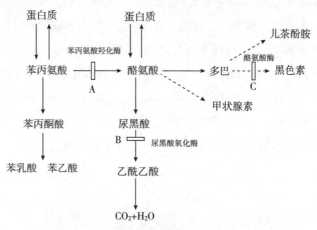

图 7-2　苯丙氨酸及酪氨酸代谢图解
A. 苯丙氨酸羟化酶缺乏——苯丙酮尿症；B. 尿黑酸氧化酶缺乏——尿黑酸尿症；
C. 酪氨酸酶缺乏——白化病。

（一）苯丙酮尿症

苯丙酮尿症（phenylketonuria，PKU）是一种严重的常染色体隐性遗传性氨基酸代谢病，首次发现于 1934 年，因病人尿中排泄大量的苯丙酮酸而得名。国外发病率为 1/100000～1/4500，我国发病率约为 1/16500。

经典型苯丙酮尿症（OMIM：261600）由肝脏中苯丙氨酸羟化酶缺乏引起。苯丙氨酸是人体必需的氨基酸，它被用于制造黑色素、甲状腺素和肾上腺素等。苯丙氨酸与酪氨酸代谢过程如图 7-2 所示。苯丙氨酸经苯丙氨酸羟化酶羟化可形成酪氨酸。苯丙氨酸羟化酶缺乏时，苯丙氨酸不能转变为酪氨酸，致使苯丙氨酸在体内积累，血清中苯丙氨酸浓度升高。过量的苯丙氨酸使旁路代谢活跃，产生苯丙酮酸、苯乳酸、苯乙酸等，这些产物由尿液和汗液排出，使患儿的毛发、皮肤和尿均有特殊气味。过量的苯丙氨酸抑制酪氨酸脱羧酶活性，影响去甲肾上腺素和肾上腺素的合成，也减少黑色素的合成，使患者的毛发和肤色较浅。患者体内大量的苯丙氨酸及其旁路代谢产物抑制了 L- 谷氨酸脱羧酶活性，影响 γ 氨基丁酸的生成；同时还抑制 5- 羟色氨酸脱羧酶活性，使 5- 羟色胺生成减少，从而影响大脑发育。

患儿出生时无显著异常，3～4 个月时逐渐出现症状，智力发育障碍，若不能及早得到低苯丙氨酸饮食治疗，便出现不可逆的大脑损害和严重的智力发育障碍。半数左右患儿有锥体外系损害症状，表现为易激动、好动、肌张力高、共济失调、震颤。约 25% 有惊厥，多数有脑电图异常，骨骼发育迟缓，门齿稀疏。患儿可有较严重的呕吐，可能被误诊为幽门狭窄。皮肤、毛发和眼睛颜色变浅，小便有特殊的臭味。

苯丙氨酸羟化酶基因定位于 12q24，基因全长约 90kb，有 13 个外显子和 12 个内含子。运用重组 DNA 技术，将 PKU 病人的苯丙氨酸羟化酶基因克隆并分析核苷酸顺序，迄今已发现一系列导致典型 PKU 的基因突变。因而可以进行基因诊断和产前诊断。目前临床上常在婴儿出生后立即进行 PKU 的筛查，一经确定，立即给患儿停乳，喂给低苯丙氨酸水解蛋白，禁荤食、乳类、豆类和豆制品，可以达到临床痊愈。

（二）尿黑酸尿症

尿黑酸尿症（alcaptonuria）（OMIM：203500）是一种常染色体隐性遗传性氨基酸代谢病。发病率约为 1/250000。它是由于尿黑酸氧化酶（homogentisic acid oxidase）先天性缺乏所致。此酶主要存在于肝脏和肾脏。由于尿黑酸氧化酶缺乏，尿黑酸不能被最终氧化成乙酰乙酸和延胡索酸，结果大量尿黑酸从尿中排出。

本病患者生后不久即可发现尿布中有紫褐色斑点，洗不掉，日久渐使尿布呈黑褐色。儿童期，除尿中排出尿黑酸之外，无其他症状。成人期，除了尿黑酸尿外，机体中尿黑酸增多，在结缔组织沉着，导致褐黄病，在皮肤、耳郭、面颊、巩膜等处可见弥漫性色素沉着。此症如累及关节，则进展为关节炎，称褐黄病性关节炎。

本症为常染色体隐性遗传，携带者可用尿黑酸负荷试验检出。已知尿黑酸氧化酶基因定位于 3q21～23。

（三）白化病

白化病（albinism）是一种较为常见的皮肤及其附属器官黑色素缺乏的疾病。为常染色体隐性遗传病。分布广泛，遍及全世界，发病率为 1/20000～1/10000。正常情况下，人体黑色素细胞中的酪氨酸在酪氨酸酶催化下，把多巴转化为黑色素。白化病为全身性白化，患者全身皮肤、毛发、眼睛缺乏黑色素，终身不变。患者眼睛视网膜无色素，虹膜和瞳孔呈现淡红色，畏光，眼球震颤，常伴有视力异常。患者对阳光敏感，暴晒可引起皮肤角化增厚，暴露皮肤易患皮肤癌。

白化病有 Ⅰ 型和 Ⅱ 型等几种亚型。Ⅰ 型为酪氨酸酶基因缺陷（OMIM：606933），导致酪氨酸酶缺乏，故不能有效地催化酪氨酸转变为黑色素前体，最终导致黑色素缺乏而呈白化。酪氨酸酶基因定位于 11q14-q21。Ⅱ 型（OMIM：203200）与酪氨酸酶活性无关，与定位于 15q11.2-q11.3 的 P 基因有关，P 基因是黑色素体功能的一个重要的调控因子。P 基因的突变，可导致多样化的表型，皮肤颜色可以从白色至正常，头发颜色可以是黄色、红色、棕色甚至黑色，视力减退以及眼球震颤的程度较 Ⅰ 型患者轻。

三、糖代谢缺陷病

糖代谢缺陷病是参与糖类代谢的酶的遗传性缺陷引起的疾病。主要有半乳糖血症、糖原累积症等。

（一）半乳糖血症

乳类中含有乳糖，乳糖经消化道消化，分解为葡萄糖和半乳糖。其中的半乳糖经肠道吸收后需在肝内经一系列酶促反应转变成葡萄糖而被组织利用，半乳糖代谢涉及半乳糖激酶、半乳糖 -1- 磷酸尿苷转移酶和尿苷二磷酸半乳糖 -4- 表异构酶（图 7-3）。这 3 种酶均检出有遗传性缺乏，导致不同亚型的半乳糖血症（galactosemia）。它们均为常染色体隐性遗传。

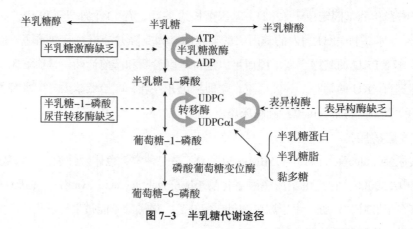

图 7-3 半乳糖代谢途径

1. 半乳糖血症Ⅰ型（OMIM：230400） 半乳糖血症Ⅰ型是经典型半乳糖血症，是由半乳糖 -1- 磷酸尿苷转移酶遗传性缺乏所致。由于此酶缺乏，致使半乳糖 -1- 磷酸在脑、肝、肾等处积累，导致这些器官的损伤而致病。另外，晶状体内半乳糖增多，激活醛糖还原酶，产生半乳糖醇，导致白内障。

患儿出生后哺食乳汁（母乳或牛奶等）后几天即出现呕吐、拒食、腹泻等症状。1 周后出现肝损伤症状，可见黄疸、肝肿大、腹水、体重不增、营养不良及白内障。如不控制乳汁摄入，几个月后即出现智力发育迟缓，生长发育障碍，血中半乳糖含量高，血糖低，蛋白尿和氨基酸尿，终因肝功能衰竭或感染而死亡。少数病人症状轻，但有肝硬化和白内障。

半乳糖 -1- 磷酸尿苷转移酶基因定位于 9q13，现已发现多种变异型。主要变异型的酶活性及电泳迁移率列于表 7-1，半乳糖 -1- 磷酸尿苷转移酶的基因剂量效应见表 7-2。

表 7-1 半乳糖 -1- 磷酸尿苷转移酶变异型

变异型	基因	酶活性（%）	电泳迁移率	基因频率
正常	G^+	100	正常	0.995
半乳糖血症	G^G	0	—	0.005
Duarte	G^D	50	快	0.040
Rennes	G^R	10	慢	
Indiana	G^I	35	热不稳定	
Los Angeles	G^L	100	快	

注：酶活性为每克血红蛋白每小时消耗 25μmol 尿苷二磷酸葡萄糖。

表 7-2 半乳糖 -1- 磷酸尿苷转移酶的基因剂量效应

基因型	酶活性（%）	临床表现
G^+G^+	100	正常
G^+G^D	75	正常
G^DG^D	50	正常
G^IG^I	35	中度半乳糖血症
G^RG^R	10	半乳糖血症
G^GG^G	0	严重半乳糖血症

2.半乳糖血症Ⅱ型（OMIM：230200） 半乳糖血症Ⅱ型为半乳糖激酶缺乏。临床表现变化不一，有的患儿肝脾肿大，无黄疸，有的黄疸明显；常见白内障（有时可能为唯一的临床表现），智力发育正常或迟缓。血半乳糖浓度增高，尿内出现半乳糖和半乳糖醇，但无氨基酸和蛋白。病情较经典型半乳糖血症轻。半乳糖激酶基因定位于 17q21–q22。

3.半乳糖血症Ⅲ型（OMIM：230350） 半乳糖血症Ⅲ型为尿苷二磷酸半乳糖 –4– 差向异构酶缺乏，临床表现多变，可无临床症状或类似经典半乳糖血症。尿苷二磷酸半乳糖 –4– 表异构酶基因定位于 1p36–p35。

半乳糖血症Ⅰ型在新生儿发病率约为 1/60000 ～ 1/40000，Ⅱ型和Ⅲ型发病率较低，小于 1/100000。半乳糖血症可通过新生儿筛查发现患者，若能及时采取措施，严格限制婴儿饮食中的半乳糖成分，则症状可得到较好的控制。

（二）糖原累积症

糖原累积症（glycogen storage disease）是一类较罕见的遗传代谢病。由于先天性酶的缺陷所导致的糖代谢障碍引起的疾病。根据所缺的酶不同，可将糖原累积症分为十余种类型，其中主要类型的缺陷酶、基因定位情况及主要临床症状见表 7–3。其中多数为常染色体隐性遗传，以Ⅰ型为最常见。

表 7–3　糖原累积症分型

型别	病名	OMIM	缺陷的酶	基因定位	累及器官和主要临床症状
I_α	Von Gierke	232200	葡萄糖 –6– 磷酸酶	17q21	肝、肾、肠胃黏膜；肝肾肿大，低血糖，酸中毒
Ⅱ	Pompe	232300	溶酶体 α –1,4– 葡萄糖苷酶	17q25	全身或肌肉；心脏扩大，心衰和呼吸衰竭
Ⅲ	Forbes	232400	淀粉 –1,6– 葡萄糖苷酶（脱支酶）	1p21	全身、肝、肌肉；肝肿大，中等低血糖和酸中毒
Ⅳ	Anderson	232500	淀粉 –1,4 → 1,6– 转葡萄糖苷酶（分支酶）	3p12	全身；肝肿大，中等低血糖和酸中毒
Ⅴ	McArdle	232600	肌磷酸化酶	11q13	肌肉；运动时肌肉痉挛，肝肿大
Ⅵ	Hers	232700	肝磷酸化酶	14q21–q22	肝，白细胞；肝肿大，中等低血糖和酸中毒
Ⅶ	Tarui	232800	磷酸果糖激酶	12q13	肌肉，红细胞；运动时肌肉痉挛，肝肿大

四、核酸代谢缺陷病

由于参与核酸代谢的酶的遗传性缺陷，使体内的核酸代谢异常而产生核酸代谢缺陷病。主要的核酸代谢缺陷病有莱施 – 奈恩综合征、着色性干皮病等。

莱施 – 奈恩综合征（Lesch–Nyhan syndrome）（OMIM：300322）也称自残综合征（self-mutilation syndrome），患者遗传性缺乏次黄嘌呤鸟嘌呤磷酸核糖转移酶（图 7–4）。此酶催化 5– 磷酸核糖 –1– 焦磷酸（5-phosphoribosyl–1– Pyrophosphate，PRPP）上的磷酸核糖基转移到鸟嘌呤和次黄嘌呤上，使之成为鸟嘌呤核苷酸和次黄嘌呤核苷酸（肌苷酸），而这两种核苷酸

NOTE

和腺嘌呤核苷酸可反馈抑制嘌呤前体 5- 磷酸核糖 -1- 胺的生成。如果此酶缺乏，则鸟苷酸和肌苷酸合成减少，反馈抑制减弱，嘌呤合成加快，致使尿酸增高，代谢紊乱而致病。患者红细胞和白细胞中此酶含量可减少到正常人的 2% ～ 10%。

患者临床症状有高尿酸症、尿酸尿、血尿、尿道结石、痛风等，并伴有智力发育不全，舞蹈样动作，有强迫性自残行为（如咬嘴唇和手指）。Lesch-Nyhan 综合征患者可活至 20 岁左右，多死于感染和肾功能衰竭。

本病为 X 连锁隐性遗传，发病率较低，约为 1/38000。次黄嘌呤鸟嘌呤磷酸核糖转移酶基因定位于 Xq26-q27.2，已检出 50 多种突变型。

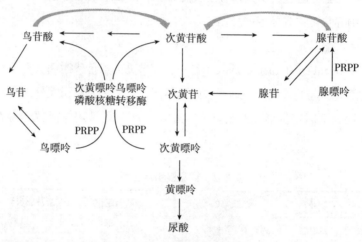

图 7-4　嘌呤的生物合成与转换

五、溶酶体贮积病

溶酶体是细胞内的一种细胞器，它可以把各种不同性质的复杂大分子降解成相应的组分残基。溶酶体的这种"消亡"作用依赖于溶酶体里的各种酸性水解酶。如果某一种酸性水解酶遗传性缺乏，由它催化的降解过程就会阻断，导致阻断前的水解产物逐步积累而引起疾病，称为溶酶体贮积病（lysosomal storage disease）。主要有黏多糖贮积症、糖脂质贮积症、鞘磷脂贮积症等多种类型。

黏多糖贮积症（mucopolysaccharidossis，MPS）是由于糖苷酶或硫酸酯酶遗传性缺乏，造成酸性黏多糖部分分解产物在各种组织中累积而致病。黏多糖是由蛋白质和氨基多糖构成的糖蛋白。氨基多糖属直链杂多糖，多数是由糖醛酸和氨基己糖组成二糖单位，再重复连接成长链。因含有较多的糖醛酸和硫酸基团，所以黏多糖呈酸性。大多数的氨基多糖通过木糖与蛋白质肽链的丝氨酸残基相连接。几种不同的氨基多糖链可同时存在于一条蛋白质肽链上，还可进一步聚合成更大的分子，结构十分复杂。黏多糖贮积症患者组织中累积的酸性黏多糖大多是由硫酸皮肤素（DS）和硫酸乙酰肝素（HS）产生的。它们是结缔组织的成分，硫酸皮肤素主要分布于皮肤、韧带、动脉及心瓣膜，硫酸乙酰肝素主要分布于大动脉、肝、肺等。黏多糖贮积症患者面容粗犷，骨髓畸形，有的可有智力障碍和肝、脾、心等多种器官损害。

思考题

1. 举例说明有哪些常见的血红蛋白病？他们各自的遗传基础是什么？

2. 先天性代谢缺陷有什么特点？

3. 家族性高胆固醇血症有哪些主要特征？其发生的遗传学机制如何？

第八章　线粒体遗传病

在生物进化的早期，前真核细胞吞噬了几种原核生物，在其进化过程中，与宿主共生，最终形成真核细胞的细胞器，即线粒体（mitochondrion），并出现与细菌类似的环状 DNA。因而，线粒体是细胞内半自主性的细胞器，具有自己的一套基因表达体系。

自 1894 年于动物细胞内发现线粒体至今，人们逐渐对线粒体的结构、功能及其与疾病的关系有了深入的认识。1963 年，科学家首次在鸡卵母细胞中发现线粒体中存在有 DNA，并分离到完整的线粒体 DNA（mitochondrial DNA，mtDNA），从而开始了对 mtDNA 的深入探索。1987 年，通过对 mtDNA 突变和 Leber 病关系的研究，确定 mtDNA 突变可引起人类的疾病。目前已发现人类 100 余种疾病与 mtDNA 突变有关。线粒体遗传系统与核遗传系统具有不同的特点，线粒体基因突变导致的疾病称为线粒体遗传病，又称线粒体基因病。

第一节　人类线粒体基因组的组成

mtDNA 能够进行独立的复制、转录和翻译，但含有的遗传信息较少。参与呼吸链 - 氧化磷酸化系统的线粒体蛋白质有 80 多种，mtDNA 仅编码其中的 13 种，而其他线粒体组成蛋白都依赖于核 DNA（nuclear DNA，nDNA）编码。核基因编码的线粒体蛋白将经过特定的分拣方式转运到线粒体，nDNA 和 mtDNA 协同控制线粒体的蛋白质组成。

一、线粒体基因组

线粒体基因组是人类基因组的重要组成部分，常被人们称作人体的第 25 号染色体或 M 染色体。每个线粒体内含有约 10 个 mtDNA 分子，而一个细胞可以有很多线粒体，因此，就会有多个 mtDNA 拷贝。

mtDNA 和细菌等原核生物的 DNA 结构类似，呈双链闭环形，1981 年完成了对 mtDNA 的完整测序，全长为 16569bp；其后 1999 年再次对 mtDNA 的测序发现，mtDNA 实际共长 16568bp，其 3107 位点上不存在碱基，该处位点的核苷酸空缺，以 "X" 表示。mtDNA 的双闭合环状分子分为编码区和非编码区，编码区序列高度保守。同其他双链 DNA 分子一样，mtDNA 的两条单链分子量有差别，外环单链含鸟嘌呤较多，分子量大，为 "重链（H）"（heavy strand）；内环单链含胞嘧啶较多，分子量小，为 "轻链（L）"（light strand）。mtDNA 的互补双链均有编码功能，其中 H 链编码的占大多数，包括两种 rRNA、14 种 tRNA、12 种 mRNA；其余的由 L 链编码，即 1 种 mRNA 和 8 种 tRNA（图 8-1）。

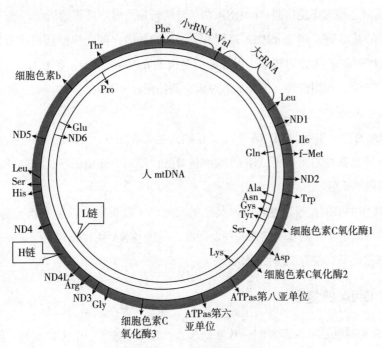

图 8-1　人类线粒体基因组图

H 链表示重链；编码 NADH 脱氢酶 6 个亚单位 ND1、ND2、ND3、ND4、ND4L、ND5；
细胞色素 C 氧化酶亚单位 1～3；细胞色素 b；L 链表示轻链编码 ND6。

　　mtDNA 和细菌等原核生物的基因组类似。基因排列紧密，基因之间几乎没有间隔区，也无内含子，缺少终止密码，仅以 U 或 UA 作为结尾。与 DNA 复制起始有关的一段非编码区称 D 环（displacement loop，D-loop），又称调控区（control region），长度约 1000bp，它是仅有的非编码区。D 环包含 mtDNA 重链复制起始点、轻重链转录的启动子以及 4 个高度保守的序列分别位于 213～235bp、299～315bp、346～363bp 和终止区 16147～16172bp 处的高度保守序列。mtDNA 还存在基因的部分区段相互重叠的现象。mtDNA 突变率很高，为核 DNA 的 10 倍以上，这是因为 mtDNA 缺少组蛋白的保护，且无 DNA 损伤的修复系统，因此 mtDNA 的突变易于保存下来。mtDNA 的另一特点是数量多，每个线粒体内含有 2～10 个拷贝的 mtDNA 分子，每个细胞可具有数千个 mtDNA 分子；在机体的所有细胞，包括体细胞和生殖细胞中，每个 mtDNA 拷贝都可发生突变，因此 mtDNA 具有高度的异质性。

二、线粒体基因的转录

　　mtDNA 两条链均有编码功能，故不同于核 DNA 只以双链中一条链作为转录模板链的不对称转录，而是两条链都被完全转录的全长对称转录。转录时，位于 D 环区的重链启动子（heavy-strand promoter，HSP）和轻链启动子（light-strand promoter，LSP）同时启动，沿着与各自复制相反的方向，转录形成初级转录产物，经切割加工，形成各个基因的 RNA。与核基因比较，mtDNA 转录有如下特征：

　　① 两条链均具有编码功能，重链编码两个 rRNA（12S 和 16S）、12 个 mRNA 和 14 个 tRNA；轻链编码 1 个 mRNA 和 8 个 tRNA。

　　② 两条链从 D 环区的启动子处同时开始以相同的速率转录，L 链沿顺时针方向而 H 链沿逆时针方向转录。

③因在基因之间无终止密码，mtDNA 两条链均转录为多顺反子的初级转录产物。

④tRNA 的基因通常位于 mRNA 基因和 rRNA 的基因之间，核酸酶可准确识别 tRNA 序列，在 tRNA 序列的两端剪切转录，形成相应基因的 mRNA、tRNA 和 rRNA。在剪切下来的 mRNA 序列的 5′端无加帽修饰，但经 polyA 聚合酶作用，在 3′末端添加一段 polyA，形成成熟的 mRNA。

⑤mtDNA 的遗传密码与 nDNA 不完全相同，主要表现在：AUA 编码甲硫氨酸兼启动密码子，而不是异亮氨酸的密码子；UGA 编码色氨酸而不是终止密码子，AGA 和 AGG 是终止密码子而不编码精氨酸。

⑥线粒体中的 tRNA 兼用性较强，其上的反密码子仅仅准确识别密码子的前两位碱基，第三位的碱基可以是 4 种碱基的任何一种。因此，一种 tRNA 往往识别几个兼并密码子，对应 mRNA 的全部密码子，仅有 22 种 tRNA。

三、线粒体 DNA 的复制

mtDNA 的复制也是半保留复制，从复制起始点开始，按 5′→3′方向复制。但是，双链的复制分别在不同时间、不同部位开始，而不是像 ntDNA 那样在同一位置同时开始（图 8-2）。其复制形式主要是 D 环复制，除此以外还有 θ 型复制和滚环复制等，同一种细胞的线粒体在不同环境中，可以采用不同方式，或同时几种方式并存。机体的不同组织细胞 mtDNA 复制的活跃程度不同，有些 mtDNA 进行活跃的复制，而有些 mtDNA 不进行复制。

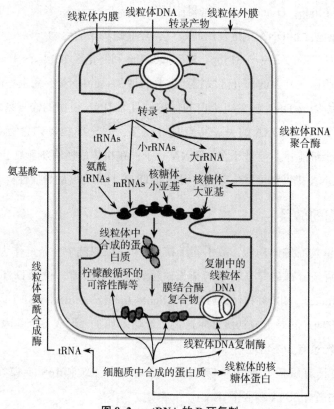

图 8-2　mtDNA 的 D 环复制

第二节　线粒体基因遗传的特征

每个细胞中有许多线粒体，而每一个线粒体又有许多 DNA 分子，因此线粒体的基因遗传和核基因遗传比较，具有许多不同的特点。mtDNA 缺失常发生在体细胞中，随着机体年龄的增加，突变在组织细胞中逐渐积累，导致疾病逐渐加重。

一、mtDNA 具有半自主性

与其他细胞器诸如溶酶体和过氧化物酶体等特化的膜囊结构相比，线粒体具有自己的遗传物质，是一种半自主性细胞器。但由于维持线粒体结构和功能的大分子复合物及氧化磷酸化酶的大多数蛋白质亚单位仍由核 DNA 编码，故 mtDNA 的功能又受核 DNA 的影响。

二、母系遗传

人类受精卵中的线粒体几乎全部来自卵母细胞，由于在受精过程中，精子的细胞质很少进入到卵细胞之中，双亲对于后代表型的贡献不均等，这种传递方式称为母系遗传（maternal inheritance），不符合孟德尔遗传规律。因此，如果家系中发现一些成员具有相同的临床症状，而且是从受累的女性传递下来，而不是由受累男性传递时，就应考虑可能是由于 mtDNA 基因突变造成的。通过对 mtDNA 的序列分析可以确定是哪一种类型的基因突变。编码线粒体蛋白的核基因突变往往表现为常染色体隐性（AR）、常染色体显性（AD）和 X 连锁隐性（XR）遗传，通过定位基因克隆或候选基因克隆方法可确定和研究这些相关基因。

三、纯质性与异质性

一个细胞含数千个 mtDNA 分子，如果在某个特定位点上所有 mtDNA 分子都为同一基因，这称为纯质性或同序性（homoplasmy），此细胞称为纯质细胞；可以是正常基因的纯质，也可以是突变导致的异常基因的纯质。如果一个细胞的数千个 mtDNA 分子在这个位点有的含有正常基因，有的含有突变基因，则称为异质性（heteroplasmy），此细胞称为异质细胞。纯质性和异质性的概念范围可以扩大到一种组织或整个机体。一般来说，由于 mtDNA 突变率较高及细胞分裂时细胞质分配的随机性，正常基因的纯质和突变基因的纯质存在的可能性是非常小的。也就是说，一个机体、一种组织乃至一个细胞，通常都是某个 mtDNA 基因的异质，而不大可能是纯质；是否有突变基因的表型出现，取决于带有突变基因的 mtDNA 所占的比例。

四、mtDNA 具有阈值效应的特性

对于线粒体病，存在着表型发生阈值。线粒体基因突变会降低 ATP 的产生，高需能又含有同质性突变 mtDNA 的细胞，会产生明显的功能障碍；反之低需能细胞，则影响较小。因此，线粒体基因突变有害效应的阈值，明显依赖于特定细胞或组织对能量的需求。中枢组织对 ATP 的依赖性最高，其他依次为骨骼肌、心脏、肾脏、肝脏。如肝脏中突变 mtDNA 达 80%

NOTE

时，尚不表现出病理症状，而在脑组织或肌组织则会导致疾病。

五、线粒体基因组具有独特的遗传密码

线粒体基因组的遗传密码体系和核基因组之间存在一些不同。mtDNA 中 UGA 编码色氨酸，而非终止信号。tRNA 兼用性较强，仅用 22 个 tRNA 来识别多达 48 个密码子。

六、mtDNA 的突变率极高

mtDNA 的突变率比核 DNA 平均高 10～20 倍，其中氧化磷酸化基因的突变率更是远比核 DNA 高，mtDNA 的高突变率造成个体及群体中序列的高度差异性。任何两个人的 mtDNA，平均每 1000 个碱基对中就有 4 个不同。人群中含有多种中性到中度有害的 mtDNA 突变，且高度有害的 mtDNA 突变不断增多。但有害的突变会通过选择而消除。尽管线粒体遗传病并不常见，突变的 mtDNA 基因却很普遍。

第三节　线粒体基因突变

mtDNA 基因突变包括点突变、缺失和重排以及 mtDNA 拷贝数减少，突变将影响氧化磷酸化功能，导致 ATP 合成减少。一旦线粒体不能提供足够细胞生命活动所需的能量，则会引起细胞功能障碍和结构异常，在机体水平表现出相应的临床症状。

一、点突变

点突变可以导致 mRNA 基因发生错义突变，又称氨基酸替换突变，导致与氧化磷酸化有关的酶发生结构和功能变化，使细胞的氧化磷酸化功能下降。这类突变与脑脊髓性和其他神经性疾病有关，如 Leber 遗传性视神经病等。已知的由 mtDNA 突变引起的疾病中，2/3 的点突变发生在与线粒体内蛋白翻译有关的 tRNA 或 rRNA 基因上，结果导致 tRNA 或 rRNA 结构异常，影响所有 mtDNA 编码的蛋白质翻译过程，从而引起呼吸链多种酶合成障碍。典型疾病如癫痫伴碎红纤维病等。

二、缺失与插入突变

以缺失突变比较多见，主要引起眼肌病。这类疾病往往无家族史、散发，mtDNA 缺失的发生往往是由于 mtDNA 的异常重组或在复制过程中的异常滑动所致。最常见的缺失是 8483～13459 位碱基之间 50kb 片断的缺失，约占全部缺失患者的 1/3，称"常见缺失"，常发生于神经性疾病及一些退化性疾病中，如 Kearns-Sayre 综合征（KSS）。另一种较为常见的缺失为 8637～16073 位碱基之间 74kb 片段的缺失，多见于与衰老有关的退行性疾病。

三、mtDNA 拷贝数目突变

拷贝数目突变导致 mtDNA 拷贝数大大低于正常，这种突变较少，仅见于一些致死性婴儿呼吸障碍、乳酸中毒或肝、肾衰竭的病例。mtDNA 数量降低可表现为常染色体显性或隐性遗

传，提示这种突变是核基因突变导致的。需要注意的是，氧化磷酸化过程中 5 种酶复合物是由 mtDNA 和 nDNA 共同编码，编码这些酶的核基因突变也可能产生类似于线粒体病的症状。因此，有些线粒体遗传病是 nDNA 与 mtDNA 共同作用的结果。

第四节　线粒体遗传病

线粒体对于细胞环境的变化十分敏感，许多疾病都可能导致线粒体结构和功能的改变。线粒体结构和功能异常导致的疾病称为线粒体遗传病。线粒体遗传病可以由 mtDNA 基因组缺陷引起，也可能由编码线粒体蛋白的核基因组突变导致。

一、分类

根据发病机制的不同，线粒体病分为三大类：mtDNA 基因突变型、nDNA 缺陷型以及 mtDNA 和 nDNA 联合缺陷型。

根据线粒体所在细胞的不同，线粒体基因突变可分为体细胞突变和生殖细胞突变两种。体细胞突变一般是散发的，无家族史。生殖细胞突变通过母亲遗传给后代，一般分为轻型、中型和重型 3 种。轻型突变通常有亚临床的氧化磷酸化能力下降，随着年龄的增长、体细胞突变的积累，常出现老年化的器官病变；中型突变就是通常所说的线粒体遗传病，突变的线粒体一般是异质性的，临床表现在母亲亲属中差异显著，大部分亲属直到体细胞突变积累使突变比例达到阈值时才会产生病变；重型突变一般是致死突变，通常表现为早期死亡的儿童病。

根据突变类型的不同，线粒体基因突变可分为点突变和缺失 - 重复两类（见表 8-1）。

表 8-1　线粒体疾病的遗传分类

缺陷位置	遗传方式	遗传特征	生化分析
nDNA 缺陷			
组织特异基因	孟德尔式	组织特异综合征	组织特异单酶病变
非组织特异基因	孟德尔式	多系统疾病	广泛性酶病变
mtDNA 缺陷			
点突变	母性遗传	多系统、异质性	特异单酶病变、广泛性酶病变
缺失	散发	PEO, KSS, Pearson	广泛性酶病变
nDNA 和 mtDNA 联合缺陷			
多发性 mtDNA 缺失	AD/AR	PEO	广泛性酶病变
mtDNA 缺失	AR	肌病、肝病	组织特异多酶病变

注：PEO，进行性眼外肌麻痹；KSS，眼肌病；Pearson，骨髓 / 胰腺综合征。

按照突变影响的生化代谢功能来分类，可以分为 5 种类型：底物转运缺陷、底物利用缺陷、Krebs 循环缺陷、电子传递过程缺陷和氧化磷酸化偶联缺陷。

1. 底物转运缺陷

（1）肉碱棕榈酰基转移酶（CPT）缺陷。

（2）肉碱缺陷（肉碱转运体缺陷）。

2. 底物利用缺陷

（1）丙酮酸脱氢酶复合体（PDHC）缺陷。

（2）β- 氧化缺陷。

3. Krebs 循环缺陷

（1）延胡索酸酶缺陷。

（2）乌头酸酶缺陷。

（3）α- 酮戊二酸脱氢酶缺陷。

4. 电子传递过程缺陷

（1）复合体 I 缺陷。

（2）复合体 II 缺陷。

（3）复合体 III 缺陷。

（4）复合体 IV 缺陷。

（5）复合体 I、III 和 IV 联合缺陷。

5. 氧化磷酸化偶联缺陷

（1）Luft 病（氧化磷酸化脱偶联）。

（2）复合体 V 缺陷。

二、线粒体基因病

根据临床症状，线粒体基因病分为：线粒体脑病，以中枢神经病变为主；线粒体肌病，以骨骼肌病变为主；线粒体脑肌病，中枢神经和骨骼肌都表现出明显的病变。

线粒体基因病和 nDNA 突变引起的疾病不同，属母系遗传；而且由于 mtDNA 的易突变性，导致在线粒体、细胞和组织水平都存在异质性。mtDNA 的异质性和组织分布特异性，可能引起致病基因表型的差异。因此，同一种 mtDNA 突变可能导致不同的疾病，而不同种 mtDNA 突变可能引起相同的疾病。例如，A8344G 和 T8356C 突变都可以导致肌阵挛性癫痫伴有破碎红纤维病（myoclonic epilepsy with ragged red fibers，MERRF）；然而，T8993G（ATPase6基因）点突变因为相对于野生型 mtDNA 的比例不同，而形成不同的表型。T8993G 突变比例较低时，导致共济失调并发色素性视网膜炎（neuropathy，ataxia，and retinitis pigmentosa，NARP）；比例＞ 90% 时，导致 Leigh 病（Leigh syndrome，LS）。再如，高比例的 A3243G 突变造成线粒体脑肌病伴高乳酸血症和卒中样发作（Mitochondrial encephalomyopathy-lactic acidosis and stroke-like episode，MELAS），而低比例时可导致母系遗传的糖尿病和耳聋（表 8-2）。

表 8-2　一些与 mtDNA 突变相关的疾病

突变	相关基因	表型
Nt-3243	$tRNA^{Leu}$（UUR）	MELAS、PEO、NIDDM/ 耳聋
nt-3256	$tRNA^{Leu}$（UUR）	PEO
nt-3271	$tRNA^{Leu}$（UUR）	MELAS

续表

突变	相关基因	表型
nt-3303	$tRNA^{Leu}$（UUR）	心肌病
nt-3260	$tRNA^{Leu}$（UUR）	心肌病 / 肌病
nt-4269	$tRNA^{Lle}$	心肌病
m-5730	$tRNA^{Asn}$	肌病（PEO）
nt-8344	$tRNA^{Lys}$	MERRF
nt-8356	$tRNA^{Lys}$	MERRF/MELAS
nt-15990	$tRNA^{Pro}$	肌病
nt-8993	A6	NARP/LEIGH
nt-11778	ND4	LHON
nt-4160	ND1	LHON
nt-3460	ND1	LHON
nt-7444	COX1	LHON
nt-14484	ND6	LHON
nt-15257	Cytb	LHON

近来，对 mtDNA 分子病理学的研究证实，mtDNA 突变存在于许多病理、生理变化过程中，包括视神经疾病、脑病、心肌病、2 型糖尿病、肿瘤、帕金森病及衰老等。

（一）Leber 遗传性视神经病

Leber 遗传性视神经病（Lebers hereditary optic neuropathy，LHON）（OMIM：535000），德国眼科医师 Theodor Leber（1840—1917）首次报道，主要症状为视神经退行性病变，又称 Leber 视神经萎缩。临床表现为视神经的坏死，导致急性或亚急性双眼的中心视力迅速丧失，但周围视力仍存在。患者可能伴有心脏传导缺陷及行动异常，一般 18 ～ 20 岁发病，最早可在 6 岁，最晚可在 60 岁发病。病人男女比例约为 4∶1。

诱发 LHON 的 mtDNA 突变均为点突变。LHON 家系中 mtDNA 可有多个点突变，并且可观察到两个以上突变的协同致病作用。利用 LHON 患者的特异性 mtDNA 突变，可进行该病的基因诊断。

（二）线粒体脑肌病

线粒体脑肌病（mitochondrial encephalomyopathy，ME）（OMIM：614520）是一组由于线粒体功能缺陷引起的多系统疾病，以中枢神经和肌系统病变为主，特征表现在呼吸链酶活性正常的肌纤维与酶活性缺失的肌纤维混合。患者各种组织内 mtDNA 的突变类型、分布各不相同，所以表现出不同的症状，多表现为肌力低下、易疲劳、小脑失调、耳聋、痴呆、代偿性高乳酸血症等。

1. MERRF 综合征（肌阵挛性癫痫伴有破碎红纤维病）（OMIM：545000） MERRF 综合征患者通常于 10 ～ 20 岁发病，形态异常的线粒体在骨骼肌中积累，肌红纤维呈破碎状，用 Gomori 三色染色法染色显示为红色，称破碎红纤维。临床表现为阵发性癫痫，还伴有进行性神经系统障碍（智力倒退、共济失调、意向性阵颤）。具有明显的母系遗传特性，病人的母系亲属常呈现脑电图异常，感觉神经性听力丧失，痴呆，呼吸异常，扩张性心肌病和肾功能障碍等症状。

MERRF 综合征家族成员 mtDNA 突变通常为杂质性，氧化磷酸化酶水平会随着年龄的增长而迅速降低，而这些症状与 mtDNA 突变部分相关。一般而言，20 岁以下的个体，其 mtDNA 突变型达 95% 以上时才会表现出全部 MERRF 综合征症状，突变型为 85% 时表型仍正常，而 60～70 岁的个体 mtDNA 突变在 63% 时就表现中度症状，突变为 85% 时则表现严重症状。

2. MELAS 综合征（线粒体脑肌病伴高乳酸血症及卒中样发作）（OMIM：540000）
MELAS 患者通常 10～20 岁发病，主要临床症状为：阵发性呕吐，癫痫样发作和中风样发作，血乳酸中毒，四肢乏力等；有时伴痴呆，耳聋，身材矮小等症状；肌肉组织病变，有碎红纤维。一般很少见 MELAS 综合征的家系中患者有上述全部症状，而其母系亲属常仅表现神经异常。大约 80% 病例的 mtDNA 在 3243bp 处发生 A/G 碱基置换，引起杂质性点突变。具有 mtDNA 突变的个体也常随年龄的增长而病情加重。

3. CPEO 综合征（慢性进行性外眼肌麻痹）或 Kearns-Sayre 综合征（KSS）（OMIM：530000） KSS 和 CPEO 是同一疾病的两种不同类型，CPEO 患者以眼外肌麻痹为主要症状，伴眼睑下垂、四肢无力，常在青春期或成年发病；KSS 除进行性眼肌麻痹外，还具有色素性视网膜炎、心脏传导功能障碍、听力丧失、共济失调、痴呆等症状，常在婴儿、儿童或青春期发病。KSS 和 CPEO 主要与 mtDNA 缺失有关，mtDNA 的缺失一般只有一处，但其大小和位置在个体间差异极大，现已发现有 100 多种缺失类型。一般认为，根据缺失的片段大小和部位不能预测临床表现，但缺失分布组织的不同可能对表型起决定作用。与 mtDNA 缺失相关的疾病随年龄增加而日趋恶化，与点突变不同的是，这一恶化过程是由 mtDNA 的同一种缺失类型的分子所占比例的增加导致的。

4. NARP（神经源性、共济失调并发色素性视网膜炎）和 Leigh 综合征（LS） NARP 的主要临床表现为色素性视网膜炎、共济失调、发育滞后、痴呆、惊厥、近端肢体无力和感觉神经元病以及发育迟缓；Leigh 综合征是以高乳酸血症、低肌张力为主要表现的进行性脑病。这是一种致死性线粒体疾病，通常在幼年发病。

NARP 和 Leigh 综合征主要与 ATP 合成酶的功能受损有关，目前发现该病的致病突变主要是 mtDNA 第 8993 位点（ATPase6 基因）T/A 或 T/C 置换，使 ATPase 6 亚基 156 位的亮氨酸改变为精氨酸或脯氨酸，从而引起 ATP 合成酶的质子通路异常。mtDNA 突变型所占比例的不同决定了患者临床症状的严重程度：女性携带者或症状较轻的女患者突变水平 < 70%；个体突变水平为 70%～90% 时，表现为 NARP；突变水平 > 90% 时，表现为 Leigh 综合征。NARP 和 Leigh 综合征是因 mtDNA 突变型比例不同导致了临床症状严重程度的差异，所以常常在同一家系中并存。

（三）线粒体心肌病

线粒体心肌病累及心脏和骨骼肌，病人常有严重的心力衰竭，常见临床表现为运动剧烈时呼吸困难，心动过速，全身肌无力伴全身严重水肿，心脏和肝脏增大等。原发型心肌病可由线粒体基因组缺失而致，自 1990 年起分别有研究报道，原发型、肥厚型和扩张型心肌病病人心肌 mtDNA 中存在基因缺失：非常染色体显性遗传的肥厚型心肌病及缺血性心肌病（ischemic cardiomyopathy）患者，心肌 mtDNA 中，都存在点突变。

心肌内 mtDNA 突变发生率随年龄增长而升高，这种趋势在 35 岁后更明显，70 岁以上的老年人均有部分心肌 mtDNA 缺失。这是由于老年人冠状动脉硬化，使心肌缺血缺氧致 mtDNA 易发生突变，突变后线粒体功能受到影响，反过来又加重心肌缺氧，呈恶性循环趋势。

（四）其他与线粒体有关的病变

1. 帕金森病（Parkinson disease，PD）（OMIM 556500）　帕金森病是一种晚年发病的运动失调症，又称震颤性麻痹。患者表现出有震颤、动作迟缓且常发生错误等症状，少数病人表现痴呆。患者脑组织，特别是黑质中常常存在 mtDNA 缺失。这种由线粒体 DNA 突变造成的能量代谢障碍类似于神经毒物质，如 1- 甲基 -4- 苯基四氢吡啶，抑制线粒体复合体 I 功能所引起的表型效应，导致脑黑质中多巴胺能神经元细胞的退化性变性。帕金森病患者同样存在 mtDNA 杂质性，一般而言，正常人中突变型占 0.3%，而帕金森病患者可达 5%。可见，mtDNA 突变是帕金森病的主要原因。这种突变可能存在一定的阈值，若超过一定阈值，个体就会发病。mtDNA 的基因突变，随着年龄的增加在机体细胞中逐渐积累，因此，帕金森病往往在中年以后发病。

2. 非胰岛素依赖型糖尿病（noninsulin-dependent diabetes mellitus，NIDDM）（OMIM：520000）　糖尿病一般分为两类，一类为非胰岛素依赖型糖尿病（NIDDM），另一类为胰岛素依赖型糖尿病（insulin-dependent diabetes mellitus，IDDM）。NIDDM 占所有糖尿病患者的 90%，因此成为多数学者研究的重点。现已发现有 8 个以上基因可能与糖尿病发病相关。1991 年，Aleolado 等发现 NIDDM 患者的母亲患此病比父亲可能性要大，从而推测 mtDNA 参与 NIDDM 的发生。与糖尿病有关的 mtDNA 突变有多种类型，并可通过多种机制诱导糖尿病。

3. 衰老（aging）（OMIM：502000）　随着机体年龄的增加，mtDNA 突变积累，组织细胞内线粒体的功能逐渐退化。在正常生理状态下，机体存在自由基清除系统，如超氧化物歧化酶、过氧化氢酶、过氧化物酶、维生素 C 等，可及时清除能量代谢过程中产生的氧自由基。随着个体衰老，抗氧化能力减弱，线粒体内自由基的积累导致线粒体的氧化性损伤，包括生物膜损伤、疏基酶活性改变、核苷酸类辅酶破坏及其引起的 mtDNA 损伤等。大量的研究证实，衰老与线粒体氧化磷酸化酶活性降低有关，这主要与处于高度分化的神经和肌肉组织细胞中突变 mtDNA 逐渐积累密切相关。在大脑中，与衰老有关的 mtDNA 突变类型主要是缺失，与衰老有关的突变的积累主要集中在黑质区和脊髓灰质区，小脑中相对较少，表明 mtDNA 突变优先集中在神经元，而不是神经胶质细胞。随着年龄的增加，自由基导致的 mtDNA 氧化损伤增加，mtDNA 的缺失率也随之增加，与衰老有关的氧化损伤促进 mtDNA 突变，表明氧化损伤导致的 mtDNA 突变积累与衰老有关。

4. 肿瘤（tumour）　肿瘤细胞具有异常快速的分裂增殖能力，能量需求很高。多种肿瘤的细胞系中发现了体细胞 mtDNA 突变，这些突变能通过改变细胞能量生成体系、增加线粒体氧化压力和（或）调节凋亡而导致肿瘤。

有些因素的作用可使 mtDNA 游离出线粒体膜外（如细胞内线粒体受损伤崩解），而细胞内核酸降解酶活性较低，不能有效地清除游离于胞质中的 mtDNA 分子，mtDNA 有可能像致瘤病毒那样通过核膜，随机整合到 nDNA 中，激活原癌基因或抑制抑癌基因，使细胞增殖、分化失控，导致癌变。mtDNA 是致癌物作用的重要靶点。众多研究结果显示，化学致癌物与

mtDNA 的结合比 nDNA 更充分，预示 mtDNA 对一些化学因素更敏感。

5. 冠心病（coronary heart disease）　线粒体氧化磷酸化过程中产生大量的氧自由基，引起 mtDNA 损伤而发生突变，使线粒体呼吸链的电子传递受阻，电子直接泄漏于线粒体基质内，增加超氧阴离子的产生，导致线粒体内的氧应激水平提高，氧化应激将加剧线粒体的损伤，而线粒体的损伤反过来又将加剧氧化磷酸化障碍，形成恶性循环。在冠状动脉狭窄、心肌细胞缺血和反复出现低血氧时，mtDNA 的损伤加剧，心肌细胞氧化功能出现障碍，因此，心肌缺血与 mtDNA 突变互为因果关系。

冠心病患者 mtDNA 50kb 片段的缺失是正常人的 7 ～ 220 倍，74kb 片段和 104kb 片段的缺失率也比正常人高。

6. 氨基糖苷诱发耳聋（OMIM：561000）　链霉素、庆大霉素、卡那霉素、妥布霉素和新霉素等氨基糖苷类抗生素能致聋早已是常识，但其分子机制一直不清楚。1993 年，Prezant 等通过 3 个母系遗传的氨基糖苷抗生素诱导耳聋（AAID）家系的研究，首次报道了 mtDNA 12SrRNA 基因 1555bp A → G 的突变，同年 Ghodsian 和 Prezant 等人在散发患者中也发现 1555bp 的突变。我国张丽珊、严明等人对 AAID 家系的 66 个成员和 104 个 AAID 散发患者进行了 mtDNA 的检测，亦发现有 1555bp 的突变，先证者的父亲、外公、姨父 mtDNA 正常，而其母亲、姨妈及妹妹虽然表型正常，但携带有 mtDNA1555bp 位突变。而在 133 位正常个体中未发现此突变，可见 mtDNA1555bp 位突变是氨基糖苷类抗生素致耳聋的重要诱因，呈现母系遗传。一些学者推测，耳蜗核糖体最可能是氨基糖苷耳毒性的靶组织，而且有人认为 mtDNA1555bp 的突变多存在于亚洲人种，而白种人中这种突变极少发生。

三、核 DNA 突变引起的线粒体遗传病

（一）编码线粒体蛋白的核基因缺陷

已定性的由于编码线粒体蛋白的核基因缺陷所引起的疾病并不多，如丙酮酸脱氢酶复合体缺陷、肉碱棕榈酮转移酶缺陷等。主要从以下方面寻找线索：如有无孟德尔遗传的家族史；生化方面有无可检测的特定酶缺陷；组织化学方面有无一些呼吸链蛋白亚基由核基因编码；也可利用 rhoo 细胞，即线粒体 DNA 缺失细胞进行互补实验研究，如一个 Leigh 综合征与 COX 缺陷患者的成纤维细胞与 HeLa 细胞融合后恢复了正常的 COX 活性，由此推测其相关的酶或蛋白质是由 HeLa 细胞的核基因编码的。

（二）线粒体蛋白质转运的缺陷

nDNA 编码的线粒体蛋白质在胞质内合成并转送入线粒体的不同部位，转运的过程有较复杂的机制。胞质内合成的前体蛋白比成熟蛋白要大一些，原因是成熟蛋白多了一个前导肽（leader peptide）。前导肽作为一个识别信号与位于线粒体外膜上的受体蛋白相结合，并通过联系内外膜的一个通道进入线粒体基质，这个转运过程是耗能过程，进入基质后前体蛋白的导肽被线粒体蛋白酶水解。协助蛋白转运的其他因子还包括胞质和基质内的热休克蛋白（heat-shock protein），它可使转运的蛋白保持非折叠状态。两种基因突变会引起蛋白转运的线粒体疾病，一是前导肽上的突变，这种突变将损害指导蛋白转运的信号，使蛋白转运受阻；二是蛋白转运因子的改变，如前导肽受体、抗折叠蛋白酶等，也将影响蛋白转运过程。

（三）基因组间交流的缺损

线粒体基因组依赖于核基因组，nDNA 编码的一些因子参与 mtDNA 的复制、转录和翻译。现发现有两类疾病的 mtDNA 有质或量上的改变，但它们均呈孟德尔遗传，因此 mtDNA 的改变只是第二次突变。

1. 多重 mtDNA 缺失 患者不像 KSS 等疾病表现单一的缺失，而是表现为 mtDNA 的多重缺失，且呈孟德尔方式遗传，可能 nDNA 上的基因存在缺陷。比较典型的如常染色体显性遗传的慢性进行性外眼肌麻痹（chronic progressive external ophthalmoplegia，CPEO）。

2. mtDNA 耗竭 患者主要为 mtDNA 完全缺损，也就是 mtDNA 量的异常而不是质的异常，患者往往病情较重，早年夭折。根据临床症状主要分为 3 类：①致命的婴儿肝病；②先天性婴儿肌病；③婴儿或儿童肌病。这些疾病均呈常染色体隐性遗传，可能是控制 mtDNA 复制的核基因发生突变所致。

一般认为，绝大多数线粒体病是由 mtDNA 突变引起的，但随着对线粒体病分子机制的深入了解，发现 nDNA 突变引起的线粒体疾病已日益增多。

思考题

1. 线粒体基因组的遗传特征是什么？

2. 线粒体基因组的结构特征是什么？

3. 请简述线粒体基因病的分类。

第九章　多基因遗传和多基因遗传病

除单基因遗传性状或疾病外，人类还有一些遗传性状或疾病由多对基因决定。每对基因之间没有显性与隐性之分，是共显性的，且每对基因对性状形成的作用是微小的，故称为微效基因（minor gene）。若干对微效基因的作用累加起来，形成一个明显的表型效应，称为加性效应（additive effect），这些基因也称加性基因（additive gene）。这种遗传性状或疾病不仅受微效基因的影响而且受环境因素的作用，所以这种由多对基因和环境因素共同作用决定遗传性状的遗传方式，称为多基因遗传（polygenic inheritance），相应的疾病则称为多基因遗传病（polygenic disease）。

第一节　多基因遗传的特点

一、质量性状与数量性状

单基因遗传性状或疾病，由一对等位基因控制，性状之间的差异显著，在一个群体中的分布是不连续的，往往可以明显地分出具有和不具有两种不同类型的性状。这类变异在各群之间的性状差异显著，称质量性状（qualitative character）。如白化病是一种 AR 病，基因型为 *AA* 或 *Aa* 的个体表型正常，而基因型为 *aa* 的个体表现为白化病人，在群体中可明显地分出患者和正常两种群体，分布不连续，可以区分为明显的两个峰（图 9-1）。

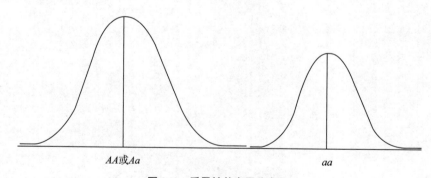

图 9-1　质量性状变异分布图

多基因遗传性状的变异在一个群体中是连续的，只有一个峰，即平均值。不同个体之间没有质的区别，只有量的差异，因此多基因遗传的性状又称为数量性状（quantitative character）。例如，人的身高、体重、智力、血压、肤色等。如果随机取样某一个群体的身高，则呈现由矮向高逐渐过渡的分布，极矮和极高的个体只占少数，大部分个体接近群体的平均身高，变异呈正态分布（图 9-2）。

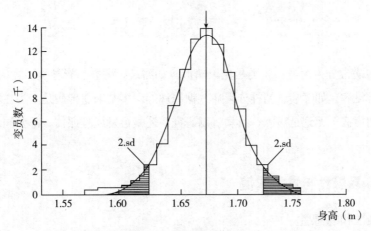

图 9-2　数量性状（人体身高）变异的分布图

二、遗传特点

数量性状的遗传中每对基因或不同对基因之间均按遗传规律呈现分离、自由组合或连锁与互换关系，其遗传特点是：①两个极端变异（纯种）个体杂交后，子$_1$代大部分为中间型，但由于不同环境的影响，也具有一定范围的变异。②两个中间型子$_1$代杂交后，子$_2$代大部分为中间型，但由于多对基因的分离和自由组合以及环境因素的影响，其变异范围要比子$_1$代广泛，也可出现极端变异的个体。③在随机杂交的群体中，由于多基因遗传基础和环境因素的共同作用，变异范围很广，然而大多数个体接近中间型，极端个体很少。

以人的身高为例来说明数量性状的多基因遗传的特点。假设有三对基因控制人的身高：AA'、BB'、CC'，其中 A、B、C 三个基因各使人的身高在平均值（165cm）的基础上增高 5cm（暂定为增高基因），而它们的等位基因 A'、B'、C' 三个基因各使人的身高在平均值的基础上减低 5cm（暂定为减高基因）。假如亲代为一高身材（195cm）个体（$AABBCC$）与一矮身材（135cm）个体（$A'A'B'B'C'C'$）婚配，则第 1 代子女将为杂合的基因型，即 $AA'BB'CC'$，呈中等身材（身高 165cm）。再由于环境的作用，它们的身高会在 165cm 左右有所变异。假设相同基因型的第 1 代子女的个体间婚配，新的子代（即子 2 代）中大部分个体仍为中等身材，但是变异范围更为广泛，并出现与亲代相同的极高或极矮类型，即极高者可在平均身高 165cm 的基础上增高 30cm（基因型为 $AABBCC$）；极矮者可在平均身高 165cm 的基础上减低 30cm（基因型为 $A'A'B'B'C'C'$）。上述三对基因的分离和组合决定了个体身高上的差异，同时，由于环境因素的影响，子代中的身材还会有不同程度的变异，比如营养充足、生活环境优越，会使矮身材长成中等身材，中等身材可能长成高身材，高身材会长得更高；反之，如果营养不足、生活条件差，高身材可能只长成中等身材，甚至更矮。如很多生活在贫困山区的居民，身材普遍较矮。

当然，决定数量性状的基因远不止 3 对，加上环境因素的影响，数量性状在群体中的分布就更为复杂，形成一种连续的正态分布曲线。

第二节　多基因遗传病的特征

多基因遗传病常分为两类：一类是先天畸形，如唇裂、腭裂、脊柱裂、先天性巨结肠等；另一类是一些常见病，如哮喘、精神分裂症、糖尿病等。多基因遗传病是一类在群体中发病率高、病情复杂的疾病，无论是病因、致病机制研究，还是再发风险评估，都要同时考虑遗传和环境因素。

一、易感性、易患性与发病阈值

（一）易感性和易患性

在多基因遗传病中，多个基因参与致病是个体患病的遗传基础。这种由遗传基础决定一个个体患某种多基因遗传病的风险称为易感性（susceptibility）。易感性仅强调个体遗传基础对发病风险的作用。在多基因遗传病中，由遗传因素和环境因素共同作用，决定一个个体患某种遗传病的可能性称为易患性（liability）。在一定环境条件下，易患性代表个体所积累致病基因数量的多少。

（二）发病阈值

易患性的变异与多基因遗传性状一样，在群体中呈正态分布，即群体中大多数个体的易患性近似平均值，易患性很高或很低的都很少。当一个个体的易患性高到一定限度时，就可能发病，这种由易患性所导致的多基因遗传病发病的最低限度称为发病阈值（threshold）。因此，易患性的变异在群体中的分布就被阈值分为两部分：大部分为正常个体，小部分为患者。阈值代表在一定条件下患病所必需的、最低的易患基因的数量。

（三）易患性变异和群体发病率

多基因病的群体易患性呈正态分布。关于正态分布的曲线下面积，如果假定曲线下总面积为1，可推算得到均数加减任何数量的标准差范围内，曲线与横坐标之间的面积占曲线下全部面积的比例。正态分布总体均数（μ）和标准差（σ）与正态分布曲线下面积的关系如下（图9-3）：

1. 在 $\mu \pm \sigma$ 范围内，占曲线下总面积的68.28%，标准差以外的面积占31.72%，两侧尾部各占15.86%。

2. 在 $\mu \pm 2\sigma$ 范围内，占曲线下总面积的95.46%，标准差以外的面积占4.54%，两侧尾部各占2.27%。

3. 在 $\mu \pm 3\sigma$ 范围内，占曲线下总面积的99.74%，标准差以外的面积占0.26%，两侧尾部各占0.13%。

虽然一个个体的易患性是无法测量的，只能依其婚后所生子女发病情况做出粗略估计，但是一个群体的易患性则可由该群体的发病率（即超过阈值部分）做出估计。多基因病的易患性阈值

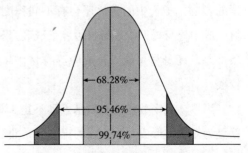

图9-3　正态分布曲线中 μ 与 σ 关系

与平均值距离越近，其群体易患性的平均值越高，阈值越低，则群体发病率也越高。反之，两者距离越远，其群体易患性平均值越低，阈值越高，则群体发病率越低。因此，可从群体发病率的高低计算出阈值与平均值之间的距离。

二、遗传度

在多基因遗传病中，易患性的高低受遗传因素与环境因素的双重影响，其中遗传基础所起作用的大小程度称为遗传度（heritability），通常用百分率（%）来表示。如某一性状的遗传度为80%，则表示该性状的出现约有80%受遗传因素影响，有20%受环境因素影响。又如某一性状完全由遗传因素所决定，环境因素未起作用，则遗传度就是100%；相反，只是环境因素起作用，而遗传因素未起作用，则遗传度为0。一种多基因遗传性状或疾病，受环境因素影响愈小，遗传度愈高；反之环境的作用愈大，则遗传度愈低（表9–1）。

表 9–1　几种遗传病和先天畸形的遗传度

疾病名称	遗传度（%）	畸形名称	遗传度（%）
精神分裂症	80	先天性巨结肠	80
精神发育障碍	80	唇裂 ± 腭裂	76
哮喘	80	腭裂	76
糖尿病（早期）	75	先天性幽门狭窄	75
糖尿病（晚期）	35	先天性髋关节脱位	70
强直性脊柱炎	70	先天性畸形足	68
冠心病	65	无脑儿	60
原发性高血压	62	脊柱裂	60
原发性癫痫	55	先天性房间隔缺损	70
原发性肝癌	52	先天性室间隔缺损	65
消化性溃疡	37	各型先天性心脏病	35

计算人类多基因遗传病遗传度的高低在临床实践上有重要意义，一般使用Falconer公式求出：

$$h^2 = b\big/r \qquad\qquad (1)$$

式中，h^2为遗传度；b为亲属易患性对先证者易患性的回归系数；r为亲缘系数，b可由下列两个公式求得：

当已知一般人群的患病率时，用下式计算回归系数：

$$b = \frac{X_g - X_r}{a_g} \qquad\qquad (2)$$

当缺乏一般人群的患病率时，可设立对照组，调查对照组亲属的患病率，用下式计算回归系数：

$$b = \frac{p_c(X_c - X_r)}{a_c} \qquad\qquad (3)$$

在（2）和（3）式中，X_g 为一般群体易患性平均值与阈值之间的标准差数；X_c 为对照组亲属中的易患性平均值与阈值之间的标准差数；X_r 为先证者亲属易患性平均值与阈值之间的标准差数；a_g 为一般群体易患性平均值与一般群体中患者易患性平均值之间的标准差数（图9-4）；a_c 为对照组亲属易患性平均值与对照组亲属中患者易患性平均值之间的标准差数；q_g 为一般群体患病率；q_c 为对照亲属患病率，$p_c=1-q_c$；q_r 为先证者亲属患病率。

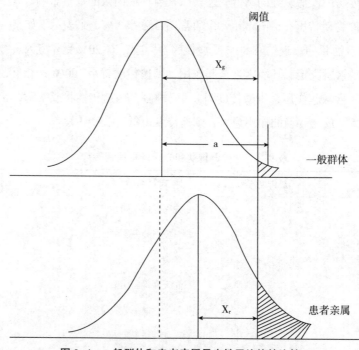

图 9-4　一般群体和患者亲属易患性平均值的比较 s

X_g、X_r 和 a_g、a_r 均可由一般群体患病率、对照亲属患病率和先证者亲属患病率查 Falconer 表（表 9-2）得到。

在亲缘系数中，一级亲属指一个人与其双亲、子女和同胞之间，基因有 1/2 的可能性是相同的；二级亲属指一个人与其叔、伯、姑、舅、姨、祖父母和外祖父母之间，基因有 1/4 的可能性是相同的；三级亲属指一个人与其表兄妹、堂兄妹、曾祖父母之间，基因有 1/8 的可能性是相同的。

例如，有人调查先天性房间隔缺损在一般群体中的患病率为 1/1000，在 100 个先证者的家系中调查，先证者的一级亲属共有 669 人（双亲 200 人，同胞 279 人，子女 190 人），其中有 22 人发病，依次求得先证者一级亲属的患病率为 22／669×100% = 3.3% (q_r)，然后查 Falconer 表。按群体患病率查得 X_g 和 a_g，再根据亲属患病率查得 X_r，然后代入公式（2）求出 b 值。

$$b = \frac{X_g - X_r}{a_g} = \frac{3.090 - 1.838}{3.367} = 0.37$$

将 b 值代入公式（1）：　$h^2 = b\big/r = 0.37\big/0.5 = 0.74 = 74\%$

以上计算结果表明，遗传因素对先天性房间隔缺损发生的贡献为 74%，经显著性检验该遗传度有统计学意义。

若一般人群患病率数据缺乏，可选择与病例组匹配的对照组，调查对照组亲属的患病率，用先证者亲属和对照组亲属的患病率计算遗传度。对江苏启东肝癌的调查发现，肝癌患者一级亲属 6591 人中，有 359 人发病，其患病率为 5.45%（q_r）；在年龄和性别均与患者相应的无病对照者的 5227 名一级亲属中，有 54 人患肝癌，患病率 $q_c = 0.0103 = 1.03\%$。$p_c = 1 - q_c = 0.9897$，分别查得 X_r、X_c 和 a_c，然后代入公式（3）求出 b 值。

$$b = \frac{p_c(X_c - X_r)}{a_c} = \frac{0.9897(2.315 - 1.603)}{2.655} = 0.2654$$

将 b 值代入公式（1）：$h^2 = {b}\big/{r} = {0.2654}\big/{0.5} = 0.531 = 53.1\%$

以上计算结果表明，遗传因素对肝癌发生的贡献超过 50%，经显著性检验该遗传度有统计学意义。

表 9-2　正态分布的 X 和 a 值表（Falconer 表）

q%	X	a	q%	X	a	q%	X	a	q%	X	a
0.01	3.719	3.960	0.27	2.782	3.081	0.53	2.556	2.873	0.79	2.414	2.744
0.02	3.540	3.790	0.28	2.770	3.070	0.54	2.549	2.868	0.80	2.409	2.740
0.03	3.432	3.687	0.29	2.759	3.060	0.55	2.543	2.862	0.81	2.404	2.736
0.04	3.353	3.613	0.30	2.748	3.050	0.56	2.536	2.856	0.82	2.400	2.732
0.05	3.291	3.554	0.31	2.737	3.040	0.57	2.530	2.850	0.83	2.395	2.728
0.06	3.239	3.507	0.32	2.727	3.030	0.58	2.524	2.845	0.84	2.391	2.724
0.07	3.195	3.464	0.33	2.716	3.021	0.59	2.518	2.839	0.85	2.387	2.720
0.08	3.156	3.429	0.34	2.706	3.012	0.60	2.512	2.834	0.86	2.382	2.716
0.09	3.121	3.397	0.35	2.697	3.003	0.61	2.506	2.829	0.87	2.378	2.712
0.10	3.090	3.367	0.36	2.687	2.994	0.62	2.501	2.823	0.88	2.374	2.708
0.11	3.062	3.341	0.37	2.678	2.986	0.63	2.495	2.818	0.89	2.370	2.704
0.12	3.036	3.317	0.38	2.669	2.978	0.64	2.489	2.813	0.90	2.366	2.701
0.13	3.012	3.294	0.39	2.661	2.969	0.65	2.484	2.808	0.91	2.361	2.697
0.14	2.989	3.273	0.40	2.652	2.962	0.66	2.478	2.803	0.92	2.357	2.693
0.15	2.968	3.253	0.41	2.644	2.954	0.67	2.473	2.798	0.93	2.353	2.690
0.16	2.948	3.234	0.42	2.636	2.947	0.68	2.468	2.797	0.94	2.349	2.686
0.17	2.929	3.217	0.43	2.628	2.939	0.69	2.462	2.789	0.95	2.346	2.683
0.18	2.911	3.201	0.44	2.620	2.932	0.70	2.457	2.784	0.96	2.342	2.679
0.19	2.894	3.185	0.45	2.612	2.925	0.71	2.452	2.779	0.97	2.338	2.676
0.20	2.878	3.170	0.46	2.605	2.918	0.72	2.447	2.775	0.98	2.334	2.672
0.21	2.863	3.156	0.47	2.597	2.911	0.73	2.442	2.770	0.99	2.330	2.669
0.22	2.848	3.142	0.48	2.590	2.905	0.74	2.437	2.766	1.00	2.326	2.665
0.23	2.834	3.129	0.49	2.583	2.898	0.75	2.432	2.761	1.01	2.323	2.662
0.24	2.820	3.117	0.50	2.576	2.892	0.76	2.428	2.757	1.02	2.319	2.658
0.25	2.807	3.104	0.51	2.569	2.886	0.77	2.423	2.753	1.03	2.315	2.655
0.26	2.794	3.093	0.52	2.562	2.880	0.78	2.418	2.748	1.04	2.312	2.652

续表

q%	X	a	q%	X	a	q%	X	a	q%	X	a
1.05	2.308	2.649	1.42	2.192	2.544	1.79	2.099	2.461	3.6	1.799	2.197
1.06	2.304	2.645	1.43	2.189	2.542	1.80	2.097	2.459	3.7	1.787	2.186
1.07	2.301	2.642	1.44	2.186	2.539	1.81	2.095	2.457	3.8	1.774	2.175
1.08	2.297	2.639	1.45	2.183	2.537	1.82	2.092	2.455	3.9	1.762	2.165
1.09	2.294	2.636	1.46	2.181	2.534	1.83	2.090	2.453	4.0	1.751	2.154
1.10	2.290	2.633	1.47	2.178	2.532	1.84	2.088	2.451	4.1	1.739	2.144
1.11	2.287	2.630	1.48	2.175	2.529	1.85	2.086	2.449	4.2	1.728	2.135
1.12	2.283	2.627	1.49	2.173	2.527	1.86	2.084	2.447	4.3	1.717	2.125
1.13	2.280	2.624	1.50	2.170	2.525	1.87	2.081	2.445	4.4	1.706	2.116
1.14	2.277	2.621	1.51	2.167	2.522	1.88	2.079	2.444	4.5	1.695	2.106
1.15	2.273	2.618	1.52	2.165	2.520	1.89	2.077	2.442	4.6	1.685	2.097
1.16	2.270	2.615	1.53	2.162	2.518	1.90	2.075	2.440	4.7	1.675	2.088
1.17	2.267	2.612	1.54	2.160	2.515	1.91	2.073	2.438	4.8	1.665	2.080
1.18	2.264	2.609	1.55	2.157	2.513	1.92	2.071	2.436	4.9	1.655	2.071
1.19	2.260	2.606	1.56	2.155	2.511	1.93	2.068	2.434	5.0	1.645	2.063
1.20	2.257	2.603	1.57	2.152	2.508	1.94	2.066	2.432	5.1	1.635	2.054
1.21	2.254	2.600	1.58	2.149	2.506	1.95	2.064	2.430	5.2	1.626	2.046
1.22	2.251	2.597	1.59	2.147	2.504	1.96	2.062	2.428	5.3	1.616	2.038
1.23	2.248	2.594	1.60	2.144	2.502	1.97	2.060	2.426	5.4	1.607	2.030
1.24	2.244	2.591	1.61	2.142	2.499	1.98	2.058	2.425	5.5	1.598	2.023
1.25	2.241	2.589	1.62	2.139	2.497	1.99	2.056	2.423	5.6	1.589	2.015
1.26	2.238	2.586	1.63	2.137	2.495	2.00	2.054	2.421	5.7	1.580	2.007
1.27	2.235	2.583	1.64	2.135	2.493	2.1	2.034	2.403	5.8	1.572	2.000
1.28	2.232	2.580	1.65	2.132	2.491	2.2	2.014	2.386	5.9	1.565	1.993
1.29	2.229	2.578	1.66	2.130	2.489	2.3	1.995	2.369	6.0	1.555	1.985
1.30	2.226	2.575	1.67	2.127	2.486	2.4	1.977	2.353	6.1	1.546	1.978
1.31	2.223	2.572	1.68	2.125	2.484	2.5	1.960	2.338	6.2	1.538	1.971
1.32	2.220	2.570	1.69	2.122	2.482	2.6	1.943	2.323	6.3	1.530	1.964
1.33	2.217	2.567	1.70	2.120	2.480	2.7	1.927	2.309	6.4	1.522	1.957
1.34	2.214	2.564	1.71	2.118	2.478	2.8	1.911	2.295	6.5	1.514	1.951
1.35	2.211	2.562	1.72	2.115	2.476	2.9	1.896	2.281	6.6	1.506	1.944
1.36	2.209	2.559	1.73	2.113	2.474	3.0	1.881	2.268	6.7	1.499	1.937
1.37	2.206	2.557	1.74	2.111	2.472	3.1	1.866	2.255	6.8	1.491	1.931
1.38	2.203	2.554	1.75	2.108	2.470	3.2	1.852	2.243	6.9	1.483	1.924
1.39	2.200	2.552	1.76	2.106	2.467	3.3	1.838	2.231	7.0	1.476	1.918
1.40	2.197	2.549	1.77	2.104	2.465	3.4	1.825	2.219	7.1	1.468	1.912
1.41	2.194	2.547	1.78	2.101	2.463	3.5	1.812	2.208	7.2	1.461	1.906

续表

q%	X	a	q%	X	a	q%	X	a	q%	X	a
7.3	1.454	1.899	11.0	1.227	1.709	14.7	1.049	1.565	18.4	0.900	1.446
7.4	1.447	1.893	11.1	1.221	1.705	14.8	1.045	1.561	18.5	0.896	1.443
7.5	1.440	1.887	11.2	1.216	1.701	14.9	1.041	1.558	18.6	0.893	1.440
7.6	1.433	1.881	11.3	1.211	1.696	15.0	1.036	1.554	18.7	0.889	1.437
7.7	1.426	1.876	11.4	1.206	1.692	15.1	1.032	1.551	18.8	0.885	1.434
7.8	1.419	1.870	11.5	1.200	1.688	15.2	1.028	1.548	18.9	0.882	1.431
7.9	1.412	1.864	11.6	1.195	1.684	15.3	1.024	1.544	19.0	0.878	1.428
8.0	1.405	1.858	11.7	1.190	1.679	15.4	1.019	1.541	19.1	0.874	1.425
8.1	1.398	1.853	11.8	1.185	1.675	15.5	1.015	1.537	19.2	0.871	1.422
8.2	1.392	1.847	11.9	1.180	1.671	15.6	1.011	1.534	19.3	0.867	1.420
8.3	1.385	1.842	12.0	1.175	1.667	15.7	1.007	1.531	19.4	0.863	1.417
8.4	1.379	1.836	12.1	1.170	1.663	15.8	1.003	1.527	19.5	0.860	1.414
8.5	1.372	1.831	12.2	1.165	1.659	15.9	0.999	1.524	19.6	0.856	1.411
8.6	1.366	1.825	12.3	1.160	1.655	16.0	0.994	1.521	19.7	0.852	1.408
8.7	1.359	1.820	12.4	1.155	1.651	16.1	0.990	1.517	19.8	0.849	1.405
8.8	1.353	1.815	12.5	1.150	1.647	16.2	0.986	1.514	19.9	0.845	1.403
8.9	1.347	1.810	12.6	1.146	1.643	16.3	0.982	1.511	20.0	0.842	1.400
9.0	1.341	1.804	12.7	1.141	1.639	16.4	0.978	1.508	20.1	0.838	1.397
9.1	1.335	1.799	12.8	1.136	1.635	16.5	0.974	1.504	20.2	0.834	1.394
9.2	1.329	1.794	12.9	1.131	1.631	16.6	0.970	1.501	20.3	0.831	1.391
9.3	1.323	1.789	13.0	1.126	1.627	16.7	0.966	1.498	20.4	0.827	1.389
9.4	1.317	1.784	13.1	1.122	1.623	16.8	0.962	1.495	20.5	0.824	1.386
9.5	1.311	1.779	13.2	1.117	1.620	16.9	0.958	1.492	20.6	0.820	1.383
9.6	1.305	1.774	13.3	1.112	1.616	17.0	0.954	1.489	20.7	0.817	1.381
9.7	1.299	1.769	13.4	1.108	1.612	17.1	0.950	1.485	20.8	0.813	1.378
9.8	1.293	1.765	13.5	1.103	1.608	17.2	0.946	1.482	20.9	0.810	1.375
9.9	1.287	1.760	13.6	1.098	1.605	17.3	0.942	1.479	21.0	0.806	1.372
10.0	1.282	1.755	13.7	1.094	1.601	17.4	0.938	1.476	22.0	0.772	1.346
10.1	1.276	1.750	13.8	1.089	1.597	17.5	0.935	1.473	23.0	0.739	1.320
10.2	1.270	1.746	13.9	1.085	1.593	17.6	0.931	1.470	24.0	0.706	1.295
10.3	1.265	1.741	14.0	1.080	1.590	17.7	0.927	1.467	25.0	0.674	1.271
10.4	1.259	1.736	14.1	1.076	1.586	17.8	0.923	1.464	26.0	0.643	1.248
10.5	1.254	1.732	14.2	1.071	1.583	17.9	0.919	1.461	27.0	0.613	1.225
10.6	1.248	1.727	14.3	1.067	1.579	18.0	0.915	1.458	28.0	0.583	1.202
10.7	1.243	1.723	14.4	1.063	1.575	18.1	0.912	1.455	29.0	0.553	1.180
10.8	1.237	1.718	14.5	1.058	1.572	18.2	0.908	1.452	30.0	0.524	1.159
10.9	1.232	1.714	14.6	1.054	1.568	18.3	0.904	1.449	31.0	0.496	1.138

NOTE

续表

q%	X	a	q%	X	a	q%	X	a	q%	X	a
32.0	0.468	1.118	40.0	0.253	0.966	48.0	0.050	0.830			
33.0	0.440	1.097	41.0	0.228	0.948	49.0	0.025	0.814			
34.0	0.412	1.075	42.0	0.202	0.931	50.0	0.000	0.798			
35.0	0.385	1.058	43.0	0.176	0.913						
36.0	0.358	1.039	44.0	0.151	0.896						
37.0	0.332	1.020	45.0	0.126	0.880						
38.0	0.305	1.002	46.0	0.100	0.863						
39.0	0.279	0.984	47.0	0.075	0.846						

三、多基因遗传病的遗传特点

1. 家族聚集现象　患者一级亲属发病率为 1.0% ~ 10.0%，远高于群体发病率，但又 < 1/2 或 1/4，不符合任何一种单基因遗传方式。

2. 随着亲缘系数的降低，患者亲属的发病风险迅速降低，并向群体发病率靠近　在群体患病率越低的疾病中，这种趋势越明显。如唇裂 ± 腭裂患者的同卵双生同胞的患病率为群体发病率的 400 倍，其一级亲属的患病率降为群体发病率的 40 倍，二级亲属的患病率降为群体患病率的 7 倍。

3. 群体患病率有种族或民族差异　在不同种族或民族中，多基因疾病或畸形的患病率有所不同。因为不同种族或民族的基因库不同。

第三节　多基因遗传病再发风险估计

多基因遗传病涉及遗传因素和环境因素的共同作用，发病机制复杂，一般来说，多基因遗传病患者一级亲属的再发风险与下列因素有关。

（一）遗传度和群体发病率与再发风险的关系

当某种多基因遗传病的一般群体患病率（q）为 0.1% ~ 1%，遗传度为 70% ~ 80%，则患者一级亲属的再发风险可利用 Edwards（1960）公式估算，即患者一级亲属再发风险 q_r 是群体患病率 q_g 的平方根，即 $q_r = \sqrt{q_g}$。如：唇裂的群体患病率为 0.17%，其遗传度为 76%，患者一级亲属再发风险 $q_r = \sqrt{0.0017} \approx 4\%$；若群体发病率与遗传度不在上述范围，则患者一级亲属的再发风险可以通过图 9-5 查得。例如，无脑畸形和脊柱裂的患病率为 0.38%，在图中横轴上查出 0.38 之点，做一垂直线与纵轴平行，已知此病的遗传度为 60%，从图中找出遗传度 60% 的斜线，把它和 0.38 的垂直线相交点做一横线在纵轴上的一点近于 4，即表明该病的一级亲属发病率接近 4%。

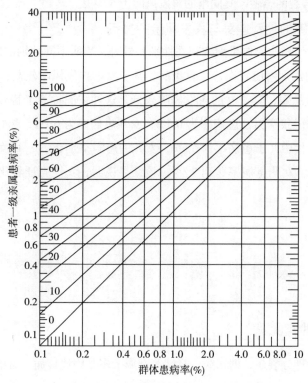

图 9-5 群体发病率、遗传度与患者一级亲属发病率的关系

（二）亲属中受累人数与再发风险的关系

在多基因遗传病中，当一个家庭中患病人数越多，则亲属再发风险越高。例如，一对夫妇表型正常，但第一胎生了一个唇裂患儿以后，再发风险为4%；如果他们又生了第二个唇裂患儿，则再发风险上升到10%。说明这一对夫妇带有更多能导致唇裂的致病基因，他们虽然未发病，但他们的易患性更接近发病阈值，因而造成其一级亲属再发风险估计值增高（表9-3）。

表 9-3 多基因病再发风险估计（Smith 表格）

双亲患者数		0			1			2		
一般群体患病率	遗传率	同胞患者数			同胞患者数			同胞患者数		
（%）	（%）	0	1	2	0	1	2	0	1	2
1.0	100	1	7	14	11	24	34	63	65	67
	80	1	8	14	8	18	28	41	47	52
	50	1	4	8	4	9	15	15	21	26
0.1	100	0.1	4	11	5	16	26	62	63	64
	80	0.1	3	10	4	14	23	60	61	62
	50	0.1	1	3	1	3	9	7	11	15

（三）病情严重程度与再发风险的关系

多基因遗传病中由于微效基因的累加效应，病情严重的患者必然带有更多易感基因，其双亲所带的易感基因也多，易患性更接近阈值。因此，其后代再发风险也相应增高。例如，一侧唇裂的患者，其同胞的再发风险为2.46%；一侧唇裂并腭裂的患者，其同胞的再发风险为

4.21%；双侧唇裂加腭裂的患者，其同胞的再发风险为 5.74%。

（四）群体发病率的性别差异与再发风险的关系

当某种多基因遗传病的群体患病率存在性别差异时，表明不同性别的发病阈值是不同的。群体中患病率较低的性别阈值较高，一旦患病，其子女的再发风险较高；而群体发病率高的性别阈值较低，一旦患病，其子女的再发风险较低，这种情况称为卡特效应（Carter effect）。例如，人群中先天幽门狭窄男性患病率为 0.5%，女性患病率为 0.1%，男性比女性患病率高 4 倍。则男性先证者后代中儿子患病率为 5.5%，女儿的患病率是 2.4%；而女性先证者后代中儿子患病率高达 19.4%，女儿患病率达到 7.3%。该结果说明，女性先证者比男性先证者带有更多的易感基因。

第四节　常见多基因遗传病

一、多基因遗传的常见病

一些常见病如精神分裂症、糖尿病、哮喘等都属于多基因遗传病。这些疾病的发生既有遗传基础，又有环境因素。

（一）精神分裂症

精神分裂症（schizophrenia，SZ）（OMIM：181500）是一种较为常见的、病因不明的精神障碍性疾病。据世界卫生组织估计，全球精神分裂症的终身患病率大概为 3.8‰～ 8.4‰，城市居民患病率明显高于农村。精神分裂症病因复杂，尚未完全阐明。多起病于青壮年，临床特征表现为联想障碍、情感淡漠、情感不协调、意志活动减退或缺乏、幻觉、妄想和紧张综合征、缺乏自制力等。

精神分裂症的遗传特点不仅是多基因累积效应，而且还涉及遗传异质性。全基因组系统扫描发现，除 19 号、21 号和 Y 染色体以外，其余的染色体上都可能含有精神分裂症易感基因。已知与精神分裂症相关的基因变异有 5- 羟色胺受体 2A（5-hydroxytryptamine receptor，5-HTR）基因多态性、多巴胺受体 D1 ～ D5（Dopamine D1 ～ D5 receptor，DRD1 ～ DRD5）基因多态性、人类白细胞抗原（human leukocyte antigen，HLA）基因多态性、Ca^{2+} 激活 K^+ 通道（calcium-activated potassium channels，KCNN）蛋白家庭成员之一的 KCNN3 基因动态突变等。

1. 5- 羟色胺受体 2A 基因　5- 羟色胺（5-Hydroxytryptamine，5-HT）是一种十分重要的神经递质，它通过受体介导来调节人的神经活动。在人体内，现已发现 7 种类型的 5- 羟色胺受体组成的蛋白家族，即 5-HT1 ～ 5-HT7 受体，而每个受体中还有多个亚型。在精神分裂症易感性中，研究得较多的是 5-HT2 和 5-HT6 受体基因的多态性，其中 5-HTR2A 被认为与精神分裂的发病密切相关，许多新型抗精神分裂症药物均可特异性地作用于 5-HTR2A 受体，其基因定位在 13q14，第 102 个核苷酸存在一个 T → C 限制性酶切片段长度多态性位点（102T/C），该位点成为研究 5-HTR2A 受体基因理想的遗传标记，在精神分裂症患者中 5HT2A 受体基因的 102C 等位基因频率显著高于正常人。

2. 多巴胺受体基因　多巴胺（dopamine，DA）的受体可分为 D1 和 D2 两大家族，均为 G

蛋白偶联受体。D1 族包括 D1 和 D5 两类受体，D2 族包括 D2、D3、D4 三类受体。这些受体已经成为多种精神疾病治疗药物研制的重要靶标，其基因的多态性可能与它们对神经递质和药物的敏感性及精神分裂症的易感性相关。D3 受体基因位于 3q13.31，在第一外显子的第 9 个密码子存在由 Ser/Gly（丝氨酸 / 甘氨酸）替代形成的 *Bal II* 限制性片断长度多态性位点，与精神分裂症发生有相关性，成为精神分裂症重要的候选基因。

3. 人类白细胞抗原基因　某些精神分裂症亚型患者存在自身免疫现象，因此推测人类白细胞抗原（human leukocyte antigen, HLA）可能参与了精神分裂症的发病过程。目前已知，*HLA–A1、A2、A9、B5、CW4、DR8* 基因等与精神分裂症呈正相关，*HLA–DR4、DQB1* 基因与精神分裂症呈负相关。

4. Ca^{2+} 激活 K$^+$ 通道蛋白基因 3　Ca^{2+} 激活 K$^+$ 通道蛋白家族有三个家庭成员，分别为 *KCNN1、KCNN2、KCNN3*。人类的 *KCNN3* 基因内靠近 5′ 端的区域含有两个 CAG 三核苷酸重复序列，第二个 CAG 重复序列的多态性最常见；精神分裂症患者中较大 CAG 重复等位片段的频率显著高于正常人，提示该片段与精神分裂症的发生之间可能存在中等强度的相关性。

（二）糖尿病

糖尿病（diabetes mellitus, DM）是一种以慢性高血糖为特征性临床表现的代谢紊乱综合征。95% 以上由遗传和环境因素共同参与及相互作用引起，有很强的遗传异质性。

目前，人们通过各种基因检测技术发现了许多与糖尿病相关的基因，其遗传学特性遵循微效基因 - 主要基因共同遗传的模式。如受体、载体与通道相关基因、核受体相关基因、代谢酶相关基因、分泌因子相关基因、信号转导相关基因、转录因子相关基因等。

（三）哮喘

哮喘（asthma）是一种以气道高反应性和慢性气道炎症为特征的过敏性疾病。发病率有明显的家族聚集倾向；也有地区差异，如澳洲较欧洲高，我国北方较南方高。虽然哮喘是环境和基因共同作用的结果，但遗传因素日益为人们所重视，如炎症介质、免疫球蛋白 *E*（Immunoglobulin E, IgE）、*HLA* 等基因的调控均与哮喘病的发生发展有关。

二、多基因遗传的先天畸形

我国每年有 80 万以上的缺陷儿出生，占全部出生人口的 4% 以上，其中多基因遗传的畸形占先天畸形的比例最大。常见的畸形有唇裂、腭裂、先天性肾缺如、先天性巨结肠、脊柱裂等。多基因遗传所致的先天畸形患者，其同胞及子女的患病风险一般为 1%～10%，比相应的群体发病率高 10～40 倍，环境因素致畸不会产生这种情况，而单基因遗传致畸，患者子女及同胞的患病风险显然比此要高（见表 9-4）。

表 9-4 多基因遗传畸形患者子女受累的风险

畸　　形	子女受累风险（%）	一般群体发病率（%）
先天巨结肠	2.0	0.02
尿道下裂	6.0	0.8
马蹄内翻足	1.4	0.13
先天性髋关节脱位	4.3	0.8

NOTE

续表

畸　形	子女受累风险（%）	一般群体发病率（%）
室间隔缺损	4.0	0.2
先天性幽门狭窄	4（男性）	0.3
先天性幽门狭窄	13（女性）	0.3
腭裂	6.2	0.3
脊柱裂	2.0	0.14

（一）先天性唇腭裂

先天性唇腭裂（congenital cleft lip and palate）是人类最常见的先天性畸形之一。我国平均每550个新生儿中，就有1个唇腭裂患儿。尽管目前导致先天性唇腭裂的原因尚未明确，但研究发现遗传因素和环境因素都有作用，有家族史的占25%～35%，且患者一级亲属的发病率比普通人高出40倍，符合多基因遗传的特征。国外研究筛选了几个可能的易感基因位点，如2q13、6p23、17q21、4q25、4q31.3及19q13.2，国内研究则发现rs8049367基因位点对中国人有特异性的致病嫌疑，可能是导致中国人先天性唇腭裂高发的重要原因。

（二）脊柱裂

脊柱裂（spina bifida）是一种常见的先天畸形，是指在胚胎发育过程中，神经管不闭合或闭合不全引起的一种出生缺陷。受累的男性、女性都可活到成年，通常智力正常，但都可能不育。受累成人的子女具有神经管缺陷的风险大约增高3%。该病是多因素疾病，一般认为是由遗传和环境因素共同作用的结果，由罕见突变形成的杂合基因型累积，再加上环境因素影响，超过一定阈值后导致脊柱裂的发生。近年来的研究发现，平面细胞极性通路，尤其是 *Vangl2* 基因在神经管闭合过程中起至关重要的作用。

（三）先天性巨结肠

先天无神经性巨结肠（hirschsprung disease，HD）是以部分性或完全性结肠梗阻，合并肠壁内神经节细胞缺如为特征的一种婴儿常见的消化道畸形。发病率为2000～5000个新生儿中有1例，男女之比为（5～10）：1，有明显的家族发病倾向，可能为多基因遗传。

思考题

1. 简述多基因遗传的特点。

2. 唇裂在我国人群中的发病率为1.7/1000，经过对有先证者家系的调查，患者一级亲属1002人中，有44人发病。求唇裂的遗传度。

3. 在估计多基因遗传病的再发风险时，主要应该考虑哪些因素？

第十章 群体遗传学

群体（population）是物种的结构单位，是指生活在某一地区，能够相互交配生育子代的同一物种构成的个体群，这样的群体也称为孟德尔式群体（Mendelian population）。群体遗传学（population genetics）是研究群体的遗传组成及其变化规律的学科，主要是应用数理统计方法研究和探讨群体的基因分布、基因频率、基因型频率及其规律。医学群体遗传学是人类遗传学的一个分支，主要研究人类致病基因在群体中的变化，阐明遗传病在群体中的发生、流行规律，为预防遗传病的发生提供科学依据。

第一节 群体的遗传平衡

一、基因频率与基因型频率

基因频率（gene frequency）是指群体中某一等位基因与该基因座（gene locus）上所有等位基因的比例，可以反映该基因在群体中的相对数量，即等位基因的频率。如果群体中某个基因座位上有两个等位基因，分别是 A 和 a，假设 A 的频率以 p 表示，a 的频率以 q 表示，那么：等位基因 A 的频率为 A/(A+a)，显性基因频率通常用 p 表示，p=A/(A+a)；等位基因 a 的频率为 a/(A+a)，隐性基因频率通常用 q 表示，q= a/(A+a)。$p+q$=A/(A+a)+ a/(A+a)= 1。在一个群体中，任何一个基因座位上，各等位基因频率相加应该等于 1。

基因型频率（genotypic frequency）是指某一基因型的个体数与该群体个体总数的比例，它反映了某一基因型个体在这一群体中的相对数量。假设群体中某个基因座位上有两个等位基因分别是 A 和 a，群体中存在的基因型有 3 种，即 AA、Aa 和 aa，那么：AA 的频率：AA/(AA+Aa+aa)，用 D(dominance) 表示；Aa 的频率：Aa/(AA+Aa+aa)，用 H(heterozygote) 表示；aa 的频率：aa/(AA+Aa+aa)，用 R(recessive) 表示；并且 $D+H+R$=1。

二、遗传平衡定律

英国数学家 Hardy 于 1908 年和德国医生 Weinberg 于 1909 年分别证明，如果一个群体无限大，群体内的个体随机婚配，没有突变发生，没有任何形式的自然选择，没有大规模的个体迁移所致的基因流，则群体中的基因频率和基因型频率可以世代保持不变，这就是遗传平衡定律（law of genetic equilibrium），或称 Hardy–Weinberg 定律。如果一个群体达到了这种状态，就是一个遗传平衡的群体；未达到这种状态就是一个遗传不平衡的群体。

假定有一对等位基因 A 和 a，基因 A 的频率为 p，基因 a 的频率为 q，$p + q = 1$。根据数

NOTE

学原理 $(p + q)^2 = 1$，二项式展开：$p^2 + 2pq + q^2 = 1$。

在遗传平衡状态下，如果以 D 表示 AA 基因型频率，H 表示 Aa 基因型频率，R 表示 aa 基因型频率，群体的基因频率和基因型频率的关系为：$D = p^2$，$H = 2pq$，$R = q^2$。

三、遗传平衡定律的应用

遗传平衡定律是群体遗传学最基本的规律。对于遗传平衡的群体，可根据遗传平衡定律的数学表达式计算等位基因的频率。人类大多数遗传性状都处于遗传平衡状态，据此也可以计算致病基因频率和杂合子频率。这也是遗传平衡定律的主要用途。

（一）常染色体基因频率和杂合子频率的估计

1. 共显性遗传等位基因频率的估计　基因型频率是通过表现型频率来推算的。共显性遗传可通过表现型直接推算基因型，例如，人类 MN 血型系统是共显性遗传的，M 血型、N 血型和 MN 血型的基因型可分别表示为 $L^M L^M$、$L^N L^N$、$L^M L^N$。在一个人群中随机采集 6129 人的血样做分析，其中 $L^M L^M$ 1787 人，$L^M L^N$ 3039 人，$L^N L^N$ 1303 人。

L^M 等位基因频率为：$pM = \dfrac{1787 \times 2 + 3039}{6129 \times 2} = 0.5395$

L^N 等位基因频率为：$pN = \dfrac{1303 \times 2 + 3039}{6129 \times 2} = 0.4605$

这是从调查分析中实际计算出的数值。实际的基因型频率是：

$L^M L^M = \dfrac{1787}{6129} = 0.292$

$L^M L^N = \dfrac{3039}{6129} = 0.496$

$L^N L^N = \dfrac{1303}{6129} = 0.212$

根据 Hardy–Weinberg 定律计算得出预期平衡时的基因型频率为：

$L^M L^M = (0.5395)^2 = 0.291$

$L^M L^N = 2 \times 0.5395 \times 0.4605 = 0.496$

$L^M L^N = (0.4605)^2 = 0.213$

可以看出，预期值同实际值是十分接近的，所以调查得到此 MN 血型的群体是符合 Hardy–Weinberg 定律的。

2. 显隐性等位基因的基因频率和杂合子频率的估计　如果一对等位基因有显性和隐性之分，杂合子的表现型与显性纯合子相同，这时基因频率和杂合子频率的估计值也可利用 Hardy–Weinberg 平衡定律的公式得出。

以人类的白化病（AR）为例。如用 A 表示色素正常的等位基因，a 表示白化等位基因；白化个体的基因型为 aa，色素正常个体的基因型是 AA 和 Aa，人群中白化个体的频率是 1/10000。根据 Hardy–Weinberg 定律，aa 的频率是 $q^2 = 1/10\,000$，a 的频率 $q = \sqrt{0.0001} = 0.01$。这样，色素正常基因 A 的频率 $p = 1 - 0.01 = 0.99$，基因型 AA 的频率为 $p^2 = (0.99)^2 = 0.98$，杂合子 Aa 的频率为 $2pq = 2 \times 0.99 \times 0.01 = 0.02$。

（二）X 连锁基因频率的估计

X 连锁基因频率的分布也符合 Hardy–Weinberg 平衡定律。女性中的基因频率和基因型频率分布与常染色体上的基因相同，计算方法也相同。因为男性为半合子，男性患病率即等于突变基因频率（q）。由于群体中男女性别比例基本是 1∶1，所以 X 染色体上的基因有 2/3 在女性中，1/3 在男性中。

如红绿色盲，在男性中的发病率为 7%，依此得出 X^b 的基因频率 q=0.07，其正常等位基因 X^B 的频率为 p=1–0.07=0.93。而女性色盲患者（X^bX^b）的频率为 $(0.07)^2$=0.0049，杂合体 X^BX^b 的频率为 2×0.93×0.07=0.13。在 X 连锁隐性遗传病中，由于 $q < 1$，q（男）> q^2（女），男性发病率显著高于女性发病率。

相反，对于 X 连锁显性遗传病，由于女性两条 X 染色体任何一条上带有致病基因均可患病，男性的一条 X 染色体上带有致病基因也将患病，所以男女患病之比是：

$p/(p^2+2pq)$=1/$(p+2q)$=1/$[p+2(1-p)]$=1/$(2-p)$

当 p 很小时，1/$(2-p)$ ≈ 1/2，男性患病率是女性患病率的 1/2。

第二节　影响遗传平衡的因素

Hardy–Weinberg 平衡的群体是一个理想群体，这个群体为无选择、无突变、无迁移和无限大的随机婚配群体，但是这种理想群体在自然界是不存在的。一些因素可以影响基因分布或改变基因频率，从而破坏 Hardy–Weinberg 平衡，这些因素包括突变、选择、遗传漂变、隔离、迁移和非随机婚配。

一、突变

Hardy–Weinberg 平衡是基于无突变的假设条件，如果某基因座具有较高的突变率，将使群体中的突变基因比例稳定增加。事实上，几乎所有基因座都可能以不同突变率发生突变，突变会涉及每种遗传性状，每个基因都有一定的突变率（mutation rate）。一般用每代中每一百万个基因中发生突变的次数来表示，即 n×10^{-6}/基因/代。突变对遗传平衡的影响有正负两个方向。

如一对等位基因 A（显性）和 a（隐性），设 A 的基因频率为 p，a 的基因频率为 q，由显性基因 A 突变为隐性基因 a 的过程，称为正向突变（forward mutation），其突变率为 u；由隐性基因 a 突变为显性基因 A 的过程，称为负向突变（reverse mutation），其突变率为 v。这样，每一代中就有 pu 或 $(1-q)u$ 的 A 突变为 a，也有 qv 的 a 回复突变为 A。如果 $pu > qv$，则基因 a 的频率将增加，如果 $pu < qv$，则基因 A 的频率将增加。

在一个群体中，基因突变而致 q 的频率变化为 Δq，p 的频率变化为 Δp，如果 $\Delta p=\Delta q$，则这个群体处于遗传平衡状态，即：$pu=qv$，又因 $p + q = 1$，所以，$p=\dfrac{v}{u+v}$，$q=\dfrac{u}{u+v}$。

大多数可检测的突变是有害的，因此就会面临选择。突变有时导致一个基因功能的丧失或变化。但是，有时突变对机体的功能无显著影响，表现为选择中性，即产生所谓的中性突变。

NOTE

中性突变（neutral mutation）是指基因突变后，对机体既未产生特殊益处，也未产生明显害处，选择性不显著。在没有选择的情况下，基因频率可能完全由 u 和 v 的大小来决定。

二、选择

选择（selection）即自然选择（natural selection），是由于基因型差别而导致生存能力和生育能力的差别，是影响群体遗传平衡的另一个重要因素。选择的作用在于增加适应环境的基因频率和基因型频率，降低不适应环境的基因频率和基因型频率。简言之，选择在于增加或降低个体的适合度，从而改变群体的遗传结构。

（一）适合度

适合度（fitness）是指个体在一定环境条件下，能生存并把他的基因传给下一代的能力。可用相同环境下不同个体间的相对生育率（relative fertility）来衡量，以 f 表示。生育率高的个体可以留下更多的后代。这样，群体中该个体的基因型和有关基因的频率就会增加；反之，则减少。

例如，根据丹麦的一项调查，108 名软骨发育不全的侏儒患者共生育了 27 个子女，而这些患者的 457 个正常同胞共生育了 582 个子女。如以正常人的生育率为1，侏儒患者的相对生育率可以表示为：

$$f = \frac{27 / 108}{582 / 457} = 0.20$$

这表明在软骨发育不全患者中的适合度降低了，同时也说明相对生育率即代表适合度。

（二）选择系数

选择系数（或压力）（selection coefficient〈pressure〉）是与适合度有关的概念，并以此来表示选择的作用，一般用 S 来表示。S 是测量某一基因型在群体中不利于生存的程度的数值，也就是选择作用所降低的适合度，适合度用相对生育率 f 来表示，所以 $S=1-f$。例如，软骨发育不全患者的生育率 $f=0.20$，则 $S=1-0.20=0.80$。这意味着，当一个正常个体留下一个后代时，患者只留下了 0.2 个后代。

（三）选择的作用

1. 选择对常染色体隐性致病基因的作用　一对等位基因 A、a 组成的基因型可以有三种：AA，Aa 和 aa。如果显性完全，只有 aa 才面临选择。由于隐性基因大都可以以杂合状态在群体中维持很多世代。因此，选择对隐性基因频率的降低作用很慢。

例如，基因型 AA 和 Aa 个体的频率分别为 p^2 和 $2pq$，其表型正常，$f=1$，$S=0$；基因型 aa 个体的频率为 q^2，表型异常，适合度为 $1-S$；经过一代选择后，基因 a 的频率的改变约为 $Sq^2(1-q)$。

如果 q 值原来很大，经过几代选择后其数值将迅速降低。但在人类社会中 q 值往往很低，此时每代基因 a 的频率的降低大致等于 $Sq^2(1-q)$，因为分母 $1-Sq^2$ 接近于 1，可以忽略不计。在这种情况下，即使 $s=1$，即选择作用十分严酷不使个体留下后代，基因频率 a 每代只减少 $(1-q)q^2$，即如果 $q=0.01$，每代也只减少 $(1-q)q^2=0.99\times(0.01)^2 \approx 0.0001$。如果 $S<1$，则基因 a 的频率降低得更加缓慢。

2. 选择对常染色体显性致病基因的作用 在一个遗传平衡群体中，选择对显性基因的作用较为明显，因为有显性基因的个体（AA 和 Aa）都可能受到选择的作用。当选择对显性基因 A 不利时，纯合子 AA 和杂合子 Aa 都会被淘汰。如果显性基因是致死的，AA 和 Aa 个体都死亡，则在一代之内显性基因的频率就等于 0，这时，要达到遗传平衡，就要靠基因 a 突变为基因 A 来补偿。

假设选择系数为 S，突变率为 v，在选择的作用下，每一代中基因频率的改变将为 Sp。由于患者基本上都是杂合子(H)，其频率 $2pq$，由于 p 值很小，$q \approx 1$，$2pq=2p$；所以，$H=2p$，$p=H/2$。

这样，每一代中选择的效应将为 Sp 或 $SH/2$，即每一代都将淘汰一些显性致病基因 A。然而，在一个遗传平衡的群体中，被淘汰的基因 A 必将由突变率 v 来补偿，以维持平衡。即：$v=Sp=SH/2$。

3. 选择对 X 连锁隐性致病基因的作用 对于 X 连锁隐性基因所决定的性状，一般只在男性中显示出来，受到选择的作用，其致病基因频率 q 也即是男性发病率。女性杂合子携带者则表型正常，不受选择的影响，其频率近于致病基因频率的 2 倍。女性纯合体由于数量过少，常可忽略。因此，从整个群体来看，男性致病基因频率只占全部致病基因数量的 1/3。如果选择系数为 S，每一代将有 $Sq/3$ 个致病基因被淘汰。为了保持群体的遗传平衡，必将有同等数量的显性基因突变为隐性基因来补偿。因此，正常基因突变为致病基因的频率为：$u=Sq/3$。

4. 选择对 X 连锁显性致病基因的作用 群体中显性基因型 X^AY、X^AX^A、X^AX^a 都将受到选择的影响，假设群体显性致病基因 X^A 的频率为 p，因为男性为半合子，所以男性的发病率等于致病基因 X^A 的频率 p，而女性杂合子患者的频率是 $2pq \approx 2p$，女性纯合子 X^AX^A 的频率为 p^2，可以忽略不计。这样男性受选择的致病基因频率为 $p/3$，女性受选择的致病基因频率为 $2p/3$。如果选择系数为 S，每一代将有 $S \times (p/3 + 2p/3) = Sp$ 的致病基因被淘汰，将由 X^a 突变为 X^A 来补偿，因此，致病基因的突变率 v $= Sp$。

三、遗传漂变

在隔离的小群体里，由于个体间婚配机会有限，会使某些等位基因在一个群体中消失，也会使某些等位基因在一个群体中固定，从而改变群体的遗传结构；这种由于群体较小和偶然事件所造成的基因频率的随机波动称为随机遗传漂变（random genetic drift）。这种漂变与群体大小有关，群体越小，漂变速度越快，常常在少数几代中就可导致基因的固定和消失；而大群体漂变缓慢，可随机达到平衡。

有人用计算机模拟计算发现，一个 25 人的小群体中，当基因 A 和 a 的频率各为 0.5 时，经过 42 代的随机婚配，基因 A 即可固定下来，而等位基因 a 则消失。如果是在一个 250 人的群体中，当基因 A 和 a 的频率各为 0.5 时，即使经 100 代的随机婚配，基因 A 和 a 都不会固定，也不会消失。如果在一个 2500 人的群体中，基因 A 和 a 的频率各为 0.5 时，在每一代中的波动都很小，等位基因 A 和 a 都永远不会固定或消失。

四、隔离

由于政治、宗教或地理原因可能会从一个大群体中分离出来一个小群体，在这个小群体

NOTE

中由于某种偶然因素有某些隐性突变基因携带者，在逐代传递中该基因的频率高于原来的整个群体；也可能出于偶然，某等位基因不可传递而消失，仅有另一等位基因，这种机制称为奠基者效应（founder effect）。一个典型的例子是先天性色盲，在东卡罗林群岛的 Pingelap 人中有相当高的发病率，高达 5%。在 1780～1790 年间，由于台风袭击造成该岛大批人员死亡，只剩下 30 人。推测其中 1 人可能是先天性色盲基因的杂合子。由这 30 人形成了现在的 1600 人的群体。依照 Hardy-Weinberg 平衡定律，该群体中，$bb=q^2=0.05$；$b=q=0.22$；$B=p=1-q=0.78$；$Bb=2pq=0.34$。然而在 30 个奠基者中，突变基因 $b=1/60=0.0016$，经若干世代的隔离繁殖，q 值很快上升，这就是奠基者效应。

五、迁移

迁移（migration）是指具有某一基因频率群体的其中一部分人，因某种原因迁移至基因频率不同的另一群体，并定居婚配，从而改变了原有群体的基因频率，形成基因流（gene flow），使群体间的基因差异逐渐消失。

例如，人类对苯硫脲（PTC）的尝味能力是一种常染色体隐性遗传性状。在欧洲和西亚白人中，PTC 味盲（tt）者频率为 36%，味盲基因频率 (t)=0.60。我国汉族人群中，PTC 味盲者 (tt) 频率 =9%，味盲基因频率 (t)=0.30。而我国宁夏甘肃一带回族聚居的人群中，味盲者 (tt) 频率 =20%，味盲基因频率 (t)=0.45，处于两者之间。这可能是在唐代，欧洲和西亚的人，尤其是西亚波斯人沿丝绸之路到长安进行贸易，而后又在附近定居，与汉族通婚，逐渐形成的一个群体。

六、非随机婚配

一个理想的 Hardy-Weinberg 平衡群体婚配应该是随机的。但由于人类活动范围受到限制，婚配往往受到地域、民族、习俗和宗教等因素影响，所以群体中各个体之间的婚配常难达到随机性，而且常因群体较小或其他某些原因，使有亲缘关系的人相互婚配机会增多，显然这种近亲婚配往往使隐性致病基因的纯合子增多，对于发病率低的隐性遗传病表现更为明显。

（一）近亲婚配和近婚系数

近亲是指在 4 代以内，即在曾（或外曾）祖父母以下有共同祖先的人。如果他们之间进行婚配就称为近亲婚配（consanguineous marriage）。在这种情况下，由于夫妇双方都可能把来自共同祖先的一个基因传给他们的子女，这样同一基因纯合概率会增加。这种由于近亲婚配使子女中得到一对纯合基因的概率，称为近婚系数（inbreeding coefficient），用 F 表示。

1. 常染色体基因的近婚系数

（1）同胞兄妹（一级亲属）间的近婚系数：设一对同胞兄妹的父亲的某个基因座上的一对等位基因是 A_1A_2，母亲的两个相应等位基因是 A_3A_4（图 10-1）。他们子女的基因型应该是 1/4 A_1A_3、1/4 A_1A_4、1/4 A_2A_3 和 1/4 A_2A_4。这样的一对同胞兄妹所生子女中具有共同祖先的某一特定等位基因的两份拷贝即 A_1A_1、A_2A_2、A_3A_3 和 A_4A_4 的概率相加，即遗传上等同的概率，就是同胞兄妹所生子女的近婚系数。从图 10-1 可见，同胞兄妹 B_1 和 B_2 所生子女 S 是 A_1A_1 的机会为：P_1 把 A_1 基因传给 B_1 的机会是 1/2，B_1 得到这个基因后再传递给 S 的机会也是 1/2；P_1 也可以把 A_1 传递给 B_2，机会是 1/2；B_2 得到这个基因后再传给 S 的机会也是 1/2。所以，如果 S 的基因型是 A_1A_1，则 P_1 的 A_1 等位基因一共通过 4 步传递，即每一个亲本方各传递两步。每传递一步的概率是 1/2，所以通过所有 4 步传递的概率应是 $(1/2)^4$。S 是 A_2A_2、A_3A_3 和 A_4A_4 的概率也各是 $(1/2)^4$。因此，S 形成纯合子 A_1A_1、A_2A_2、A_3A_3、A_4A_4 的总概率是 $4\times(1/2)^4=1/4$。也就是说，一级亲属间的近婚系数 $F=1/4$。

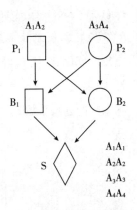

图 10-1　同胞兄妹间常染色体基因的传递

（2）舅甥女或姑侄（二级亲属）间的近婚系数：如图 10-2 所示，P_1 的等位基因 A_1 经 B_1 传递给 S，需要传递两步；A_1 经 B_2 和 C_1 传递给 S，需要传递 3 步。所以，S 的基因型为 A_1A_1 共需 5 步，概率为 $(1/2)^5$。同理 P_1 的等位基因 A_2 和 P_2 的等位基因 A_3 和 A_4 都要经过 5 步传递，才能使 S 的基因型为 A_2A_2、A_3A_3 和 A_4A_4。因此，S 形成纯合子 A_1A_1、A_2A_2、A_3A_3、A_4A_4 的总概率为 $4\times(1/2)^5=1/8$，即二级亲属近婚系数 $F=1/8$。

（3）表兄妹（三级亲属）间的近婚系数：如图 10-3 所示，此种情况较舅甥女婚配多了 1 步，其近婚系数 $F=4\times(1/2)^6=1/16$。

（4）二级表兄妹（五级亲属）间的近婚系数：如图 10-4 所示，此种情况较表兄妹婚配又多了两步，其近婚系数 $F=4\times(1/2)^8=1/64$。

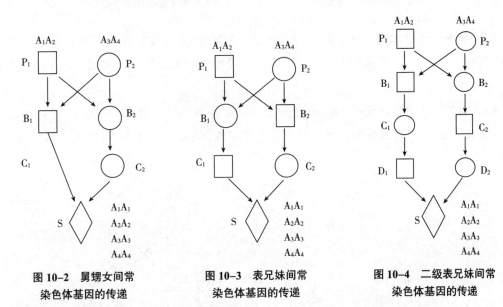

图 10-2　舅甥女间常染色体基因的传递　　图 10-3　表兄妹间常染色体基因的传递　　图 10-4　二级表兄妹间常染色体基因的传递

2. X 连锁基因的近婚系数　X 染色体上的基因，男性只有一个等位基因，女性则有两个。当父母是近亲结婚时，生下的儿子是半合子，没有纯合性，所以没有影响。因此，在计算 X 连锁基因的近婚系数时，是计算女儿的 F 值。此外，由于交叉遗传的特点，男性 X 连锁基因只能传给他的女儿，概率为 1。因此，在追溯 X 染色体上基因传递的步数时，可以不计算男性，只需计算女性方面的基因传递步数。

（1）姨表兄妹的近婚系数：如图 10-5 所示，P_1 的基因为 X_1Y，因不计算男性，所以 X_1 经 B_1 传递给 S 只需 1 步，经 B_2 传递给 S 则为两步，二者合计 3 步。这样 S 为 X_1X_1 的概率是 $(1/2)^3$。P_2 的基因型为 X_2X_3 时，X_2 经 B_1 传给 S 为两步，经 B_2 传给 S 则为 3 步，共计 5 步。此时，S 为 X_2X_2 的概率是 $(1/2)^5$，为 X_3X_3 的概率同样也是 $(1/2)^5$。因此，姨表兄妹的近婚系数

$F=(1/2)^3+2\times(1/2)^5=3/16$。

（2）舅表兄妹的近婚系数：如图10-6所示，基因X_1从P_1传至B_2时中断，不能形成X_1X_1。基因X_2从P_2经B_1、C_1向S传递，计为两步；基因X_2从P_2经B_2、C_2向S传递，也只计为两步；所以S为X_2X_2的概率为$(1/2)^4$；同理S为X_3X_3的概率也是$(1/2)^4$。因此，舅表兄妹婚配的近婚系数$F=2\times(1/2)^4=1/8$。

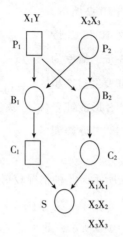

图10-5　姨表兄妹婚配
X 连锁基因的传递

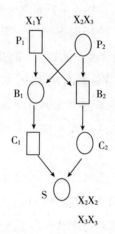

图10-6　舅表兄妹婚配
X 连锁基因的传递

（3）姑表兄妹的近婚系数：如图10-7所示，基因X_1由P_1传至B_1时中断，基因X_2和X_3由P_2经B_1传至C_1时，传递中断；所以，不能形成纯合子X_1X_1、X_2X_2和X_3X_3，其近婚系数$F=0$。

（4）堂兄妹的近婚系数：如图10-8所示，基因X_1由P_1传至B_1时中断，基因X_2和X_3由P_2经B_1传至C_1时，传递中断；所以，也不能形成纯合子X_1X_1、X_2X_2和X_3X_3，其近婚系数$F=0$。

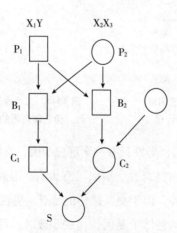

图10-7　姑表兄妹婚配 X
连锁基因的传递

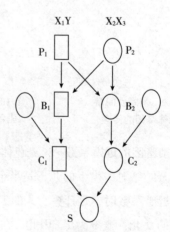

图10-8　堂兄妹婚配 X
连锁基因的传递

从常染色体基因的情况来看，上面提到的4种表（堂）亲结婚家系的近婚系数相同，F值都是1/16。但 X 染色体连锁的基因情况就不同了。姨表兄妹和舅表兄妹结婚所生女儿的近婚系数高于堂兄妹和姑表兄妹结婚所生女儿的近婚系数，危害更大。

（二）平均近婚系数

在一个群体中，近亲婚配数占总婚配数的百分率称为近婚百分率。但这个数值只能粗略反映近婚的概况，而没有考虑所生后代的 F 值。平均近婚系数（average inbreeding coefficient, a）可衡量群体中血缘关系程度或近婚的流行程度。a 值可按下列公式计算：

$$a=(\sum Mi \cdot Fi)/N$$

这里，Mi 为某型近亲婚配数，Fi 为某型婚配的近婚系数，N 为总婚配数。

（三）近亲婚配的危害

近亲婚配的危害主要表现在隐性纯合子患者的频率增高。表兄妹婚配的子女中隐性纯合子频率增高 $pq/16$。这种有害效应的大小与隐性基因频率（q）有关。群体中隐性致病基因的基因频率愈低，近亲婚配导致该病发病的危险也愈小。但从另一个角度说，自然群体由于近亲婚配导致隐性纯合的概率，与随机婚配导致隐性纯合概率的比值却增大。另外，近亲结婚不仅使单个隐性基因纯合子比例增加，而且由于纯合度的提高和基因的累加效应，也会使多基因病的发病率增高。

第三节　遗传负荷

遗传负荷（genetic load）是指在一个群体中，由于致死突变（lethal mutation）或有害基因的存在而使该群体适合度降低的现象。一个群体遗传负荷的大小，一般用该群体中每个个体平均带有的有害基因的数量来表示。据估计，我国人群中至少每人有 5～6 个有害基因以杂合方式存在，这就是我们的遗传负荷。

遗传负荷主要有突变负荷和分离负荷。

（一）突变负荷

突变负荷（mutational load）是遗传负荷的主要部分，指由于基因的有害或致死突变而致适合度降低，给群体带来的负荷。突变负荷的大小取决于突变率（u）和突变基因的选择系数（s）。一般来说，显性致死突变发生后，由于选择的作用，致死基因随突变个体的死亡而消失，群体的遗传负荷不会增高。如果显性基因是半致死突变，突变基因使携带者适合度下降 50%，只有 50% 的机会将半致死基因传递下去，造成下一代死亡的机会是 (50%×50%)=25%，有 75% 机会再将半致死基因传到下一代；由此类推，半致死基因在一代代传递中仍可造成一定的遗传死亡，但遗传负荷不断增加。隐性致死基因经突变形成后，突变基因以杂合状态在群体中保留许多世代，因此群体的遗传负荷也会相应增高。

（二）分离负荷

分离负荷（segregation load）是指正常性状的杂合子 (Aa) 由于基因的分离而产生有害性状的纯合子 (aa)，从而降低群体的平均适合度，导致遗传负荷的增高。由于隐性基因是有害基因，杂合子 (Aa) 和杂合子 (Aa) 之间的婚配，后代中有 1/4 为纯合子 (aa)，其适合度降低，因而导致群体适合度的降低，遗传负荷增加；纯合子 (aa) 的选择系数愈大，适合度降低愈明显，群体遗传负荷的增加愈显著。

另外，近亲婚配和环境污染也都可以使群体的遗传负荷增高。

NOTE

思考题

1. 什么是遗传平衡定律？影响群体遗传结构的因素有哪些？

2. 某人群中 AA 为 742 人，aa 为 335 人，Aa 为 560 人，那么基因 A 和 a 的频率各是多少？

3. 某人群中，苯丙酮尿症的发病率是 1/10000，求致病基因 a、正常基因 A 和各基因型的频率。

第十一章　肿瘤遗传学

肿瘤（tumor）泛指一群生长失去正常调控的细胞形成的新赘生物。肿瘤细胞是积累了不同染色体水平和基因水平异常改变的体细胞，这些异常改变共同导致了细胞增殖的失控。肿瘤是一类严重危害人类健康的常见病和多发病，其发病率和死亡率有逐年增高的趋势。WHO 2014 年全球癌症报告称，2012 年全球癌症患者和死亡病例都在令人不安地增加，新增癌症病例有近一半出现在亚洲，其中中国新增癌症病例高居第一位，且无论是新增病例还是死亡人数均居世界首位。

肿瘤的发生既与环境中各种物理的、化学的或生物的致癌因素密切相关，又离不开遗传因素的参与。对各种肿瘤的发生、发展和转移的遗传基础研究已形成了一个专门的学科——肿瘤遗传学（cancer genetics），也称为癌遗传学。它是细胞遗传学、分子遗传学和肿瘤学相融合所形成的一门研究肿瘤与遗传因素之间关系的学科；也是研究染色体和基因水平的异常改变与肿瘤的发生和发展之间关系和规律的一门科学，旨在为临床肿瘤诊断、治疗和预防提供理论基础。肿瘤遗传学又形成了肿瘤细胞遗传学（cancer cytogenetics）和肿瘤分子遗传学（cancer molecular genetics）两个最重要的研究领域。

近几十年来，肿瘤遗传学研究取得了很大的进展，特别是某些肿瘤标记染色体以及癌基因、抑癌基因、肿瘤转移基因等肿瘤相关基因的发现，使人们对肿瘤的发生、转化、转移等基本生物学问题的认识产生了飞跃。

第一节　肿瘤发生中的遗传现象

一、肿瘤的家族聚集现象

肿瘤发生的家族聚集首先表现在癌家族（cancer family）。癌家族是指一个家族中有较多的成员发生一种或几种解剖位置相同的肿瘤。最早对癌家族进行调查的是法国医生 Broca，1886 年，调查发现在他妻子的家族中，母亲及 4 个女儿以及 13 个外孙女中，有 9 人相继死于乳腺癌，6 人死于其他癌症。因此，他认为肿瘤可能与遗传有关，并且提出了"癌基因"的概念。医学史上一个闻名的癌家族是 G 家族，由 Warthin 医生开始调查，随后其他医生先后加入。1895 年开始调查这个家族，一直到 1976 年结束，前后经过 80 多年 5 次调查。该家族在 7 代的 842 名后裔中，有 95 名癌症患者，共发生 113 个癌（13 人多发），大大超出一般人群，而且发病年龄比较早。

NOTE

二、肿瘤发病率的种族差异

不同种族的人群遗传素质不同。在不同人种、不同民族中，各种肿瘤的发病率可能存在显著的差异。不同人种中有各自不同的高发肿瘤，如欧美人乳腺癌的发病率较高，而日本人乳腺癌的发病率低于欧美人。鼻咽癌是种族差异非常明显的恶性肿瘤，如中国人鼻咽癌的发病率位居世界各民族之首，比印度人高30倍，且这种发病率不因中国人移居到其他国家而降低，如移居到美国的华人鼻咽癌的发病率也比美国白人高34倍。又如在美国，不同种族（非拉丁裔白人、拉丁裔白人、非裔美国人、亚太裔美国人）的宫颈癌发病率也存在差异。研究发现拉丁裔白人的宫颈癌总发病率、鳞癌发病率、腺癌发病率都是最高的。非拉丁裔白人的宫颈癌总发病率以及鳞癌发病率最低，而非裔美国人的腺癌发病率最低。不同人种中肿瘤发病率差异的基础就是遗传因素的作用。

三、遗传性癌前病变

一些单基因遗传的疾病和综合征中，有不同程度的恶性肿瘤倾向，称为癌前病变（precancerious lesion），其遗传方式大部分为常染色体显性。

1. 家族性结肠息肉综合征 家族性结肠息肉综合征（familial polyposis coli, FPC）（OMIM：175100）归属于腺瘤性息肉综合征，是一种常染色体显性遗传病。其特征为病变局限于全结肠与直肠，可有多发性腺瘤，息肉数从100个左右到数千个不等，常密集排列，有时成串，其组织结构与一般腺瘤无异。一般十几岁开始恶变为腺癌，40岁之前多恶变为癌。本病的基因 APC 已定位于 5q21，是一种抑癌基因，在 APC 基因杂合性缺失的基础上，经多步变化，才形成结肠腺癌。

2. 神经纤维瘤 神经纤维瘤（neurofibromatosis，NF）（OMIM：162200）是一种常染色体显性遗传病。根据临床表现和基因定位分为神经纤维瘤病 I 型 (NF I) 和 II 型 (NF II)。NF I 基因定位于染色体 17q11.2，是一种抑癌基因，其基因缺陷使神经嵴细胞发育异常导致多系统损害。临床表现皮肤有牛奶咖啡斑和纤维瘤样皮肤瘤，如有 6 个以上直径超过 1.5cm 的牛奶咖啡斑即可诊断为该病。

四、遗传性恶性肿瘤

少数肿瘤可以按常染色体显性方式遗传给下一代，它们是符合孟德尔遗传规律的单基因肿瘤，通常来源于神经或胚胎组织，称为遗传性肿瘤（hereditary tumor）。

1. 视网膜母细胞瘤 视网膜母细胞瘤（retinoblastoma，RB）（OMIM：180200）为儿童期常见的恶性肿瘤之一，恶性程度较高，可蔓延至脑部或随血液转移至全身而致死。该病的遗传型占全部病例的 20% ～ 25%，多为双侧发病，遗传方式符合常染色体显性遗传，发病年龄大多在 1.5 岁以内；而非遗传型则多为单侧发病，且大多在 2 岁以后，占全部病例的 75% ～ 80%。细胞遗传学分析表明，部分该病患者（主要是伴发全身其他畸形与智力低下者）有 13 号染色体长臂缺失，缺失的片段均包括 13q14。

关于视网膜母细胞瘤的发生机制，Knudson 提出了肿瘤发生的二次突变学说（two mutation theory）（见第四节）。视网膜母细胞瘤基因（RB）是一种抑癌基因。正常人为显性基因的纯合子（RBRB），经生殖细胞突变后，形成杂合子（RBrb），由于突变基因（rb）是隐性的，杂合子（RBrb）仍有抑癌功能，所以为携带者；一旦再发生一次遗传事件，导致杂合性丢失（loss of heterozygosity，LOH），形成纯合子（rbrb）或半合子（rb），才失去抑癌的功能而导致恶性转化（malignant transformation）。杂合性丢失的发生机制有：有丝分裂不分离、体细胞重组、DNA 复制时模板开关失常、染色体 13q14 缺失及 *RB* 点突变（图 11-1）。*RB* 基因的抑癌机制主要在于其去磷酸化后，能与细胞转录因子 E2F 结合而抑制细胞周期由 G1 期向 S 期的进展，进而抑制细胞的增殖。

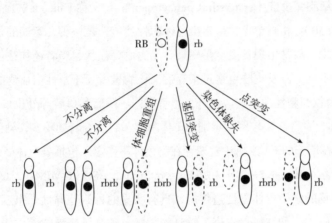

图 11-1　视网膜母细胞瘤的杂合性丢失机制图解

2. Wilms 瘤　又称肾母细胞瘤（OMIM：194070），是一种多见于婴幼儿的恶性胚胎肿瘤，发病率约为 1/10000。其中遗传型约占全部病例的 38%，发病较早且为双侧；非遗传型则约占 62%，发病较晚且多为单侧。该病患者常伴发无虹膜、假两性和单侧肥大等畸形。

Wilms 瘤基因（*WT*）是一种抑癌基因，定位于 11p13，全长 345kb，含有 10 个外显子，其 mRNA 长 3.0kb，产物为一种有锌指结构的转录因子，可与早期生长反应基因（EGR1）的 DNA 结合区（CGCCCCCGC）相结合而抑制其转录活性，从而抑制细胞的增殖。患者的肿瘤组织中有 *WT* 的纯合缺失，而正常组织中则为杂合子，发生机制可能与视网膜母细胞瘤相似。

五、肿瘤的遗传易感性

一些遗传性缺陷或疾病患者具有不同程度的易发生肿瘤的倾向性，这种倾向性是由遗传因素决定的，故常称为肿瘤的遗传易感性。这种遗传易感性既可能是染色体水平的改变，也可能是基因水平的改变。

（一）染色体不稳定综合征

由于 DNA 修复缺陷而导致染色体不稳定，易发生染色体断裂或重排，并最终形成的疾病或综合征，统称为染色体不稳定综合征。这些疾病的患者具有不同程度易患肿瘤的倾向。

1. 共济失调性毛细血管扩张症　共济失调 - 毛细血管扩张症（atakia-telangiectasia，AT）（OMIM：208900）是一种多见于儿童的常染色体隐性遗传病。父母一般不发病。患者 1 岁左右即可发生小脑共济失调，6 岁以后眼和面部等处出现瘤样毛细血管扩张，并伴有体液和细胞免疫缺陷（患者胸腺萎缩、淋巴系统发育不全），常较早死于肺炎等感染性疾病。本病患者易患各种肿瘤，特别是网状内皮系统的肿瘤，如淋巴细胞性白血病、淋巴瘤等。

NOTE

AT 是一种染色体不稳定综合征，具有自发性染色体断裂和重排的特征，常见有 t(14;14)，即同源 14 号染色体易位，也有 14 号染色体与 7、8 号或 X 染色体易位的现象。染色体断裂点多见于 14q11-q12、7p13-p15 和 7q32-q35。

1995 年，以色列遗传学家 Shilon 确定 AT 为单基因遗传病，指出它是由于 *AT* 基因突变所致，并将此致病基因命名为 ATM（ataxia telangiectasia mutated）。同年，Savitsky 等克隆并报道了 *ATM* 基因的全部序列和基因结构。*ATM* 基因定位于 11q22.3，全长 150kb，编码序列 12kb，共有 66 个外显子，产物可能是一种蛋白激酶，使受损的 DNA 得以修复。

2. 先天性全血细胞减少症（congenital pancytopenia）　又称 Fanconi 贫血（Fanconi anemia，FA）（OMIM：227650），相当罕见，呈常染色体隐性遗传，是一种儿童期的骨髓疾病。表现为进行性全血细胞减少，故常出现贫血、易感染、易出血等症状，患者还往往伴有先天畸形（如大拇指、桡骨发育不良）以及皮肤色素过多等症。该病患者死于急性白血病的概率比正常人群高 20 倍左右，多为粒细胞性白血病。此外，患者肛门、阴唇和口唇等处也可发生鳞状上皮癌。

FA 患者染色体自发性断裂较多，特别是单体断裂、裂隙等畸变较多，染色体发生核内复制的情况亦较常见。在培养的 FA 细胞中普遍存在染色体不稳定，包括染色体断裂等（图 11-2）。

3. Bloom 综合征　Bloom 综合征（Bloom syndrome，BS）（OMIM：210900）是一种多发于欧洲犹太人的罕见的常染色体隐性遗传病，具有明显的种族差异性。患者表现为身材矮小，并伴有面部毛细血管扩张和红斑性皮疹，对日光敏感，凡身体暴露的部位均可出现红斑皮疹。另外，患者的免疫功能比正常人低，并易伴发白血病和其他恶性肿瘤。

染色体不稳定或基因组不稳定是该病患者遗传学的显著特征。患者染色体最突出的特征是可出现许多对称的四射体（多见于 1 号染色体），它往往是由于在着丝粒处发生了染色单体交换所致。患者的姐妹染色单体互换率高出正常人约 10 倍。近年来的研究已将 BS 的编码基因（*BLM* 基因）定位于 15q26.1。其基因产物为 RecQ DNA 解链酶，由于基因突变导致解链酶活性降低而不能修复损伤的 DNA。

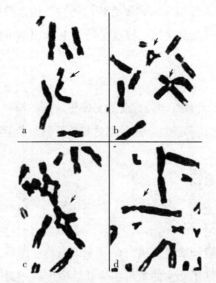

图 11-2　来自 Fanconi 贫血病人的染色体
a. 染色单体断裂；b. 非同源染色体参与的两个染色单体交换；
c. 六角形（hexgonal）交换图，这当中有三条染色体参与；
d. 三着丝粒染色体（Dr.T.M.Schroeder-Kurth）。

（二）原发性免疫缺陷病

原发性免疫缺陷病（primary immunodeficiency disease）患者恶性肿瘤的易感性较高。与一般人群相比，其恶性肿瘤的发病率高出 1000 倍。目前，对某些有肿瘤倾向的免疫缺陷病研究得较为深入，发现机体的免疫功能缺陷与肿瘤发生之间有密切关系，几乎每一种原发性免疫缺陷病都伴发恶性肿瘤。例如 X 连锁无丙种球蛋白血症（X-linked agammaglobulinemia），此病由 Bruton 在 1952 年首次报道，患者由于不能产生抗体，免疫球蛋白水平极为低下，缺乏体液免疫功能，极易遭受细菌感染，易并发淋巴系统恶性肿瘤和白血病等癌症。再如严重混合型免疫缺陷症（severe combined immunodeficiency），患者体液免疫和细胞免疫功能均有缺陷，故极易遭受各种感染，大多死于 1 岁以内，经骨髓移植疗法存活下来的患儿中已发现有急性淋巴细胞白血病、淋巴肉瘤和何杰金瘤等癌症的伴发。

第二节　染色体异常与肿瘤

恶性肿瘤与染色体异常有很密切的关系，几乎所有的肿瘤细胞都伴随着染色体数目或结构的异常，人们已把染色体畸变看作是癌细胞的特征之一。1914 年，Boveri 就提出了有关细胞遗传的癌起源假说，认为肿瘤细胞来自正常细胞，具有某种异常染色质成分，是一种缺损的细胞，染色质结构的改变是肿瘤的起因。20 世纪 70 年代显带技术出现后，该假说不断得到实验证据的支持。

恶性肿瘤往往由一个突变细胞分裂增殖而来，所以同一肿瘤内的细胞，染色体常常有共同的异常改变。然而，癌细胞群体又会受到内、外环境的影响而产生变异，故同一肿瘤中不同细胞的染色体数目会出现差异。恶性肿瘤生长到一定阶段往往产生出一个或几个较突出的细胞系，此细胞系就称为干系（stem line）。干系中每一细胞的染色体数目相同，称为众数（mode）。除干系外，肿瘤中还具有核型不同且生长处于劣势的细胞系称为旁系（side line）。实际上，如果肿瘤生长的环境改变了，旁系可转变为干系，干系也可转变为旁系。

正常人体细胞中，干系就是以 46 为众数的细胞系，具有众数（46 条染色体）的细胞在全部人体细胞中所占比例一般可达 98%～100%。但在恶性肿瘤中，众数既可以是 46（多为假二倍体），也可以是其他数目。另外，有的恶性肿瘤具有两个或两个以上的干系，在此情况下，这些干系的众数细胞在整个肿瘤细胞中所占的比例较低，一般仅在 20%～30%；如果某一肿瘤的众数细胞所占的比例小于 10%，则这种肿瘤常被看作没有干系，如癌性腹水。

一、肿瘤染色体的数目畸变

肿瘤细胞的染色体数目往往出现异常，大多数恶性肿瘤细胞染色体为非整倍体，而且可能在同一肿瘤内，不同细胞染色体数目差异的幅度也非常大。实体性恶性肿瘤（实体瘤）细胞的染色体数目多为二倍体或三倍体到四倍体之间。核型分析还发现，恶性肿瘤细胞染色体数目的增减可发生于 A～G 各组。另外，众数为 46 的恶性肿瘤大多为假二倍体。所谓假二倍体是指人类体细胞中某些号的染色体数目发生了异常，有的增加，有的减少，而增加和减少的染色体数目相等，结果染色体总数不变。与实体瘤相比，癌性积液中恶性细胞的染色体数目波动幅度更大，例如，Goodlin 1963 年报道了 49 例癌性腹水的染色体数目，其波动范围为 25 ~ 250 条。Sandberg 1963 年发现一例来自乙状结肠癌的癌性腹水中有 50% 的细胞染色体数目高达 600 条，有些细胞的染色体数目超过 1000 条，其中有一个细胞甚至超过 2000 条（图 11-3）。

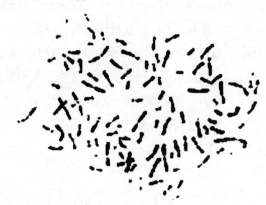

图 11-3　一个癌细胞的染色体（共 104 条，包括许多异常染色体）

二、肿瘤染色体的结构畸变

肿瘤细胞内常可见染色体的结构畸变。畸变的类型有多种，常见的有染色体裂隙、断裂、缺失、易位、环状染色体、双微体、巨 A 染色体、巨大近端着丝粒标记染色体、染色体粉碎化和双着丝粒染色体等。如果某一肿瘤的大多数细胞中都具有某种特定类型的畸变染色体，则这种畸变染色体称为标记染色体（marker chromosome）。在肿瘤的一个干系内往往具有相同的标记染色体。标记染色体是癌细胞的特征之一，它又可分为特异性标记染色体和非特异性标记染色体两种类型。

1. 特异性标记染色体　指某一类型的肿瘤所特有的标记染色体，它经常出现于某一种肿瘤的细胞内。

（1）Ph 染色体（费城染色体）：Nowell 和 Hungerford 于 1960 年在美国费城（Philadelphia）发现，从慢性粒细胞白血病（chronic myelogenous leukemia，CML）患者的外周血细胞中可看到一个比 G 组染色体还小的近端着丝粒染色体，命名为 Ph 染色体。1971 年，O′ Riordan 利用荧光显带法确认 Ph 染色体实际上是 22 号染色体长臂缺失大段后剩余的部分。1973 年，Rowley 发现缺失下来的那部分通常易位到 9 号染色体长臂的末端，形成 t(9;22)(q34;q11)。1982 年，De Klein 等在 Ph 染色体上首次发现了原来位于 9 号染色体长臂末端 (9q34.1) 的癌基因 *abl*，这说明 Ph 染色体带有来自 9 号染色体长臂末端的片段，是 22 号染色体与 9 号染色体相互易位的产物。显带分析表明，在 Ph 染色体形成中所涉及的 9 号和 22 号染色体发生断裂的部位分别是 9q34 和 22q11，即 22 号染色体在 q11 处断裂后形成的断片易位于 9q34，9 号染色体在 q34 处断裂形成的断片易位于 22q11（图 11-4，图 11-5）。

大约 95%CML 中，可检出 Ph 染色体，所以 Ph 染色体是 CML 的特异性标记染色体。约有 95% 慢性粒细胞白血病患者为 Ph 阳性，可作为确诊 CML 的主要依据。根据 Ph 的有无，还可以鉴别与 CML 临床表现相似的血液病，如骨髓纤维化（Ph 阴性）；另外，Ph 染色体可在发病前 5 年就出现在患者的骨髓细胞中，故有早期诊断价值。还有报告指出，Ph 出现率可随病情的转变而变化，病情严重则 Ph 出现率高，如果病情好转则 Ph 出现率下降甚至消失，故 Ph 也可作为衡量治疗效果的指标之一。Ph 染色体具有重要的临床意义。

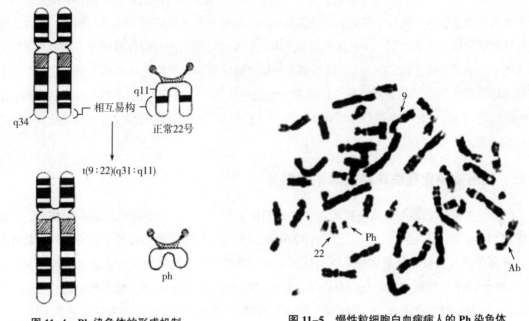

图 11-4　Ph 染色体的形成机制　　　　图 11-5　慢性粒细胞白血病病人的 Ph 染色体

（2）Burkitt 淋巴瘤的染色体易位：Burkitt 淋巴瘤是一种常见于非洲儿童的恶性淋巴瘤。据统计，约有 75% 的 Burkitt 淋巴瘤患者细胞中存在染色体易位。该易位可表示为：t(8;14)(q24;q32)，即 8 号染色体长臂在 q24 处断裂，断片易位于 14 号染色体长臂 q32 处，14 号染色体的断片易位于 8 号染色体的长臂。结果形成 8q- 和 14q+ 两条染色体，后者就成为该病的特异性标记染色体。

2. 非特异性的标记染色体　非特异性标记染色体是指那些可以出现在多种肿瘤细胞中的标记染色体，它们并不为某种肿瘤所特有。

（1）双微体（double minute，DM）：又称双微小染色体，是肿瘤细胞中成对出现的两个直径约 0.5μm 的球状染色体，电镜下发现 DM 由折叠成团的染色质丝组成，两个球形小体大小相似，以染色质丝相互连接。多见于神经源肿瘤和小儿肿瘤。在一个细胞中 DM 的数目可由 1 对到 50 对不等，可以复制，但它的复制和分离是在缺少着丝粒的情况下进行的。DM 是癌基因扩增的细胞学表现，它与肿瘤细胞的一种特异性的染色体畸变——均匀染色区（homogeneously staining region，HSR）之间可相互转变。

（2）巨 A 染色体：又称巨大亚中央着丝粒标记染色体（large submetacentric chromosome）。20 世纪 60 年代以来，各国的研究者分别在精原细胞瘤、乳腺瘤、鼻咽癌等肿瘤细胞中发现了这种标记染色体。夏家辉等通过 G 带技术证明巨 A 染色体由 1 号染色体的长臂与 3 号染色体的短臂易位而成，即 t(1;3)(q44;p11)。

（3）巨大近端着丝粒标记染色体（large acroceatric chromosome）：比正常细胞中最大的近端着丝粒染色体（13 号染色体）还要大。已在多种肿瘤细胞中发现过巨大近端着丝粒标记染色体，如胃癌、结肠癌、鼻咽癌、肺癌、喉癌、宫颈癌等。巨大近端着丝粒标记染色体的产生机制还有待于研究。

3. 染色体脆性位点　脆性位点（fragile site）是指人类染色体在一定条件下，易于表现裂隙（gap）或断裂（break）的特异性位点。脆性部位的定义首先由 Sutherland 提出，他认为脆性部位应具有以下特征：①具有宽度不等的非染裂隙，通常涉及两条染色单体；②恒定地出现于受检个体染色体上的特定位点；③以孟德尔的共显性遗传方式传递；④具有相当的脆性，即在体外适当的培养条件下，染色体易形成无着丝粒断片、缺失、三射体等畸变。在第八届国际人类基因制图会议（HGM8）上，脆性部位的概念被扩展为：当染色体暴露于某种化学制剂或组织培养基时所显示的非随机性裂隙或断裂的染色体位点。自从 1965 年 Dekaban 发现第一个脆性部位以来，人们对其进行了较深入的研究，发现某些脆性部位与特定的恶性肿瘤具有一定的相关性。

三、染色体畸变在临床肿瘤学中的意义

由于肿瘤染色体与正常组织的染色体有明显差异，所以，检查染色体的畸变情况，有助于鉴别癌组织与非癌组织；又由于不同肿瘤细胞的染色体畸变类型和部位可有不同，故检查染色体的情况还可以帮助区分不同类型的肿瘤。肿瘤的染色体畸变常与其恶性程度相关，例如，Lub1963 年报道结肠腺瘤样息肉（良性）的染色体数目为 48 条，绒毛状息肉（癌前）为 47～56 条；局限性癌为 46～48 条，中晚期腺癌为 92 条，晚期腺癌伴有转移者为 77 条。另外，染色体畸变与肿瘤如前列腺癌、膀胱癌、宫体癌、宫颈癌、乳腺癌等的浸润、转移和预后有一定关系。多种恶性肿瘤发生浸润和转移时多见异倍体。Tarares 研究了 35 例不同核型的前列腺癌与治疗效果的关系，发现二倍体和四倍体的前列腺癌对激素治疗的反应较好，平均生存期 7.4 年，而三倍体和六倍体的前列腺癌对激素治疗不起反应，平均生存期仅为 3.3 年。有人发现当慢性粒细胞白血病急变时 17 号染色体会畸变成等臂染色体，而且几乎所有的慢性粒细胞白血病患者体内出现这个等臂染色体后不久即会死亡。还有人发现同一种恶性肿瘤对放射线的敏感程度可随细胞中染色体数目的不同而有不同，这些研究结果对于肿瘤的临床治疗有一定的参考价值。

第三节　肿瘤相关基因

基因的异常改变是肿瘤起源与发展的分子基础。目前研究的结果表明，肿瘤是细胞中多种基因突变累积的结果，这些突变主要发生在三类基因，即癌基因、肿瘤抑制基因和肿瘤转移相关基因。其中绝大多数肿瘤的基因变异都是体细胞突变，包括点突变、扩增、重排、缺失或甲基化状态的改变。

一、癌基因

癌基因（oncogene）是指能引起细胞恶性转化的基因。癌基因可分为两大类，一类是存在于病毒基因组内的癌基因，称为病毒癌基因（viral oncogene，v-onc）；另一类是存在于人和动物细胞基因组内的癌基因，称为细胞癌基因（cellular oncogene，c-onc）或原癌基因（proto-oncogene）。最早发现的逆转录病毒是 Rous 鸡肉瘤病毒（RSV），由 Rous 在 1910 年描述。1971年，Temin 又在 RSV 中发现了逆向转录酶，这种酶是逆转录病毒致瘤的关键，它可以使逆转录病毒以含有病毒癌基因的 RNA 为模板逆向转录合成 DNA，然后再整合到宿主正常细胞的 DNA 中，从而使细胞癌变。迄今为止，已在逆转录病毒中发现了 20 多种不同的病毒癌基因，如 Rous 鸡肉瘤病毒的 *v-src*、小鼠 Moboney 肉瘤病毒的 *v-sis* 等。

1. 细胞癌基因的定位与分类　细胞癌基因或称原癌基因是指脊椎动物和人类的正常细胞中所具有的与病毒癌基因同源的 DNA 序列。目前已知的原癌基因已近 100 种，其中许多已定位不同的染色体区带。这些基因与细胞的生长、增殖等基本功能有关。它们或者编码生长因子、生长因子受体和蛋白激酶而在生长信号的传递和细胞分裂中发挥作用；或者编码 DNA 结合蛋白而参与基因表达或复制的调控。因此，细胞癌基因按照其功能不同可以分为 4 大类：①蛋白激酶（protein kinase）类；②信号转导蛋白（signal transduction protein）类；③生长因子（growth factor）类；④核内转录因子（transcription factor）类（表 11–1）。

表 11–1　细胞癌基因的分类及作用

癌基因的类别	癌基因	同源的细胞癌基因
1. 蛋白激酶类		
（1）跨膜生长因子受体	*ERBB₁*	EGF 受体
	NEU（*ERBB₂-HER-2*）	EGF 受体相似物
	FMS	M–CSF 受体
	ROS、*KIT*、*RET*、*SEA*	
（2）与膜结合的酪氨酸蛋白激酶	SRC 族（*SRC*、*FGR*、*YES*、*LCK*、*NCK*、*FYM*、*FES*、*FPS*、*LYM*、*TKL*）*ABL*	
（3）可溶性酪氨酸蛋白激酶受体	*MET*、*TRK*	
（4）胞质丝氨酸 – 苏氨酸蛋白激酶	*RAF*（*MIL*、*MHT*）、*MOS*、*COT*、*PI-1*	
（5）非蛋白激酶受体	*MAS*	血管紧张素受体
	ERBA	甲状腺激素受体
2. 信号转导蛋白类与膜结合的 GTP 结合蛋白	*H-RAS*、*K-RAS*、*N-RAS*	
3. 生长因子类	*SIS*	PDGF–2
4. 核内转录因子类	*INT-2*	FGF 同类物
	C-MYB、*N-MYC*、*L-MYC*、*MYB*、*LYL-1*	转录因子
	FOS、*JUN*	转录因子 Ap–1
	TCR	T 细胞抗原受体的 β 链
	REL	NF–κB 相关的蛋白
	MET、*BCL-1*、*BCL-2*、*MAM*、*ETS*、*SKI*、*B-LYM*、*AKT*	

2. 细胞癌基因的激活　生理情况下，细胞癌基因一般很少表达，并不致癌，只有当它们被激活后，才会大量表达，使细胞趋向癌变。那么，细胞癌基因是怎样被激活从而使正常细胞癌变的呢？这是肿瘤遗传学研究的核心问题。到目前为止，已发现细胞癌基因可能的激活方式至少有下列几种。

（1）点突变：正常细胞中，细胞癌基因发生点突变被激活成为有活性的癌基因，最终使细胞癌变。例如 1982 年，Weinberg、Barbacid 和 Wigler 等人分别在各自的实验室证明了人膀胱癌细胞株 T 24 和 EJ 中的 *H-ras* 癌基因是由其细胞癌基因突变所致。他们发现 *H-ras* 癌基因与细胞癌基因 *c-ras* 仅有 1 个碱基差异，即细胞癌基因 *c-ras* 的第 12 个密码子 GGC（甘）突变为

NOTE

GTC（缬）后就变成了癌基因 *H-ras*。这样分别由 *c-ras* 和 *H-ras* 所编码的蛋白质 P21（一种分子量为 21KD 的膜蛋白）也就仅相差 1 个氨基酸，而这种微小的差别对蛋白质的空间结构有深刻影响。近年来的研究表明，P21 蛋白的结构改变可能导致细胞的癌变。

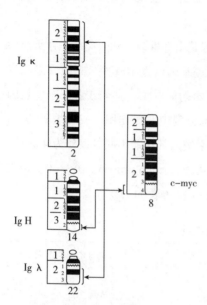

图 11-6　Burkitt 淋巴瘤的 8/14、
8/2 和 8/22 易位与基因重排

（2）染色体易位（基因重排）：有些细胞癌基因是通过染色体易位使 DNA 上的基因顺序发生重排而被激活的。染色体易位与细胞癌基因激活关系的研究积累了很多资料。易位既可影响细胞癌基因结构的变化，也可影响细胞癌基因表达量的变化。易位激活现象的发生往往是由于细胞癌基因转位到某些非常活跃的基因附近的结果。例如，Burkitt 淋巴瘤常有 8/14、8/2 和 8/22 易位，已发现在 8 号染色体的易位断点 8q24 处有 *c-myc* 癌基因，而与易位相关的 14 号、2 号和 22 号染色体上的易位断点分别是 14q32、2p12 和 22q11，而这三个位点正好分别是免疫球蛋白重链、κ 轻链和 λ 轻链基因所在的位点，它们都是人类非常活跃的基因（图 11-6）。这样当带有 *c-myc* 癌基因的 8q24 片段易位到 14q32 等部位时，*c-myc* 就被激活，从而过度表达，导致 Burkitt 淋巴瘤。在人基因组中，可由基因重排而激活的细胞癌基因还有 *c-mos*、*c-abl*、*c-myb* 等。

（3）癌基因扩增：某些癌基因的激活可由癌基因扩增导致。正常细胞中，一般的细胞癌基因都只有单个拷贝，转录产物有限，所以不会使细胞癌变。如果受某种因素影响，细胞癌基因可大量复制拷贝，其数目可成十成百倍地增加，这种现象称为癌基因扩增（oncogene amplification）。显然，癌基因的数量增多后，其转录产物以及新编码的癌蛋白也会随之大量增加，从而导致细胞癌变。如人神经母细胞瘤的 *c-myc* 能扩增到正常人的 140 倍；亚型小细胞肺癌的 *c-myc* 能扩增到正常时的 76 倍等。有人提出，基因扩增的数量可以作为癌症治疗效果或预后好坏的预测指标。癌基因扩增在细胞学水平上常表现为染色体上可见的均匀染色区（HSR）（图 11-7）或成对出现的无着丝粒的小染色体——双微体（DM）（图 11-8）。

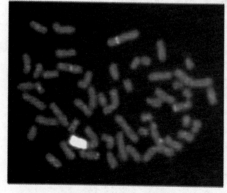

图 11-7　染色体上的均匀染色区（HSR）

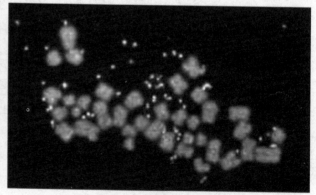

图 11-8　扩增激活细胞癌基因形成的双微体（DM）
（如图中小亮点所示）

NOTE

（4）启动子插入：细胞癌基因附近被插入一个强大的启动子或易位到某些非常活跃基因的启动子附近，也可被激活，从而产生过量的癌蛋白使细胞癌变。例如，鸟类白细胞增生病毒（avian leukosis virus，ALV）基因组两端所含有的强转录启动子的长末端重复序列（long terminal repeat，LTR）可以整合到鸡细胞的细胞癌基因 *c-myc* 附近，激活 *c-myc*，使其表达水平高于正常细胞的 30 ～ 100 倍，最终诱发 B 细胞淋巴瘤。

（5）癌基因偶联：1983 年，Weinberg 等人提出细胞癌变是两种以上的癌基因协同作用的结果。他们发现，仅用人的 *c-ras* 基因转染大鼠胚胎的成纤维细胞，不会使之癌变；但如果再有第二种癌基因（*v-myc* 或 *c-myc*）的诱导，成纤维细胞就会癌变，这种不同的癌基因之间进行合作而使细胞癌变的过程称为癌基因偶联或癌基因协同。进一步的研究证明，进行合作的癌基因分别具有不同的生理功能，*ras* 类可诱导生长因子的产生，而 *myc* 类则是增强细胞对生长因子的反应。总之，细胞癌变的癌基因偶联假说认为，细胞癌变过程的不同阶段需要不同癌基因的激活，癌细胞表型的最终形成需要被激活癌基因的共同表达。

不同的癌基因有不同的激活方式，一种癌基因也可有几种激活方式。例如 *c-myc* 的激活就有基因扩增和基因重排两种方式，很少见 *c-myc* 的突变；而 *ras* 的激活方式则主要是突变，1985 年 Slamon 检测了 20 种 54 例人类肿瘤中的 15 种癌基因，发现所有肿瘤都不止一种癌基因发生改变。细胞转化实验也证明，各种癌基因之间存在协同作用。事实表明，肿瘤的发生是多步骤、多因素的，不同的癌基因作用于肿瘤发生的不同阶段。

二、肿瘤抑制基因

肿瘤抑制基因（tumor suppressor gene）又称为抑癌基因或抗癌基因（anti-oncogenes）、隐性癌基因（recessive oncogene）。肿瘤抑制基因的概念最初是 20 世纪 60 年代在肿瘤细胞与正常细胞杂交研究的基础上提出的。正常细胞与肿瘤细胞融合形成的杂种细胞不具备肿瘤细胞表型，此外，正常细胞的染色体可以逆转肿瘤细胞表型。因此，人们提出了正常细胞中可能存在抑制肿瘤发生的基因，称为肿瘤抑制基因（tumor suppressor gene）。它们的功能是抑制细胞的生长和促进细胞的分化，但当两个等位基因都因突变或缺失而丧失功能，即处于纯合失活状态时，细胞就会因正常抑制的解除而恶性转化。自从 1986 年在人类恶性肿瘤中首次发现肿瘤抑制基因 *RB* 以来，迄今为止已经发现并确认了十几种肿瘤抑制基因（表 11-2）。许多人类遗传性肿瘤综合征常常伴有肿瘤抑制基因的缺失或失活。

表 11-2　肿瘤抑制基因及其产物

肿瘤抑制基因	染色体定位	功能	基因异常引起的肿瘤	
			遗传型	散发型
RB	13q14	细胞周期调节	视网膜母细胞瘤	小细胞肺癌等
WT1	11p13	转录调节	Wilms 瘤	肺癌等
p53	17p13.1	调节细胞周期和凋亡	Li-Fraumeni 综合征	脑肿瘤，肉瘤，白血病，乳腺癌等
NF1	17q11.2	激活 GTP 酶活性	神经纤维病，Ⅰ 型	—
DCC	18q21	参与细胞表面作用	未知	结肠癌、直肠癌
APC	5q21	细胞核至黏附因子的信号转导	家族性腺瘤性息肉	结肠癌、直肠癌

1. RB 基因　视网膜母细胞瘤是婴儿视网膜发生的恶性肿瘤，大约 40% 的视网膜母细胞瘤是遗传型的。*RB* 基因是最早发现的一种肿瘤抑制基因。遗传型视网膜母细胞瘤患者出生时 *RB* 基因的一个等位基因由于生殖细胞突变而丧失功能，出生后如果视网膜母细胞中另一个等位基因发生了体细胞突变，这个细胞就会转化为肿瘤细胞。

RB 基因定位于染色体 13q14.1~q14.2，全长约 200kb，有 27 个外显子，编码 928 个氨基酸残基组成的 105 ～ 110kD 蛋白质。RB 蛋白质的磷酸化状态是 *RB* 基因调节细胞生长分化的主要形式。RB 蛋白质去磷酸化后，与细胞转录因子 E2F 相结合，使细胞不能越过 G1 期控制点进入 S 期，所以不能进行增殖。当细胞分裂成两个子细胞时，失活的（磷酸化的）RB 蛋白质通过去磷酸化再使子细胞处于 G1/G0 期。如果由于点突变或 13q14.1~q14.2 部位有缺失而使 *RB* 基因失活，则 RB 蛋白质的表达就会出现异常，细胞就可能持续地处于增殖状态，并可能由此恶变。

此外，DNA 肿瘤病毒、SV40、腺病毒、多瘤病毒及人乳头瘤病毒等病毒蛋白质可通过转染进入细胞并与低磷酸化的 RB 蛋白质结合，使 E2F 释放出来，从而促进细胞的增殖。这可能是病毒通过 RB 致癌的作用机制之一。

另外，RB 蛋白质也可与 DNA 结合，直接抑制细胞癌基因 *c-myc* 的表达，从而影响 DNA 的复制。

2. *p53* 基因　*p53* 基因是涉及人类恶性肿瘤形成中最多的一个基因，也是研究最为广泛深入的肿瘤相关基因之一。人类肿瘤中 50% 以上与 *p53* 基因变化有关，*p53* 基因定位于染色体 17p13.1，由 11 个外显子组成，编码 393 个氨基酸组成的 53kD 蛋白质。*p53* 基因是通过其编码的蛋白质与肉瘤病毒 SV40 大 T 抗原相结合而被发现的，当时被认为是"癌基因"，后来发现在某些肿瘤中 p53 蛋白质与正常 *p53* 基因编码的蛋白质不同。正常 *p53* 基因的编码产物可抑制培养细胞的恶性转化，因此以前被认为的"癌基因"实际是 *p53* 野生型基因的突变型，现已明确 *p53* 基因是抑癌基因。正常的 *p53* 基因产物为 p53 蛋白，是一种转录因子，可上调 p21 蛋白的生成，并阻止细胞周期从 G1 到 S 期。

p53 突变是人类恶性肿瘤中常见的现象。人类各种癌症中，60% 左右存在 *p53* 基因突变，其中约 85.6% 为错义突变，正常 *p53* 基因功能由此丧失，从而解除了对细胞生长的正常抑制，使突变细胞获得生长优势。*p53* 功能的丧失也使细胞逃脱凋亡。突变型 *p53* 基因具有癌基因的作用，促进细胞恶性转化。如在部分结肠癌、肺癌、乳腺癌和胰腺癌等均发现有 *p53* 基因的点突变或丢失，从而引起异常的 p53 蛋白质表达，丧失其生长抑制功能，导致细胞增生和恶变。*p53* 基因突变在癌基因家族的研究领域也取得重要进展。遗传性 Li-Fraumeni 综合征（LFS）即为典型的例子，LFS 综合征家系中遗传的 *p53* 突变为种系突变（germ line mutation），癌细胞中发生的突变则为体细胞突变，这完全符合二次突变学说。

由于 *p53* 基因在肿瘤发生发展以及诊断治疗中的重要作用，目前研究者正致力于寻找和发现其相关基因以及将其应用于基因治疗的有效方法。

三、肿瘤转移相关基因

恶性肿瘤的浸润转移是一个复杂而有序的过程，包括癌细胞由原发肿瘤脱落，进入细胞外基质和血管或淋巴管，并在远处适宜的组织中生长。近 10 年来的研究表明，与肿瘤发生一样，肿瘤转移不仅有促转移基因的激活，也伴有转移抑制基因的失活。迄今为止，人们已经确认了多种直接与肿瘤转移或转移抑制相关的基因。

1. 肿瘤转移相关基因 指对肿瘤转移起正调控作用的基因，即其改变和表达能够促进或导致肿瘤转移，包括以下几类基因：①编码基因：如 *CD44* 基因及其变异体基因；②癌基因：如 *ras* 基因和 *myc* 基因等；③突变的肿瘤抑制基因：如突变型 *p53* 基因和突变型 *DCC* 基因等；④特异的肿瘤转移基因：如 *Mts-1* 和 *Tiam-1* 等。

2. 肿瘤转移抑制相关基因 即对肿瘤转移起负调控作用的基因。不同的肿瘤转移抑制相关基因在肿瘤转移的不同阶段有不同的作用，例如：主要组织相容性复合物系统的 *H-2k* 基因的作用是增强肿瘤细胞在宿主体内的免疫原性；基质金属蛋白酶组织抑制因子基因（tissue inhibitor of metalloproteinasas, *TIMPs*）编码一种糖蛋白，能与肿瘤转移密切相关的胶原酶结合，降低肿瘤细胞的侵袭和转移能力。

nm23 基因是最引人注目的肿瘤转移抑制基因，1988 年由美国国立癌症研究所的 Steeg 等应用差示克隆杂交技术从 7 个转移潜能不同的 K-1735 黑色素瘤细胞株中分离得到。*nm23* 基因定位于人类染色体 17q21.3-q22，在人基因组中存在着两种类型，即 *nm23-H1* 和 *nm23-H2*，二者有高度的同源性。人的 *nm23-H1* 和 *nm23-H2* 基因编码都由 152 个氨基酸组成的 17kD 蛋白质，nm23 蛋白质与核苷二磷酸激酶（NDDK）的氨基酸序列高度同源。*nm23* 基因是一个肿瘤转移抑制基因，在低转移性肿瘤中的表达明显高于高转移性的肿瘤。将 *nm23* 基因转染到高转移肿瘤细胞中，可使癌细胞的转移潜能下降。目前发现 *nm23* 基因参与乳腺癌、肺癌等多种恶性肿瘤的转移过程。

第四节 肿瘤发生的遗传机制

一、单克隆起源假说

肿瘤的单克隆起源假说的主要论点是：致癌因子引起体细胞基因突变，使正常体细胞转化为前癌细胞，然后在一些促癌因素作用下，发展成为癌细胞。按照这个学说的观点，肿瘤细胞是由单个突变细胞增殖而成，也就是说肿瘤是突变细胞的单克隆增殖细胞群，这称为肿瘤的克隆起源。肿瘤生物学研究证实，虽然肿瘤细胞的染色体异常十分复杂和多样化，但原发型肿瘤的所有细胞的确都具有该类型特有的染色体畸变、遗传标记和同工酶，这是肿瘤发生的单克隆学说的证据。

二、二次突变学说

这是 Knudson 在研究了视网膜母细胞瘤发生过程后于 1971 年提出的一个学说。二次突变学说认为，恶性肿瘤必须经过两次或两次以上的突变后才会发生。对于遗传型的肿瘤来说，第一次突变发生于生殖细胞，所以该个体所有体细胞实质上都是潜在的前癌细胞，任何体细胞如果再发生第二次突变就会转化为癌细胞，因此这种肿瘤发生就具有家族性、多发性、双侧性和早发性的特点。而非遗传型的肿瘤，由于第一次突变发生在体细胞中，只影响到这个体细胞增殖的细胞克隆，成为前癌细胞，如果在这个体细胞及其克隆再发生第二次突变也可能形成肿瘤。因此非遗传型肿瘤发病迟，并具有散发性、单发性和单侧性等特点。遗传型视网膜母细胞和非遗传型视网膜母细胞瘤的发生过程可用二次突变学说来解释（图11-9）。

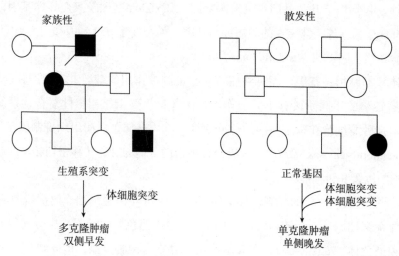

图 11-9　遗传性肿瘤与散发性肿瘤的比较及二次突变假说的解释

三、多步骤损伤学说

　　肿瘤的发生是多步骤的，涉及多种相关基因，包括癌基因和抑癌基因的突变。一种肿瘤会有多种基因的变化，而同一种基因的改变也会在不同种类肿瘤的发生中起作用，大多数肿瘤的发生与癌基因的活化和（或）抑癌基因的失活有关。美国麻省理工学院 Land 等在 1983 年发现，若只用 *EJ-HRAS* 癌基因转染细胞，仅能诱导体外培养的大鼠胚胎成纤维细胞发生过量增殖，但并未出现癌变。然而若将 *ras* 癌基因与 *v-myc* 病毒癌基因共同转染细胞，则能使这些细胞转化为癌细胞。所以他们认为，细胞癌变至少需要两种癌基因的偶联合作，每一种只完成其中的一个步骤，才能最终完成整个癌变过程。随后，他们的这个观点得到了许多实验结果的证实，并逐渐发展形成了被人们普遍认同的多步骤致癌学说（multistep lesion theory），也称为多步骤损伤学说。目前认为，细胞癌变往往需要多个肿瘤相关基因的协同作用，要经过多阶段的演变，其中不同阶段涉及不同肿瘤相关基因的激活与失活。也就是说，这些基因的激活与失活在时间上有先后顺序，在空间位置上也有一定的配合，所以肿瘤细胞表型的最终形成是这些被激活与失活的相关基因共同作用的结果。有人认为，在各种原癌基因激活的方式中，逆转录病毒的插入和原癌基因的点突变这两种激活方式可能表现在肿瘤发生的起始阶段，而染色体重排、基因重组和基因扩增等激活方式的出现则意味着恶性肿瘤进入发展阶段。不同肿瘤发生中的癌基因活化途径并不相同，但其变化的形式可概括为两个方面：一是转录水平的改变，通常表现为活性增高，产生过量与肿瘤发生有关的蛋白质，导致细胞恶性转化。这类癌基因激活中只有数量的变化而没有质的改变，主要包括强启动子插入和 DNA 片断的扩增等激活方式。二是转录产物的结构变化，产生结构异常的蛋白质或者摆脱了调控基因的控制，出现异常表达而导致细胞恶性转化。这类癌基因激活中涉及了质变，主要包括基因点突变和基因重组等激活方式。总而言之，正是由于各种原癌基因发生了量变和质变，导致表达异常，造成细胞分裂与分化失控，通过多阶段演变而转化为肿瘤细胞，这就是多步骤致癌学说的基本观点。多步骤致癌除包括原癌基因的激活外，还包括病毒癌基因的整合、肿瘤抑制基因的突变或缺失等，这些都是多步骤致癌过程的重要环节。

以结肠癌的发生为例，在从结肠上皮过度增生到结肠癌的演进过程中，关键性的步骤是癌基因以及肿瘤抑制基因的丧失或突变。这些阶段性积累起来的不同基因水平的改变，可以在形态学的改变上反映出来（图 11-10）。

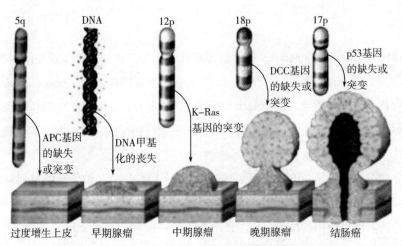

图 11-10　结肠癌发生的各个阶段和肿瘤相关基因的异常

综上所述，肿瘤的发生发展是一个复杂的生物学过程，它是细胞遗传物质异常改变的结果，同时也涉及机体内环境中的各种因素，包括机体的免疫力、各种生长因子和生物活性物质，而它们都是基因表达的结果，其中癌基因与肿瘤抑制基因的异常起着关键的作用。

思考题

1. 试述肿瘤发生的二次突变学说。

2. 举例说明哪些染色体异常与肿瘤的发生密切相关。

3. 肿瘤相关基因有哪些？请举例说明。

第十二章　药物遗传学

　　药物遗传学（pharmacogenetics）也称遗传药理学，是药理学与遗传学相结合的边缘学科，研究遗传因素对药物在体内吸收、分布、代谢和排泄速率即药动学（pharmacokinetics）的影响，以及对药物效力即药效学（pharmacodynamics）的影响，尤其是个体等位基因变异对异常药物反应的影响。通过个体间基因序列的变异性来说明药物反应个体差异的发生机制，用遗传分析指导用药，提高药物临床效果。

　　临床医学研究显示，人类的药物反应存在明显的个体差异。如普通催眠剂量的巴比妥类（phenobarbital）药物，对大多数人起催眠作用，却使个别人烦躁不安。这种对同一剂量的同种药物，不同个体表现出不同的反应，称个体对药物的特应性（drug atopy）。遗传因素和环境因素共同导致了药物反应的个体差异，但其中遗传背景起主要作用。旨在合理预测与药物毒性或不良反应密切相关的基因组成的研究工作将有助于医生尽早为患者选择无或低不良反应风险的药物及其剂量，在确保充分疗效的基础上尽量减少并发症。

第一节　药物反应的遗传基础

　　药物摄入机体后，经过吸收、分布，仅有一部分药物与靶细胞受体相互作用而产生药效，大部分药物经过降解或转化排出体外。药物反应的遗传基础表现在药动学方面，主要指遗传因素对药物吸收、分布、代谢和排泄的影响；表现在药效学方面，主要指遗传因素对药物发挥作用大小的影响。

一、遗传因素对药物反应的影响

（一）对药动学反应的影响

1. 药物吸收（drug absorption）　是指药物进入体内到达血液循环的过程。药物的吸收与给药的途径有关，不同的给药途径可影响药物的吸收和作用。如黏膜吸收，由于黏膜有丰富的血管网，是一种迅速有效的途径；注射吸收则是最直接、最简易的吸收途径；皮肤吸收能产生局部而非系统和全身性的作用。一些药物的吸收需借助膜蛋白的转运，膜蛋白异常会影响药物吸收。

2. 药物分布（drug distribution）　是将药物由血液循环运送到作用部位，分布到机体组织内的过程。影响药物在体内的分布有多种因素，如药物对细胞膜的穿透性、组织器官的血流量、血浆蛋白的结合等。血浆蛋白异常会影响药物在体内的分布。

3. 药物代谢（drug metabolism）　是指药物在机体内的化学变化。药物在逐步发挥作用后转换成活力差、无伤害性、易排泄的物质，这一过程大多在肝脏进行，有部分在肾脏和肠内黏膜中进行。代谢酶的活性对药物的作用至关重要。酶活性降低，是慢代谢者，存在药物毒性积累的风险；酶活性异常升高，降解速度过快，是超快代谢者，可能使血中的药物剂量达不到治疗效果。

4. 药物排泄（drug excretion）　是药物消除的最后过程。药物可从各种排泄及分泌器官排出体外。肾脏是最重要的排泄途径，其他排泄的途径还包括肺、粪便、唾液、胆汁、泪液、母乳等。

（二）对药效反应的影响

药效学主要研究药物对机体的作用及作用机制，药物通过与靶细胞上的受体结合，产生药效。基因突变可造成受体结构、数目缺陷或受体下游效应蛋白缺陷，使药物不能产生正常的药效。如睾丸女性化综合征（testicular feminization syndrome），患者虽具有 46,XY 核型，但外观呈女性化表型，这是由于雄激素受体基因突变使该受体功能缺陷，导致雄激素不能发挥作用所致。

（三）药物反应的遗传分析

在药物代谢过程中，每一步反应都受到特定的酶、受体或蛋白质的作用和影响。而蛋白质的结构和表达又是由基因控制的，一旦基因发生变异，就会影响蛋白质的结构和表达量，从而影响药物的代谢，最终导致药物的反应异常。

研究一种药物的代谢及其效应，通常给予一份标准剂量，经适当时间间隔后测定血液中药物水平或其他表示药物代谢速率的参数。通过分析群体用药后药物反应的个体变异分布是否连续，可以了解控制药物反应的遗传基础是单基因还是多基因。药物反应的个体变异连续，可以得到一个单峰的曲线，频数分布呈单众数分布，其遗传基础受控于多基因。对于不连续的变异，频数分布曲线呈双众数或三众数，药物代谢受单基因控制（图 12-1）。

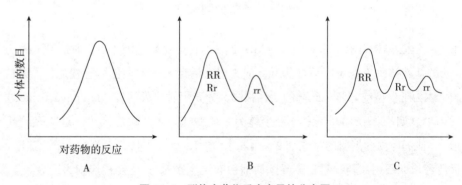

图 12-1　群体中药物反应变异的分布图
A. 连续变异的药物代谢受多基因控制；B. 双峰的不连续变异受完全
显性的单基因控制；C. 三峰的不连续变异受不完全显性的单基因控制。

二、异常药物反应的遗传基础

决定异常药物反应的个体变异有两种方式。一是药动学异常，即身体吸收、分布、代谢和排泄药物或其代谢物的速率的变异。如细胞色素 P450 系统的多态性等位基因可引起可待因失效或华法林治疗的出血现象等；葡萄糖醛酰转移酶或硫基嘌呤甲基转移酶等位基因变异，可增加化疗剂如喜树碱（依立替康）和 6- 巯基嘌呤的毒性。二是药效学异常，即由于受体、酶等药物下游靶点等位基因的变异引起的药物功效差异。如缺乏葡萄糖 -6- 磷酸脱氢酶的个体服用磺胺类药物可引起溶血性贫血；接受最佳华法林剂量范围治疗的患者，由于不同等位基因影响了药物靶点维生素 K 环氧化物受体复合物 I 的水平而使治疗效果不稳定。

（一）药动学异常的经典发现

1. 琥珀酰胆碱敏感性　琥珀酰胆碱（succinylcholine）是一种肌肉松弛剂，早期作为外科麻醉剂使用，可以使骨骼肌松弛，呼吸肌短暂麻痹。多数人使用时呼吸暂停仅 2 ～ 3 分钟后即恢复正常。少数患者（1/2000）用药后呼吸停止可持续 1 小时以上，如不及时人工呼吸、输血，可导致死亡。这种个体称为琥珀酰胆碱敏感性（succinylcholine sensitivity）个体。

琥珀酰胆碱在血中可被血浆中拟胆碱酯酶（pseudocholine esterase）水解而解毒，故作用短暂。琥珀酰胆碱敏感者，血浆酯酶活性缺乏或缺如，使琥珀酰胆碱降解速度减慢（慢代谢），作用时间延长，从而引起持续的呼吸肌麻痹。

琥珀酰胆碱敏感性属常染色体隐性遗传，控制酯酶的基因为 E1 和 E2，全长 80kb，定位于 3q26.1-q26.2。已发现的变异型有 5 种，其中纯合子 E1sE1s 酯酶活性最低，仅有 0 ～ 5%；较常见的 E1aE1a 型酶活性也低于 35%。

2. 异烟肼慢灭活　异烟肼（isoniazid）是一种常用的抗结核药物，体内的代谢过程是在 N- 乙酰基转移酶（N-acetyltransferase, NAT）的催化下，与乙酰辅酶 A 提供的乙酰基结合为乙酰化异烟肼而灭活，失去药效，经肾排出（图 12-2）。

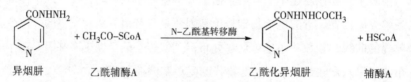

图 12-2　异烟肼代谢途径

编码 N- 乙酰基转移酶的基因位于 8p23.1-21.3，其突变型基因（M1、M2 和 M3）产物使肝脏 N- 乙酰基转移酶不稳定，活性降低，成为慢灭活型，属常染色体隐性遗传。人群中 RR 基因型的个体为野生型纯合体，此酶的活性很高，为异烟肼快灭活者（rapid inactivator），异烟肼在体内的半衰期 45 ～ 110 分钟；rr 型个体为突变型纯合体，缺乏该酶，是慢灭活者（slow inactivator），他们体内异烟肼的半衰期 2 ～ 4.5 小时；Rr 型个体具有中等的乙酰化速度。

慢灭活者长期服用此药，易积累异烟肼而引起维生素 B_6 缺乏性神经损害，导致多发性神经炎（80%）。不同人种慢乙酰基化发生率不同，白种人、黑种人为 50% ～ 60%，黄种人为 10% ～ 20%。

通过 N- 乙酰基转移酶进行乙酰化灭活的药物还有磺胺二甲嘧啶、苯乙肼、普鲁卡因酰胺、甲基硫氧嘧啶、肼苯达嗪、氨苯砜等，这些药物的代谢都会受到代谢酶变异的影响。

（二）药效学异常的经典发现

1. 葡萄糖 -6- 磷酸脱氢酶缺乏症　葡萄糖 -6- 磷酸脱氢酶（glucose-6-phosphate dehydrogenase, G6PD）缺乏症是人类最常见的酶缺陷疾病，临床表现为溶血性贫血。患者平常无症状，在食用蚕豆或一些药物如伯氨喹啉类、解热镇痛类、磺胺类、砜类等后，容易出现血红蛋白尿、黄疸、贫血等急性溶血反应，俗称"蚕豆病"。红细胞中糖代谢主要是通过无氧糖酵解进行，另有 10% 通过戊糖代谢旁路（图 12-3），G6PD 在红细胞戊糖代谢中有重要作用。

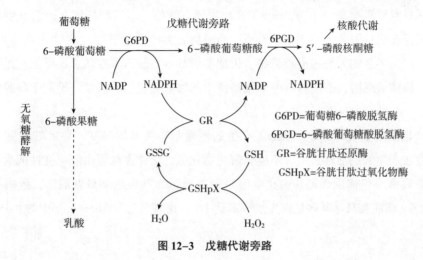

图 12-3　戊糖代谢旁路

正常情况下，G6PD 可使葡萄糖 -6- 磷酸（G6P）脱氢，经辅酶Ⅱ（NADP）传递给氧化型谷胱甘肽（GSSG）使其还原成还原型谷胱甘肽（GSH）。GSH 有保护红细胞膜上巯基（SH）、保护血红蛋白（Hb）免受氧化的作用。G6PD 缺乏，服用伯氨喹啉、磺胺药、抗疟药、解热镇痛药等有氧化作用的药物后，产生的 H_2O_2 会积累，过多的 H_2O_2 氧化血红蛋白表面 β 链上的半胱氨酸巯基，使血红蛋白的 4 条肽链接触不稳而解聚，血红蛋白变性，红细胞变形性降低而脆性增加。当这些红细胞随血流通过狭窄的毛细血管及肝脏、脾窦时，易挤压破裂，引发急性溶血反应。

G6PD 基因定位于 Xq28，由 13 个外显子组成，全长 18kb，编码 515 个氨基酸。G6PD 缺乏症呈 X 连锁显性遗传，男性半合子呈显著缺乏，女性杂合子酶活性变异范围大，可接近正常亦可显著缺乏。根据 Lyon 假说，女性杂合子实际上应是含有 G6PD 缺乏红细胞和正常红细胞的嵌合体，两种细胞系的细胞嵌合数量不同直接影响女性（G6PD）缺乏杂合子的酶活性水平，故在临床上具有不同的表现度。G6PD 缺乏症呈世界性分布，但比较集中在非洲、地中海沿岸、中近东及东南亚、美洲黑人，中美洲及南美洲某些印第安人地区等，是热带、亚热带地区常见的一种遗传病。我国主要分布在黄河流域以南各省，尤以广东、广西、贵州、云南、四川等省发生率较高，为 4% ～ 20%。

2. 恶性高热　恶性高热（malignant hyperthermia，MH）是一种由常规麻醉用药引起围手术期死亡的遗传性疾病。患者平时无异常表现，在全麻过程中接触氟烷、安氟醚、异氟醚等挥发性吸入麻醉药和琥珀酰胆碱等肌肉松弛剂后，肌质中大量的 Ca^{2+} 流入肌浆网，骨骼肌强直收缩、处于高代谢状态。致使大量产热，体温迅速升高；组织缺氧，肌细胞大量破坏，出现代谢性酸中毒；体内 CO_2 浓度升高，出现呼吸性酸中毒；代谢毒性产物破坏了小血管内皮细胞，发生弥散性血管内凝血（disseminated inravascular coagulation，DIC），导致多系统器官功能衰竭而死亡。

恶性高热是一种常染色体显性遗传疾病，通常与编码一种胞内钙离子通道的 RYRI 基因突变有关，基因定位于 19q13.1-q13.2。基因突变导致 Ca^{2+} 释放通道蛋白失活，Ca^{2+} 过量释放，肌浆内 Ca^{2+} 急剧增高，肌肉收缩，代谢亢进，体温升高。

3. 无过氧化氢酶血症   过氧化氢（H_2O_2）是外科常用的创面消毒药，它在组织中过氧化氢酶的作用下迅速分解，放出游离的氧，创面呈鲜红色，常有泡沫产生，起抗菌除臭作用。1964年，日本耳鼻喉科医生高原（Takahara）首次报道，在给一名口腔坏疽女孩消毒创面后发现这个女孩创面变成棕黑色，且无泡沫形成，当时称之为"黑血病"。这类患者在不用 H_2O_2 时情况正常，但是半数的人易患齿槽溃疡、齿龈萎缩和牙齿脱落等症状。这可能与过氧化氢酶缺乏有关，该酶缺乏时，不能将口腔中细菌产生的过氧化氢分解成氧，不利于口腔和牙齿的净化。

无过氧化氢酶血症（acatalasemia）产生的原因是有关基因突变，导致红细胞不能产生过氧化氢酶或产生的酶活性过低，不能分解过氧化氢，而使血红蛋白氧化变性成为高铁血红蛋白。本症属常染色体隐性遗传，也有家系调查报道为常染色体显性遗传，致病基因位于11p13.5–13.6。该病在日本某些地区发病率高达 1%，我国东北为 0.65%、华中为 0.55%、华南为 0.23%。

第二节   毒物反应的遗传基础

环境中除了药物外，还存在许多其他的潜在毒性物质和只对某些具有一定遗传素质的人发生损害的物质。环境中各种有害因子在人体内的代谢途径也会受特定基因型的制约，药物遗传学的某些原则，也可应用于研究毒物对不同基因型的中毒效应。生态遗传学（ecogenetics）研究群体中不同的基因型对各种环境因子的特殊反应形式，因此，毒物和药物遗传学都可归入生态遗传学的研究范围。事实上，药物和毒物没有严格的界限，药物过量可引起中毒，少量毒物有时也可作为药物使用。

研究证明，不同种族、不同的遗传基础对环境因子的敏感度不同。例如，许多亚洲人成年后乳糖酶缺乏活性，不耐受乳食；某些白种人在接触了用作味精的谷氨酸钠时发生"中国餐馆综合征"，颈后紧张、眼后压迫感、头痛、面部潮红、恶心等；吸烟可以引起某些人发生肺病，这可能是由遗传因素决定的高度易感性所致。

一、乳糖不耐受症

乳糖不耐受症（lactose intolerance）又称乳糖消化不良或乳糖吸收不良，是指人体内不产生分解乳糖的乳糖酶的状态。所有的婴儿都具有高活性的小肠上皮黏膜乳糖酶（lactase），能够将乳汁中的乳糖水解成葡萄糖和半乳糖，被小肠吸收。随着婴幼儿断奶后，酶的活性大大降低，失去水解作用。成年人进食牛奶或乳制品后，由于乳糖酶失去活性，乳糖不能被水解而潴留在肠内并移行于大肠。这时，由于未分解的乳糖的渗透作用使肠液被水分稀释，肠液增加，加快了在肠内的移动速度而造成腹泻。未被水解的乳糖在大肠内受到肠内细菌的发酵作用被分解为乳酸、氢和二氧化碳，致使患者出现肠内充气、肠鸣、腹胀和发酵性泡沫状、酸臭味腹泻等症状。

据调查，乳糖不耐受症在某些亚洲人群发病率很高，占 60%～100%，在欧美及澳大利亚的白人中占 1%～16%。因为在多数中欧和北欧人群及亚洲以牧业为主的人群中，2 号染色体上发生基因突变，能终止乳糖酶的减少，到成年期仍能继续保持乳糖酶活性。这可能是由于这些以牧业为主的牧民经常食用乳品，使有关突变基因经过长期选择形成优势的结果。

二、酒精中毒

人类对酒精的耐受性有种族和个体差异。对酒精敏感者摄入 $0.3 \sim 0.5 mL/kg$ 酒精后，即可表现出面红耳赤、皮温升高、脉搏加快等酒精过量症状，严重者可致酒精中毒（alcoholism）；酒精耐受者则不发生这些反应。黄种人中 80% 为敏感者，白种人中仅 5% 为敏感者。

酒精摄入人体后，在胃及小肠上部迅速吸收，$90\% \sim 98\%$ 进入肝脏代谢，$2\% \sim 10\%$ 随尿及呼气排出。在肝脏代谢过程主要分为两步反应：第一步是乙醇在肝细胞乙醇脱氢酶（alcohol dehydrogenase，ADH）作用下形成乙醛，乙醛可刺激肾上腺素和去甲肾上腺素分泌，引起面部潮红、皮温升高、心率加快等症状；第二步是乙醛在乙醛脱氢酶（aldehyde dehydrogenase，ALDH）的作用下进一步形成乙酸（图 12-4）。

$$C_2H_5OH + NAD^+ \xrightarrow{ADH} CH_3CHO + NADH + H^+$$
$$CH_3CHO + NAD^+H_2 \xrightarrow{ALDH} CH_3COOH + NADH + H^+$$

图 12-4　体内酒精代谢过程

ADH 是二聚体，由 3 种亚单位 α、β、γ 组成，α、β、γ 分别由 ADH_1、ADH_2、ADH_3 基因编码，成人主要是 β 链二聚体。ADH2 具有多态性，大多数白种人为 ADH_2^1，由 β1β1 组成；而 90% 黄种人为 ADH_2^2，由 β2β2 组成，β2 为 β1 的变异肽链，即 β1 第 47 位的半胱氨酸被组氨酸取代。β2β2 型的酶活性约为 β1β1 的 100 倍，故大多数白种人在饮酒后产生乙醛较慢，而黄种人产生乙醛较快，易出现酒精中毒症状。

ALDH 主要有 $ALDH_1$ 和 $ALDH_2$ 两种同工酶。$ALDH_1$ 基因位于 9q，$ALDH_2$ 基因位于 12q 远侧，$ALDH_2$ 比 $ALDH_1$ 活性高。白种人几乎全部为 $ALDH_1$ 和 $ALDH_2$，黄种人中约 50% 仅有 $ALDH_1$ 而无 $ALDH_2$，因此氧化乙醛的速度比较慢。

由 ADH 和 ALDH 两种酶的活性可以看出，大多数黄种人因为饮酒后产生乙醛速度较快，而氧化乙醛为乙酸的速度较慢，故易产生乙醛积蓄中毒；大多数白人则与此相反，而不易发生酒精中毒。可见黄种人较白种人易产生酒精中毒的原因是由遗传因素决定的。

三、吸烟与慢性阻塞性肺疾病

慢性阻塞性肺疾病（chronic obstructive pulmonary disease，COPD）是一种具有气流阻塞特征的慢性支气管炎或肺气肿，可进一步发展为肺心病和呼吸衰竭的常见慢性疾病。与有害气体及有害颗粒的异常炎症反应有关，致残率和病死率很高，全球 40 岁以上人群发病率已高达 $9\% \sim 10\%$。吸烟刺激巨噬细胞和中性粒细胞释放弹性蛋白酶，分解肺弹性蛋白，破坏肺泡，导致呼吸面减少。但并非吸烟者都患 COPD，这是因为 COPD 的产生也有一定的遗传基础。

正常人机体内存在一组能抑制蛋白酶活性的多肽和蛋白质。α1- 胰蛋白酶抑制剂（α1-antitrypsin，α1-AT）是血清中主要的蛋白酶抑制因子，它能抑制包括弹性蛋白酶在内的多种蛋白酶的活性。α1-AT 基因位于染色体 14q32.1，全长 10226bp，含有 5 个外显子，编码 394 个氨基酸。正常 α1-AT 的反应中心处于暴露位置，当与蛋白酶作用时，第 358 位甲硫氨酸与

359 位丝氨酸之间的肽链发生断裂,环状结构被破坏,与蛋白酶形成稳定的复合物,使其失去活性。α1-AT 存在遗传多态性,至少有 33 种变异型,每种变异型对蛋白酶抑制活性都不相同。其中 ZZ 型者由于第 342 位的谷氨酸被赖氨酸取代,缺乏 α1-AT 活性,吸烟诱导产生的弹性蛋白酶不能受到有效的抑制,会消化肺泡,导致 COPD 产生。

四、吸烟与肺癌

吸烟者易患肺癌(lung cancer),但并非所有吸烟者均患肺癌,也并非不吸烟者不患肺癌。吸烟者或被动吸烟者是否患肺癌与个体的遗传基础有关。

烟叶中含有致癌的多环芳烃化合物,但致癌性较弱,进入机体后通过细胞微粒体中芳烃羟化酶(aryl hydrocarbon hydroxylase, AHH)的作用,可转变为具有较高致癌活性的环氧化物。此外,芳烃化合物还有诱导 AHH 活性的作用。其诱导作用的高低因人而异,受遗传因素决定。人群中可分为高诱导组、中诱导组和低诱导组。中、高诱导组发生肺癌的易感性分别是低诱导组的 16 倍和 36 倍。所以易患肺癌的吸烟者和被动吸烟者是高诱导者,那些长期吸烟而不患肺癌者可能是低诱导者。因此,公共场所禁止吸烟具有一定的现实意义,即吸烟者虽然是低诱导者,但周围人群若有高诱导者,将因被动吸烟而患癌。

第三节　药物基因组学

药物基因组学(pharmacogenomics)是在药物遗传学的基础上发展起来的,以功能基因组学与分子药理学为基础的一门科学。它应用基因组学来对药物反应的个体差异进行研究,从分子水平证明和阐述药物疗效以及药物作用的靶位、作用模式和毒副作用。与药物遗传学侧重于特异位点的遗传学变化相比,药物基因组学是从基因组整体水平研究药物反应的个体差异,遗传多态性是药物基因组学的基础。

一、遗传多态性与药物效应多样性

遗传多态性(genetic polymorphism),指群体中某一等位基因位点存在两种或两种以上变异类型,而其中最罕见类型的频率不小于 1% 的现象。

药物发挥药效与代谢解毒涉及多个过程,需要多种代谢酶、受体、转运蛋白等参与。这些蛋白基因均存在一系列突变,表现为药物代谢酶的多态性、药物转运蛋白的多态性以及药物作用受体或靶位的多态性等,使不同个体表现出药物效应的多样性。

（一）药物代谢酶基因多态性

药物在肝脏内的分解与代谢一般分两个阶段:第一阶段,通过氧化、还原或水解作用,给药物加上或脱去一定的化学基团,使药物失去药理活性,转化成相应产物;第二阶段,将药物或第一阶段代谢产物与内源小分子物质结合,降低其脂溶性,提高其极性、水溶性,形成易排出性产物。药物在体内的吸收、分布、代谢、排泄过程中,药物代谢酶活性的高低是决定药物代谢强弱、久暂的主要因素。

1. 第一阶段代谢酶　催化大部分药物第一阶段代谢的是药物代谢酶,主要是细胞色素

P450（cytochrome P450，CYP450）酶系。人类细胞色素 P450 为肝脏中包含血红素的蛋白，对许多药物来说，细胞色素 P450 的作用是把羟基加到相关的分子上，为药物提供了糖基或乙酰基的结合位点，这是第一阶段药物代谢的一个典型步骤。CYP 基因具有高度的多态性，可造成酶活性的缺失、降低或增强，影响药物代谢的速率。如 CYP2D6 是参与 70 多种药物第一阶段代谢的主要细胞色素。主要表型有正常代谢者、慢代谢者和超快代谢者 3 种，1/14 白人为 CYP2D6 慢代谢者，而亚洲人中 CYP2D6 慢代谢者极罕见，印第安人和太平洋岛居民中则几乎不存在。

2. 第二阶段代谢酶　催化第二阶段代谢的酶主要为硫嘌呤甲基转移酶（thiopurine S-methyltransferase，TPMT）、N- 乙酰基转移酶（NAT）、谷胱甘肽硫转移酶（glutathione S-transferase，GST）等药物结合酶。

6- 硫代鸟嘌呤制剂（6-thioguanine preparation，6-TG）是一种应用于治疗儿童白血病的免疫抑制药物，通过 TPMT 基因编码的硫嘌呤甲基转移酶转移的甲基进行解毒。常见有 3 种错义突变，它们可破坏酶的稳定性，加快酶的降解速率。乙酰化的药动学多态性首先发现于接受异烟肼治疗的肺结核患者，药物灭活较慢的患者更易发生外周神经病和骨髓抑制等不良反应。相反，在接受每周 1 次异烟肼治疗中，快乙酰化者的治疗失败率更高。慢灭活和快灭活表型主要由于 N- 乙酰转移酶基因 NAT2 等位基因组成的差异。

（二）药物转运蛋白基因多态性

药物的生物利用度不仅取决于药物代谢酶的活性，在较大程度上也有赖于生物膜上转运体的活性。转运体分布在许多屏障组织如肠道、肝脏、血脑屏障、肾脏、胎盘、睾丸和淋巴细胞等的顶膜上，对血浆、组织液，甚至细胞内药物的分布都发挥着一定的作用。主要包括将药物转运出细胞的 ATP- 结合盒转运体（ATP-binding cassette transporters，ABC transporters）和转运药物进入细胞的溶质载体（solute carrier，SLC）两大类。

1. ATP- 结合盒转运体　大部分外排性转运体属于 ABC 转运体超家族成员，可以影响多种细胞和组织内化合物的浓度。这些转运体在阻止外源性物质的侵入中发挥了主要的屏障作用。底物跨膜转运的能量来自 ATP 的水解和转运体中间物的磷酸化，使底物能够逆浓度梯度进行主动转运。如 ABCB1，其基因位于 7q21.12，有一种突变型的表达水平和地高辛的生物利用度改变有相关性，突变纯合子肠道细胞转运蛋白的表达水平明显下降，地高辛血浆水平显著提高。

2. 溶质载体　SLC 超家族的大部分成员为摄取性转运体（uptake transporters），有助于化合物进入细胞内，尤其是营养物质和维生素；也有助于内源性物质如葡萄糖和其他小分子碳水化合物、氨基酸、短肽和核苷酸的摄取及胆汁酸的重吸收。SLC 转运体本身不能水解 ATP 提供能量，其转运的驱动力来自原发性主动转运系统产生的电化学梯度，而进行继发性或三次主动转运；或在细胞膜内外的底物浓度差或电位差的驱动下，介导底物的易化扩散。如有机阳离子转运器（organic cation translocator，OCT），在人体内主要负责转运一些在生理 pH 环境中呈现阳离子状态且相对分子量不大的内外源性物质。二甲双胍主要通过 OCT2 的主动分泌而清除，在全部清除率中其作用占 80% 以上，所以 OCT2 转运功能受影响会导致二甲双胍肾脏清除率受影响。

NOTE

（三）药物作用受体基因多态性

药效学方面的差异相对来说更为复杂，因为它和每种药物作用的特异靶点相关，目前市场上销售的药物作用靶点大约 450 种，主要包括 G 蛋白偶联受体、离子通道、核激素受体和蛋白酶等，其中 G 蛋白偶联受体约占 60%。这些靶点存在基因多样性，会对特定药物产生不同的亲和力，导致药物疗效不同。如 β2- 肾上腺素受体（β2–adrenoceptor）的基因多态性与哮喘病人对 β2- 受体激动剂的不同敏感性有关，对支气管扩张药硫酸沙丁胺醇（salbutamol sulfate）介导的受体脱敏下调能力也不同。

二、药物基因组学的研究技术及应用

药物基因组学的理论与方法学研究都处于迅猛发展阶段。其基本研究步骤为：第一，构建基因组基因多态性图谱；第二，发现各种疾病和药物反应表现型差异与基因多态性的关联；第三，根据基因多态性对人群或患者进行疾病易感性和药物反应分类，开发诊断试剂盒；第四，针对易感人群进行疾病防治，对不同药物反应的患者进行个体化治疗。

（一）研究方法和技术

药物基因组学诞生与发展得益于高效、快速的检测序列多态性方法的发展。基因芯片技术现已成为研究药物基因组学的重要工具。高通量筛选系统及生物信息学的发展，为药物基因组学研究提供了高效的手段和思路。

1. 表型和基因型分析 表型分析（phenotypic analysis），药物代谢表型可通过测定其代谢情况或临床结果获得。基因型分析（genotypic analysis）涉及 PCR–RFLP、多重 PCR、等位基因特异性扩增、寡核苷酸连接分析、高密度芯片分析、质谱分析等一系列技术。

2. 连锁分析和关联分析 连锁分析（linkage analysis）用微卫星 DNA 标记对家系定型，根据家系遗传信息中基因间的重组率计算出两基因间的染色体图距，根据疾病有无合适的遗传模式进行参数分析和非参数分析。关联分析（association analysis）则在不相关人群中寻找与药物反应相关的染色体区域。

3. 药物效应图谱 利用患者微量 DNA 来预测他们对某种药物的反应，协助医生确定患者是否对罕见而严重的药物不良反应具有易感性。

4. 单核苷酸多态性 单核苷酸多态性（single nucleotide polymorphism，SNP）主要是指在基因组水平上由单个核苷酸的变异所引起的 DNA 序列多态性。可作为一种高效的多态标记用于复杂性疾病的关联分析，也可作为个体遗传特征的有效标记用于构建 SNP 图谱，对疾病进行准确的基因诊断。

5. 基因芯片技术 基因芯片技术（gene chip technology）是将大量的核酸分子以大规模阵列形式排布在很小的载体上，通过与标记的样品进行杂交，检测杂交信号的强弱进而判断样品中被检分子的数量的技术。运用该技术可以为 DNA 序列变异体建立"标签"，利用这些标签可根据疾病易感性和药物反应的遗传学亚型将患者分类，优化临床药物治疗，并有助于药物筛选和研制新药。

（二）应用

1. 安全合理用药 合理用药的核心是根据个体基因变异与药效差异的关系设计临床个体化用药方案，以充分发挥药物对机体的作用。药物基因组学通过对患者的基因检测，如对一些疾病相关基因的单核苷酸多态性（SNP）的检测，进而对特定药物具敏感性或抵抗性的患病人群的 SNP 差异进行分析，指导临床开出适合每个个体的"基因处方"，使患者既能获得最佳治疗效果，又能避免药物不良反应，真正达到"用药个体化"的目的。

2. 指导新药研发　药物基因组学是研制高效、特效药物的重要途径，为重新估价已淘汰和未通过药审的新药，增加新药的通过率提供了新的方法。为患者或特定人群寻找合适的药物，不仅帮助病人战胜疾病，同时也给制药业带来潜在商机。

已被淘汰的或未被批准的药物中，可能存在对某些病人有很好疗效的药物。只是因为在一些人中有严重的副作用而不得不放弃。采用药物基因组学技术找出是哪种基因型个体有副作用，就可避免在这些个体中应用这种药物，从而节省开发新药的费用。同时，对于每一种药物来说，对 10% ～ 40% 的人无效，对百分之几或更多的人有副作用。如果制药公司利用药物基因组学理论可以事先预见结果或筛选试验人群的话，就可提高成功率。

3. 在药物经济学中的应用　药物基因组学的产品具有许多优点，如节省医疗费用，增加首剂处方的有效性，减少病人就诊次数，减少无效处方的可能性，避免毒、副反应等。在医疗保险制度下，节省经费可以明显提高其在药品市场中的潜力和竞争力。

总之，随着人类基因组计划的完成，药物基因组学在药物设计、制造和应用方面正酝酿着一场根本性的革命。药物基因组学旨在将目前依据患病人群共性的药物治疗转向今后根据不同人群及不同个体遗传特征来设计和制造药物，从而最终达到个体化治疗（individualized therapy）的水平，为人类认识自我、保持健康和延长寿命做出贡献。

思考题

1. 简述遗传因素对药物反应的影响。
2. 阐述 G6PD 缺乏症的发病机理。
3. 阐述酒精中毒的遗传学机制。
4. 总结药物基因组学的遗传学基础。

第十三章 免疫遗传学

免疫遗传学（immunogenetics）是研究免疫系统在免疫应答反应中的遗传基础与遗传控制的科学。它从分子水平阐明人类免疫现象的遗传和变异规律，以及与遗传有关的免疫性疾病的遗传背景，为临床免疫性疾病的预防、诊断、治疗及预后判断提供科学依据。

第一节 血细胞抗原遗传

一、红细胞抗原遗传

1900 年，Landsteiner 首次发现了人类的 ABO 血型，它属于红细胞抗原系统。迄今为止，已经发现了 23 个人类红细胞抗原系统。

（一）ABO 血型系统

ABO 血型系统（OMIM：110300）是正常人血清中已知唯一存在天然抗体的血型系统。除红细胞外，许多其他组织细胞中（如淋巴细胞、血小板、内皮细胞和上皮细胞等）也存在该系统的抗原，因此红细胞外的 ABO 系统又称为组织血型抗原，它是输血和器官移植中重要的血型系统。此外，80% 汉族个体的体液中（脑脊液除外）也存在 ABO 抗原物质，为分泌型 ABO 抗原。血清中 ABO 天然抗体的产生机制，目前尚不清楚。

ABO 抗原物质由三组基因（I^A–I^B–i、H–h 和 Se–se）编码，这三组基因各有自己的座位，其中 I^A–I^B–i 位于 9q34.1–q34.2，与胸苷激酶基因连锁；H–h 与 Se–se 紧密连锁，位于 19 号染色体上。

I^A 基因的编码产物为 N– 乙酰半乳糖胺转移酶，该酶的作用是将 N– 乙酰半乳糖胺转移到 H 抗原上形成 A 抗原；I^B 基因的编码产物为 D– 半乳糖转移酶，该酶的作用是将 D– 半乳糖转移到 H 抗原上形成 B 抗原。I^A、I^B 均为显性基因，而 i 基因则为隐性基因（无编码产物）。I^A/I^B 基因型的个体表现出共显性，既有 A 抗原，也有 B 抗原，形成 AB 型血型；i/i 基因型的个体既无 A 抗原，也无 B 抗原，形成 O 型血型；I^A/I^A 和 I^A/i 形成 A 型血型；I^B/I^B 和 I^B/i 形成 B 型血型。

常规 ABO 血型的检测主要应用血清学方法，即利用已知抗体检测抗原或已知抗原检测抗体。近年来利用分子生物学技术进行 ABO 精细分型已经在一些实验室中开展，取得了良好的效果。

（二）Rh 血型系统

1940 年，Landsteiner 和 Wiener 发现以恒河猴红细胞免疫家兔，家兔的抗血清能够凝集约

85%的白种人红细胞。由此可将人群划分为 Rh 阳性（凝集者）和 Rh 阴性（不凝集者）两大类，与此相关的血型系统称为 Rh 血型系统（OMIM：111680）。Rh 阳性者红细胞表面含有 Rh 抗原；Rh 阴性者红细胞表面不含有 Rh 抗原，体内也不含 Rh 天然抗体。Rh 阴性个体经 Rh 阳性红细胞致敏后可产生抗体。我国 Rh 阴性者比例不到 1%。

编码 Rh 抗原的基因位于 1p34.1–p36，由两个相关的结构基因 RHD 和 RHCE 组成。RHD 编码 D/d 抗原，RHCE 编码 C/c 和 E/e 抗原，两个基因紧密连锁，单倍型排列有 8 种形式，即 Dce、dce、DCe、dCe、DcE、dcE、DCE 和 dCE，均为共显性基因。理论上在人群中应该有 6 种抗原，但 d 抗原始终未被发现。有研究报道，d 基因实际上是 D 基因的突变或缺失，为无效基因。在发现的 5 种抗原中，D 的抗原性最强，其次为 E、C、c、e。Rh 阳性个体既有 RHD 基因也有 RHCE 基因，而 Rh 阴性个体仅有 RHCE 基因。

（三）新生儿溶血症

新生儿溶血症（hemolytic disease of the newborn）也称胎儿有核细胞增多症，系由胎母红细胞抗原不相容所致。在妊娠两个月时，5% ～ 10% 的孕妇外周血中可以找到胎儿红细胞；妊娠 7 ～ 9 个月时，有 10% ～ 20% 的胎儿血液进入母体循环，其数量 0.1 ～ 30mL 不等。进入母体的胎儿细胞有可能作为异物引起免疫应答反应，使母体产生免疫性不完全抗体 IgG，并可通过胎盘屏障进入胎儿循环，导致对胎儿红细胞的大量破坏，引起胎儿或新生儿的免疫性溶血。新生儿溶血症的症状大多数比较轻，出生时无明显贫血，几天后出现贫血和黄疸，少数病例可导致死胎、流产或早产；或出生后即表现出贫血、水肿、肝脾肿大、腹水、心脏扩大，死亡率较高，幸存者常有神经系统发育障碍和运动能力障碍。

在所有红细胞血型系统中，ABO 血型不相容所导致的新生儿溶血症最为常见，约占 85%；其次为 Rh 血型系统，约占 14.5%，其他血型系统则极少。

1. ABO 血型不相容溶血症 在理论上，任何母婴 ABO 血型不相容均可引起溶血；但实际上，ABO 溶血病好发于 O 型母亲所生的 A 型婴儿，B 型婴儿次之。之所以好发于 A 型婴儿是由于 A 抗原的抗原性大于 B 抗原。虽然母体中抗 A 和抗 B 抗体均为 IgM，一般不能通过胎盘屏障进入胎儿体内，但也有人能够产生 IgG 型抗 A 和抗 B 抗体，它们能够进入胎儿体内。具有 IgG 型抗 A 和抗 B 抗体的 O 型母亲比 A 型或 B 型母亲明显偏多，而且抗体平均效价也较高，所以 O 型母亲好发此病。胎儿体内的血清和组织中 A 抗原和 B 抗原对进入体内的抗体有一定的吸收作用，在一定程度上降低了溶血病的发生。

2. Rh 血型不相容溶血症 Rh 溶血症好发于母亲是 Rh 阴性而新生儿是 Rh 阳性的新生儿中，由于我国 Rh 阴性个体很少，所以发病比例并不高，但症状较 ABO 新生儿溶血症重。Rh 溶血症很少发生于第一胎，因为进入母体的胎儿细胞数量少，产生的抗体也少，不至于引起胎儿或新生儿溶血。在第一次分娩时（或自然流产、人工流产、剖腹产等），由于胎盘损伤、渗血，可有一定数量的胎儿细胞进入母体，使其致敏产生初次应答。当再次妊娠时，再次进入母体的胎儿细胞虽然数量不多，但由于是"再次应答"，几天之内就可以产生足够的抗体，并且是容易穿透胎盘的 IgG 型抗体，因而造成胎儿溶血。

如果母亲在妊娠第一胎前接受 Rh 阳性血液的输血，或当年母亲本人出生时，有其母亲 Rh 阳性血液进入，使其已经致敏，这种情况就有可能导致第一胎胎儿溶血。生过 Rh 溶血病患儿的母亲，再次妊娠时是否会再发，取决于胎儿父亲是否为 Rh 阳性纯合子，如是纯合子则以后每胎都不能幸免；如是杂合子则有 1/2 再发风险。

Rh 溶血病的病症较重，常导致胎儿宫内死亡或新生儿黄疸。为了防止 Rh 溶血病的发生，可在第一胎出生后 72 小时内，给予母亲抗 D 血清制剂注射，以破坏母体内的胎儿细胞，再次妊娠到 29 周时，再次注射抗 D 血清制剂，可有效地防止 Rh 溶血病。对 Rh 阴性个体的各种原因流产、宫外孕以及输过 Rh 阳性血液者，也应该注射抗 D 血清制剂。

二、白细胞抗原遗传

组织相容性抗原是一个复杂的抗原系统，其中能引起强烈而迅速的排斥反应的抗原称为主要组织相容性抗原，在移植排斥反应中起决定作用。编码主要组织相容性抗原的基因群称为主要组织相容性复合体（major histocompatibility complex，MHC），这些基因彼此紧密连锁在人类 6 号染色体上，具有控制免疫应答、提呈抗原、免疫调节及同种移植排斥反应等复杂功能。人的主要组织相容性抗原称为人类白细胞抗原（human leucocyte antigen，HLA），人的 MHC 也称为 HLA 复合体。

（一）HLA 复合体的结构

HLA 复合体位于第 6 号染色体短臂，定位于 6p21.31，全长约为 3600kb，共有 224 个基因座位，其中能表达蛋白质分子的功能性基因为 128 个，另外 96 个为假基因。根据其在染色体上的分布以及其所编码 HLA 分子的功能特点，可将众多 HLA 基因座位分为 Ⅰ 类、Ⅱ 类和Ⅲ类基因，其中 Ⅰ 类和 Ⅱ 类基因又分为经典的 HLA 基因和非经典的 HLA 基因（图 13-1）。所谓经典的 HLA 基因是指其编码的产物直接参与抗原呈递，并决定个体组织相容性的基因。

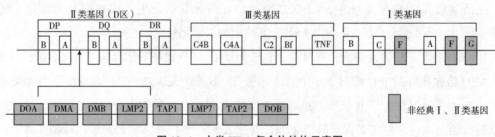

图 13-1　人类 HLA 复合体结构示意图

1. HLA-Ⅰ 类基因　位于远离着丝点的一端，由数十个基因座位组成。其中经典的 HLA-Ⅰ 类基因包括 *HLA-B*、*HLA-C* 和 *HLA-A* 三个基因座位，编码 HLA-Ⅰ 类分子的重链。非经典的 HLA-Ⅰ 类基因含有 *HLA-E*、*HLA-F*、*HLA-G* 等基因座位，编码产物是 NK 细胞等杀伤细胞表面抑制性受体的配体。

2. HLA-Ⅱ 类基因　位于靠近着丝点一侧。经典的 HLA-Ⅱ 类基因包括 *HLA-DP*、*HLA-DQ* 和 *HLA-DR* 三个亚区，每个亚区又包含两个或两个以上的功能性基因座位和一些假基因，功能性基因分别编码 HLA-Ⅱ 类分子的 e 链和 p 链，形成双肽链分子。非经典的 HLA-Ⅱ 类基因包括 *HLA-DM* 基因、*HLA-DO* 基因、低分子量多肽（low molecular weight peptide，LMP）基因、抗原加工相关转运体（transporter associated with antigen processing，TAP）基因和 TAP 相关蛋白（TAP-associated protein）基因等。*HLA-DM* 基因包括 *DMA* 和 *DMB* 两个基因座位，其编码的产物参与抗原呈递细胞对外源性抗原的加工呈递；*HLA-DO* 基因包括 *DOA* 和 *DOB* 两个基因座位，其编码的 DO 分子参与对 DM 功能的负向调节；低分子量多肽基因包括 *LMP2* 和 *LMP7*

两个基因座位，其编码的产物在抗原呈递细胞中参与对内源性抗原的酶解；抗原加工相关转运体基因编码的 TAP 分子参与对内源性抗原肽由胞质溶胶向内质网腔的转运过程；TAP 相关蛋白基因编码的 TAP 相关蛋白对 Ⅰ 类分子在内质网腔的装配发挥作用，参与内源性抗原的加工和呈递。

3. HLA-Ⅲ类基因 位于 HLA-Ⅰ类和 Ⅱ 类基因之间，含有很多基因座位，其编码产物的功能尚不完全清楚，但大多数与先天免疫和炎症有关，包括编码补体 *C4b*、*C4a*、*C2* 和 *Bf* 的基因，编码肿瘤坏死因子（*TNF*）的基因以及编码热休克蛋白 70（heat shock protein 70, *HSP70*）的基因等。近期还发现了另一些炎症相关基因，如转录调节 (*I-κB*) 基因 / 转录因子基因家族等。

此外，在 HLA 复合体中，还有一些与免疫无关的基因，如位于Ⅲ类基因区的 21- 羟化酶（*CYP21*）基因，位于 HLA-Ⅰ类基因区的 *HLA-H* 基因（与铁代谢有关）等。

（二）HLA 复合体的功能

HLA 作为代表个体特异性的主要组织抗原，在同种异体器官移植时 HLA Ⅰ 类和 HLA Ⅱ 类抗原在排斥反应中起关键作用。

1. 参与抗原加工和提呈 内源性抗原，如被病毒感染细胞所合成的病毒蛋白抗原，在细胞中被分解成免疫原性多肽后，与内质网中新合成的 MHCⅠ类分子结合，形成多肽 -MHCⅠ类分子复合物，转运至靶细胞表面，供 CD8⁺T 细胞的抗原受体（TCR）识别，并使 T 细胞活化。外源性抗原，在抗原提呈细胞（APC）内被降解成免疫原性多肽，与 MHC Ⅱ 类分子结合，形成多肽 -MHC Ⅱ 类分子复合物，运送至抗原提呈细胞表面，供 CD4⁺T 细胞的 TCR 识别，并使之活化。上述是内源、外源性抗原提呈的经典途径，反之则称为交叉途径，交叉途径的存在，对 CD8⁺T 细胞活化具有重要意义。

2. 参与免疫应答的遗传控制 控制免疫应答的人类 h 基因位于 HLA Ⅱ 类基因区。MHC 具有高度多态性，群体中不同个体携带的 MHC 型别不同，MHC 分子的抗原凹槽的结构、凹槽与抗原肽锚着残基的亲和力不同，由此决定 APC 对特定抗原的提呈能力以及机体的免疫应答效应的差异，从而实现了所谓 h 基因对免疫应答的遗传控制。

3. 约束免疫细胞间相互作用 在细胞毒性 T 细胞（CTL）杀伤靶细胞的过程中，T 细胞表面的抗原识别受体（TCR）在识别靶细胞表面抗原决定簇的同时，还须识别靶细胞表面的 MHC Ⅰ 类分子，这一现象称 MHC 限制性（MHC restriction），即 "双识别" 现象。后经证实，不仅在 CTL- 靶细胞间，在 TH 细胞辅助 B 细胞产生抗体时，二者之间相互作用也受到 MHC 分子限制。MHC 限制性现象使人们认识到，MHC 分子与抗原肽的相互作用是 T 细胞特异性识别抗原的基础。

4. 参与免疫细胞的分化 MHC 抗原参与早期 T 细胞在胸腺的分化过程，T 细胞必须与表达自身 MHC Ⅰ 类、MHC Ⅱ 类抗原的胸腺上皮细胞接触，才能分化发育成为具有免疫活性的 T 细胞。

（三）HLA 抗原与器官移植

器官移植术后，移植物存活率的高低主要取决于供体与受体 HLA 相容的程度。通常移植物存活率由高到低的顺序是：同卵双胞胎＞同胞＞亲属＞无亲缘关系者。

在肾移植中，各 HLA 座位配合的重要性依次为 HLA-DR、HLA-B 和 HLA-A。在骨髓移

NOTE

植中，为预防移植物抗宿主病，一般选择 HLA 全相同者作为供者。

（四）HLA 与疾病的相关性

HLA 是与疾病有明确关联的遗传系统。已发现 HLA 与 500 多种疾病有关，大部分为自身免疫疾病（表 13-1）。最典型的例子是 95% 以上强直性脊柱炎患者带有 HLA-B27 抗原，有 HLA-DR4 者易患类风湿关节炎等。

表 13-1　与 HLA 呈现强关联的一些自身免疫病

疾　病	HLA 抗原	相对风险（%）
强直性脊柱炎	B27	89.8
急性前葡萄膜炎	B27	10.0
肾小球肾炎咯血综合征	DR2	15.9
多发性硬化症	DR2	4.8
乳糜泻	DR3	10.8
突眼性甲状腺肿	DR3	3.7
重症肌无力	DR3	2.5
系统性红斑狼疮	DR3	5.8
胰岛素依赖型糖尿病	DR3/DR4	25.0
类风湿性关节炎	DR4	4.2
寻常天疱疮	DR4	14.4
淋巴瘤性甲状腺肿	DR5	3.2

第二节　遗传性免疫缺陷病

免疫缺陷病（immunodeficiency disease，IDD）是免疫系统先天发育障碍或后天损伤导致免疫功能障碍所引起的一组临床综合征，可因免疫细胞、免疫分子或相关信号转导过程的异常所致。由遗传因素导致的免疫缺陷病称为遗传性免疫缺陷病。IDD 按其发病原因可分为两大类，即原发性（先天性）免疫缺陷病和继发性（获得性）免疫缺陷病；根据主要累及的免疫成分不同可分为五类，即抗体免疫缺陷病、T 细胞免疫缺陷病、联合免疫缺陷病、吞噬细胞缺陷病和补体缺陷病。

一、原发性 B 细胞缺陷

1. X 连锁无丙种球蛋白血症（X-linked agammaglobulinemia，X-LA）　又称先天性无丙种球蛋白血症，首先由 Breton 报道，故又称 Breton 病，为最常见的先天性 B 细胞免疫缺陷病。患儿 X 染色体上的酪氨酸激酶基因缺陷，而酪氨酸激酶为一种信号分子受体，参与细胞内活化信号的传递，并可使前 B 细胞发育为成熟 B 细胞。患儿前 B 细胞因酪氨酸激酶缺陷，不能转导信号，使 B 细胞发育停滞于前 B 细胞阶段，导致血液循环中 B 细胞及各类 Ig 均减少或缺乏，临床上以反复化脓性细菌感染为特征，有些患儿伴有自身免疫病。

2. 选择性 IgA 缺陷（selective IgA deficiency）　是较常见的一种免疫缺陷病，为常染色体显性遗传或隐性遗传。患者血清型和分泌型 IgA 含量同时降低，可表现为呼吸道、消化道、泌尿道反复感染，少数患者可出现严重感染，并伴有自身免疫病和超敏反应性疾病。该病确切的缺陷基因仍不清楚。

3. X 连锁高 IgM 综合征（X-linked hyperimmunoglobulin M syndrome） 患者多为男性，其特点为 B 细胞应答能力正常，但仅能产生 IgM 类抗体（增高或正常），其他免疫球蛋白低下或缺乏，常伴有中性粒细胞减少。临床主要表现为反复细胞外细菌感染和某些机会感染（如卡氏肺囊虫）。本病的发病机制是 X 染色体上 CD40L 基因突变所致 Ig 类别转换障碍。

二、原发性 T 细胞缺陷

1. 先天性胸腺发育不良综合征 本病又称 DiGeorge 综合征，是由于妊娠早期第 Ⅲ、Ⅳ 咽囊管发育障碍，导致胸腺等多种脏器发育不全。胸腺上皮细胞发育不全将导致 T 细胞发育障碍，细胞免疫和 T 细胞依赖的抗体产生缺陷，易发生细胞内寄生菌、病毒和真菌感染，主要临床特征有心脏和大血管畸形，接种牛痘、麻疹、BCG 等减毒活疫苗可致全身感染甚至死亡。

2. T 细胞活化及功能缺陷 本病与 T 细胞表面某些受体及膜蛋白表达异常或缺失有关。如 CD37 链缺陷引起 TCR-CD3 复合物表达水平降低，导致 T 细胞应答缺陷。

三、严重联合免疫缺陷病

联合免疫缺陷病是指 T 细胞及 B 细胞均缺乏或功能紊乱导致的体液免疫和细胞免疫联合缺陷，可由于原发性淋巴细胞发育异常，或伴随其他先天性疾病而发生。它包括多种不同的疾病，其病因各异，但具有共同的临床特征。

1. 重症联合免疫缺陷病（severe combined immunodeficiency disease，SCID） 本病是一组胸腺、淋巴组织发育不全及免疫球蛋白缺乏的遗传性疾病，机体不能产生体液免疫和细胞免疫应答。

（1）X 连锁重症联合免疫缺陷病（X-SCID）：本病为性染色体遗传缺陷，占 SCID 的 50%～60%。患儿 X 染色体 q13 的 IL-2 受体丁链基因发生了突变，使 T 细胞、B 细胞出现成熟障碍。患儿外周血 T 细胞和 NK 细胞数量减少，B 细胞数量正常但功能异常，血清免疫球蛋白水平低下及类别转换障碍，患儿易发生反复感染。

（2）腺苷脱氨酶（ADA）和嘌呤核苷磷酸化酶（PNP）缺陷引起的 SCID：大多数常染色体遗传的 SCID 由 ADA 和 PNP 基因缺陷导致 T 细胞和 B 细胞功能缺陷，可反复出现病毒、细菌和真菌感染。

（3）MHC I 类分子缺陷的 SCID：淋巴细胞内 MHC I 类分子的合成正常，但由于 TAP 基因突变，抗原肽不能转运至内质网，未结合抗原肽的 MHC I 类分子难于表达在淋巴细胞表面，导致 CD8$^+$T 细胞功能缺陷，患者常表现为慢性呼吸道病毒感染。

2. 湿疹 - 血小板减少的免疫缺陷病（Wiskott-Aldrich syndrome，WAS） 本病为性连锁隐性遗传免疫缺陷病，以湿疹、血小板减少和极易感染荚膜化脓性细菌三联征为其特点，常伴发自身免疫病及恶性肿瘤。

3. 毛细血管扩张性共济失调综合征 本病为常染色体隐性遗传，体内神经、血管、内分泌和免疫多个系统均被累及。其发病机制可能为 DNA 修复缺陷，同时伴有信号转导相关基因异

NOTE

常。临床表现为进行性小脑共济失调、毛细血管扩张及反复呼吸道感染，可并发恶性肿瘤和自身免疫病。

四、原发性吞噬细胞缺陷病

1. 慢性肉芽肿病（chronic granulomatous disease，CGD） 约有 2/3 为性连锁隐性遗传，其余为常染色体隐性遗传。患者由于吞噬细胞活化缺陷，持续的感染刺激 CD4$^+$T 细胞而形成肉芽肿。临床表现为淋巴结、皮肤、肝、肺、骨髓等有慢性化脓性肉芽肿和肝脾肿大。

2. 白细胞黏附缺陷（leukocyte adhesion deficiency，LAD） 本病为常染色体隐性遗传，主要由于 CD18 基因突变，使整合素分子表达缺陷，依赖于黏附作用的白细胞功能发生障碍，使中性粒细胞不能与内皮细胞黏附、移行并穿过血管壁到达感染部位。患者表现为化脓性细菌感染和真菌感染反复发生，伤口难愈。

3. Chediak-Higashi 综合征 本病为常染色体隐性遗传，临床表现为反复化脓性细菌感染、眼和皮肤白化病，是因中性粒细胞、单核细胞和淋巴细胞杀菌功能受损所致。

五、原发性补体细胞缺陷病

补体系统中几乎所有的成分（包括补体固有成分、补体调节因子和补体受体）都可能发生缺陷。大多数补体缺陷属常染色体隐性遗传，少数为常染色体显性遗传，其临床表现为反复化脓性细菌感染及自身免疫病。

补体固有成分 C3 缺陷可导致严重的化脓性细菌感染，C2 和 C4 缺陷使补体经典途径激活受阻，导致免疫复合物病的发生。旁路途径的 D 因子和 P 因子缺陷使补体激活受阻，易引起感染。

补体调节分子中以 C1INH 缺陷最常见，属常染色体显性遗传病。C1INH 缺陷可引起遗传性血管神经性水肿，患者表现为皮下和黏膜下组织反复水肿，当水肿累及喉头时可导致窒息死亡。

红细胞表面补体受体 CR1 缺陷，循环免疫复合物清除发生障碍，可导致某些自身免疫病（如 SLE）。CR4、CR3 缺陷可导致白细胞黏附障碍。

第三节　自身免疫性疾病

自身免疫（autoimmunity）是指机体免疫系统对自身成分发生免疫应答并产生自身抗体和（或）自身应答性 T 细胞的现象。自身免疫病（autoimmune disease，AID）是指因机体免疫系统对自身成分发生免疫应答导致自身正常组织结构损伤并引起相应临床症状的疾病。

一、分类

1. 器官特异性自身免疫性疾病 患者的病变常局限于某一特定的器官，是由对器官特异性抗原的免疫应答所引起的。

2. 非器官特异性自身免疫性疾病 又称全身性或系统性自身免疫性疾病，患者的病变可见于多种器官及结缔组织，故这类疾病又称结缔组织病或胶原性疾病（表13-2）。

表13-2　常见自身免疫性疾病分类

类　别	病　名	自身抗原
非器官特异性	系统性红斑狼疮	细胞核成分（DNA，DNP，RNP，Sm）
	类风湿关节炎	变性 IgG，类风湿相关的核抗原
	干燥综合征	细胞核（SS-A，SS-B），微粒体，红细胞，血小板
	混合性结缔组织病	细胞核（RNP）
	桥本甲状腺炎	甲状腺球蛋白，微粒体
器官特异性	Graves 病	甲状腺细胞表面 THS 受体
	Addison 病	肾上腺皮质细胞
	幼年型糖尿病	胰岛细胞
	萎缩性胃炎	胃壁细胞
	溃疡性结肠炎	结肠上皮细胞
	原发性胆汁性肝硬化	胆小管细胞，线粒体
	重症肌无力	乙酰胆碱受体
	自身免疫性溶血性贫血	血红细胞
	特发性血小板减少性紫癜	血小板

二、遗传基础

1. 与自身抗体和（或）自身应答性 T 淋巴细胞介导的免疫应答有关　自身免疫性疾病是由自身抗体和（或）自身应答性 T 淋巴细胞介导的对自身抗原产生免疫应答所致，其发病遗传机制多属 II、III、IV 型超敏反应。

体内针对自身细胞表面或细胞外基质抗原物质产生的自身抗体，可造成自身组织损伤和功能障碍。当自身抗体所针对的自身抗原是可溶性抗原的时候，所形成的循环免疫复合物可沉积于某些组织部位并激活补体，造成组织细胞的损伤，如肾小球肾炎。

T 细胞对自身抗原发生免疫应答，可引起自身免疫性疾病。$CD8^+Tc$ 和 Th1 细胞都可造成组织损伤，引起自身免疫性疾病。$CD8^+Tc$ 可直接攻击相应靶组织，TH1 细胞可辅助 Tc 或通过释放细胞毒性淋巴因子直接或间接造成组织损伤。

巨噬细胞被淋巴因子激活或通过释放溶酶体酶及细胞毒性 CK 可造成自身组织损伤。NK 细胞可通过 ADCC 等作用造成靶组织损伤。

2. 与个体的 MHC 基因型有关　多种自身免疫性疾病的发生和个体的 MHC 基因型有关，如个体携带 DR3 与胰岛素依赖型糖尿病、重症肌无力和系统性红斑狼疮等发病有关；携带 DR4 与类风湿关节炎、胰岛素依赖型糖尿病有关；携带 B27 与强直性脊柱炎有关；携带 DR5 与桥本甲状腺炎有关。

MHC 连锁基因的缺陷也与自身免疫性疾病的发生有关，如补体成分 C1、C4 或 C2 基因缺陷的纯合子个体和 Fas/FasL 基因缺陷的个体，均易患系统性红斑狼疮。

NOTE

3. 与自身抗原的产生有关

（1）隐蔽抗原的释放：体内某些器官或组织（如脑、眼晶状体、睾丸、精子等）成分，在解剖位置上与免疫系统隔绝，称为隐蔽抗原。按照 Burnet 的克隆排除学说，由于这些抗原在胚胎期未曾与免疫系统接触，其相对应的淋巴细胞克隆依然存在并具有免疫活性。在手术、外伤或感染等情况下，隐蔽抗原释放入血或淋巴系统，激活相应自身反应性淋巴细胞，导致针对隐蔽抗原的自身免疫性疾病。如眼外伤释放的眼内容物（晶状体）可激发机体产生针对晶状体的抗体或激活特异性淋巴细胞，引起健侧眼球发生交感性眼炎。

（2）自身组织成分的改变：一系列物理、化学、生物及药物等因素都可影响自身组织抗原的性质，从而引起自身免疫性疾病。如肺炎支原体感染可改变红细胞表面的抗原性，刺激机体产生抗红细胞抗体，此抗体结合红细胞后引起红细胞的破坏。又如受到感染，机体产生变性的自身 IgC，可刺激机体产生抗自身变性 IgC 的抗体（IgM 或 IgG），这类抗 IgC 的抗体称为类风湿因子（RF）。RF 和自身变性 IgC 形成的免疫复合物可造成包括关节炎在内的多种疾病。此外，多种药物都可改变血细胞或其他组织细胞的抗原性，引起自身免疫性疾病。

（3）交叉免疫反应：某些外来抗原（病毒、细菌等）与正常宿主细胞或细胞外成分有相类似的抗原决定簇，这些抗原激发人体所产生的抗体，可与自身组织抗原发生交叉免疫反应，引起自身免疫性疾病，此种现象又称为分子模拟（molecular mimicry）。如乙型溶血性链球菌菌体多种抗原蛋白与人体肾小球基底膜和心肌内膜有交叉抗原，感染链球菌可引发急性肾小球肾炎和风湿性心脏病。

4. 机体自身因素

（1）免疫调节异常：正常机体具有一套非常精密和严格控制的免疫调节系统，因此，体内虽存在针对自身成分的 T 细胞和 B 细胞，但并不引起组织损伤及发生 AID。若免疫调控系统功能发生紊乱，使自身免疫的发生、持续与强度失控，则可能发生 AID。

①淋巴细胞旁路活化：在正常情况下，机体存在针对自身抗原的 T/B 细胞克隆，由于 Tu 细胞易产生免疫耐受，因此不出现自身免疫应答。某些外来抗原进入机体可激活相应 TH 细胞，绕过原已产生耐受的 TH 细胞，使由于缺乏 TH 细胞辅助信号而处于静止状态的自身反应性 B 细胞克隆激活，产生自身免疫应答。②MHC Ⅱ类抗原表达异常：正常情况下，大多数组织器官仅表达 MHC Ⅰ类抗原，而不表达 MHC Ⅱ类抗原。在某些因素（如 IFN-γ）作用下，组织细胞表面可异常表达 MHC Ⅱ类抗原，可将自身抗原提呈给 TH 细胞，引发自身免疫性疾病。③CK 产生失调：CK 可能通过诱导 MHC Ⅱ类抗原异常表达而诱导黏附分子表达增加，使 APC 与 T 细胞的亲和力增强，促进自身免疫应答的发生，引起自身免疫性疾病。④Th1 和 Th2 细胞功能失衡：Th1 和 Th2 细胞通过其分泌产物相互调节对方的生长分化，从而保持机体的细胞免疫与体液免疫的动态平衡，当平衡受到破坏，就会出现病理状态或发生疾病。研究提示，Th1 细胞功能亢进可促进某些器官特异性自身免疫病的发展，如胰岛素依赖型糖尿病和多发性硬化症。Th2 细胞的功能过强，可促进抗体介导的全身性自身免疫性疾病如系统性红斑狼疮的发展。

（2）Fas/FasL 表达异常：存在 Fas（CD95）/FasL（CD95 配体）基因缺陷的患者，因为激活诱导的自身应答性淋巴细胞的凋亡机制受损，易发生多种自身免疫性疾病。凋亡调节蛋白的过度表达，也与自身免疫性疾病的发生有关。Fas/FasL 表达异常与胰岛素依赖型糖尿病、多发性硬化症、桥本甲状腺炎等多种自身免疫性疾病的发生有关。

三、几种常见的自身免疫性疾病

1. 红斑狼疮（lupus erythematosus） 一种自身免疫性结缔组织病，侵犯身体各器官，表现为多种形式，分为盘状红斑狼疮、亚急性皮肤红斑狼疮及系统性红斑狼疮（systemic lupus erythematosus，SLE）。病因病机非常复杂，与多因素有关。本病发病机制不清，可能为在遗传的基础上，一些外因使免疫活性细胞发生突变，机体对自身组织产生免疫反应，产生自身抗体。其中抗自身抑制性 T 细胞的抗体，使抑制性 T 细胞数量减少，进一步导致 B 细胞功能亢进，产生更多的自身抗体，各种自身抗体通过 I 型、II 型、IV 型变态反应而发生系统性、各器官的损害。临床上分为盘状红斑狼疮又称慢性皮肤型红斑狼疮、亚急性皮肤型红斑狼疮和系统性红斑狼疮 3 种类型。

2. 皮肌炎（dermatomyositis） 一种系统性炎性疾病，累及皮肤和肌肉。皮肤未受累者称多发性肌炎。可发生于任何年龄，40 ～ 60 岁者占多数。女性发病为男性的两倍。

病因病机不清，多数认为系自身免疫病。患者血清中有多种自身抗体，如抗核抗体、类风湿因子、抗 Pm-1 抗体、抗 Jo-1 抗体和抗 M1 抗体。受损的皮肤和肌肉血管壁有 IgG、IgM 和补体的沉积。细胞免疫方面，皮肌炎患者的淋巴细胞与肌细胞一起培养，可见肌细胞被破坏，从肌细胞游离出的磷酸肌酸激酶（phosphocreatine kinase，CPK）增加。将肌肉匀浆或其不同成分作为抗原与 Freund 佐剂混合，注入实验动物，可诱发产生炎性肌病。后者分离出的淋巴细胞对骨骼肌有细胞毒作用。这些改变均说明皮肌炎的发生与自体免疫有关。部分患者，发病前后有内脏恶性肿瘤。并发恶性肿瘤的患者自身瘤体浸出液做皮试阳性，被动转移试验也阳性，故认为肿瘤组织可作为自身抗原，与肌纤维、血管等有交叉抗原性，与产生的抗体发生交叉抗原 - 抗体反应而致病。

3. 硬皮病（scleroderma） 一种皮肤纤维硬化、最后发生萎缩的结缔组织病。分局限型和系统型两型，局限型只限于皮肤，系统型还可侵及消化道、肺、心、肾等各脏器。男女发病之比约 1：3，20 ～ 50 岁多见。

病因及发病机制主要与遗传因素有关。硬皮病患者皮肤纤维母细胞在培养中比正常纤维母细胞合成更多胶原。发病早期可见真皮深层的幼稚胶原纤维增多。系统型硬皮病的皮肤中发现原胶原脯氨酰羟化酶增加。恶性类癌综合征患者可发生硬皮病样变化，化合物如氯乙烯、硅、环氧树脂、烃、博莱霉素、镇痛新等均可诱发硬皮病样改变。患者血清中常存在多种自身抗体，如 Scl-70、着丝点抗体、抗核抗体、抗 SSDNA 抗体等。系统性硬皮病患者伴间质性纤维化时，血中可有抗重型胶原纤维抗体。本病常合并 SLE、皮肌炎、类风湿关节炎等自身免疫病，说明本病发病与纤维异常及自身免疫有关。

思考题

1. 新生儿溶血症的病因是什么？如何预防？

2. 何为遗传性免疫缺陷性疾病？常见的有哪几种？

3. 何为自身免疫性疾病？其遗传基础是什么？

NOTE

第十四章　表观遗传学

表观遗传学（epigenetics）是近年来发展迅速的一个遗传学分支学科。表观遗传是指 DNA 序列不发生变化但基因表达发生改变，并产生可遗传的表型，主要包含三个层面的含义：①无 DNA 序列的变化；②基因表达的可变性；③这类改变能通过有丝分裂和减数分裂在细胞或个体世代之间遗传，即可遗传性。

第一节　概　述

一、研究内容

目前，表观遗传学研究内容可分为两大类，即基因选择性转录表达的调控研究和基因转录后调控。从广义上讲，DNA 甲基化、组蛋白修饰、基因组印记、染色质重塑、基因沉默、RNA 剪接、RNA 编辑、RNA 干扰和 X 染色体失活等能够影响基因表达，可能导致复杂综合征或疾病的变化都可归为表观遗传学的范畴。表观遗传修饰从多个层次、在多个水平上调控着基因的表达：① DNA 水平：DNA 共价修饰，可使相同序列的等位基因处于不同修饰状态而影响其表达，常见的有 DNA 的甲基化修饰；② 蛋白质水平：通过对蛋白质进行化学修饰，改变蛋白质构象实现对基因表达的调控，例如组蛋白乙酰化和甲基化；③ 染色质水平：通过染色质位置、结构的变化调节基因的表达，例如通过染色质重塑实现对基因表达的调控；④ RNA 水平：非编码 RNA 例如 miRNA、siRNA 等可对基因转录及转录后修饰进行调控。以上几个调控水平之间相互关联，任何一方的异常都可能影响染色质结构变化及相应基因的表达。

二、研究意义

表观遗传学补充了"中心法则"无法解释的遗传现象，揭示了决定基因的正常转录和翻译的因素不仅仅是 DNA 序列，即核酸不是存储遗传信息的唯一载体。在疾病的发生中，表观遗传调控往往也起着重要作用。随着环境的影响或年龄的增长，细胞正常的表观遗传状态可能被打破，例如在肿瘤发生过程中，一些关键基因的表观调控发生改变，可以促进或影响肿瘤的发生发展。不过与 DNA 序列的改变有所不同的是，许多表观遗传的改变是可逆的，使由于表观遗传改变引起的疾病的治愈成为可能，这为表观遗传学的研究与临床应用开辟了新的思路。目前，表观遗传学已成为医学研究中一个非常重要的领域，它在许多疾病的发生、发展、预防与治疗中具有深远的意义，有着广泛的应用前景。

第二节　表观遗传修饰与调控

一、DNA 甲基化

DNA 甲基化（methylation）是最早发现的，也是目前研究得最清楚、最重要的表观遗传修饰之一。一般来说，DNA 甲基化与基因沉默（gene silencing）有关，非甲基化（non-methylation）则与基因激活（gene activation）相关，而脱甲基化（demethylation）往往与沉默基因的再活化（reactivation）有关。一般情况下，一些重要基因如抑癌基因，其启动子区的 CpG 岛常常处于非甲基化状态，当其发生甲基化时，常导致该基因转录沉寂，从而导致细胞正常的生长调控失常，这与多种肿瘤形成和发展密切相关。越来越多的研究表明，在人体衰老过程中就可发生 CpG 岛异常甲基化现象，从而发生许多与衰老相关的病理和生理改变。DNA 甲基化技术的检测也可应用于产前诊断。

（一）DNA 甲基转移酶催化的胞嘧啶甲基化

在哺乳动物和脊椎动物中，DNA 甲基化多发生在 CpG 二核苷酸中胞嘧啶环的 5' 位碳上，该作用是以 S- 腺苷甲硫氨酸作为甲基供体，在 DNA 甲基转移酶（DNA methyltransferase，DNMTs）催化下，将甲基基团添加在 DNA 分子胞嘧啶环上，形成了 5- 甲基胞嘧啶（5-methylcytosine，5mC）（图 14-1），5mC 被称为基因组中的"第 5 个碱基"。

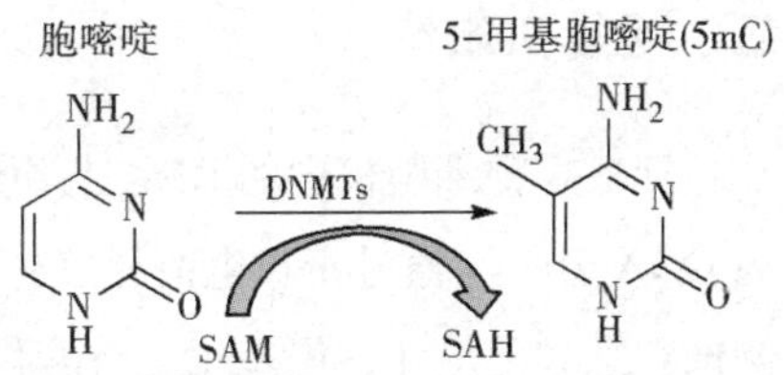

甲基化供体：SAM,S- 腺苷甲硫氨酸
甲基转移酶：DNMTs

图 14-1　胞嘧啶的甲基化反应

在哺乳动物中，DNA 甲基转移酶主要包括两大类，即 DNMT1 和 DNMT3，这两类在结构和功能上有显著差别。DNMT1 在生殖细胞中广泛表达，在 DNA 复制过程中，DNMT1 维持着复制新生 DNA 链的甲基化状态。DNMT1 主要位于 DNA 复制叉中，与增殖细胞核抗原、组蛋白去乙酰化酶 2（Histone Deacetylase 2，HDAC2）和蛋白质 DNAP1（DNMT1 相关蛋白）组成复合体来参与和维持 CG 序列的甲基化状态。DNMT3 包括 DNMT3A、DNMT3B 及 DNMT3L。DNMT3A 和 DNMT3B 具有相似的结构域，且均在胚胎干细胞中高表达，在体细胞中表达水平较低，其主要作用是从头甲基化，对甲基化维持也起一定的作用，并负责重复序列的甲基化。DNMT3L 氨基酸序列与 DNMT3A 和 DNMT3B 相似，但缺乏 DNA 甲基转移酶的 C- 末端催化结构域。

DNA 甲基化异常包括高甲基化和低甲基化两种状态。研究发现，细胞增殖分化相关基因的甲基化异常可引起其表达异常，导致细胞异常增殖。在哺乳动物的生殖细胞发育时期以及植入前胚胎期，可通过基因组范围大规模的去甲基化作用，以及随后发生的大规模重新甲基化实现对基因组甲基化水平的重新编程，产生具有发育潜能的细胞。在细胞分化的过程中，基因的甲基化状态可遗传给后代细胞。在人类胚胎干细胞分化过程中，DNA 甲基化转移酶参与了 CpG 岛的甲基化过程。

NOTE

（二）DNA 的去甲基化作用

机体正常生长发育过程中，DNA 甲基化作用不可缺失。同样 DNA 的去甲基化作用对于开启基因的特异表达也具有重要作用。哺乳动物细胞 DNA 甲基转移酶缺失或不足引起的 DNA 去甲基化过程，称为被动去甲基化过程。DNA 去甲基化酶具有活性或活性增强引起的 DNA 去甲基化过程，称为主动去甲基化过程。DNA 主动去甲基化有两种方式：① 5mC 经过脱氨基转变为 T，形成 G/T 错配，再经切除修复，完成去甲基化；② 5mC 经羟基化形成 5- 羟甲基胞嘧啶（5-hydroxymethylcytosine，5-hmC），再形成未修饰的胞嘧啶。

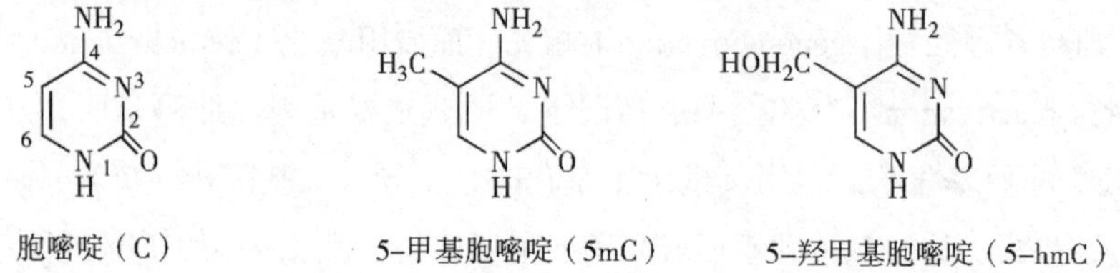

胞嘧啶（C）　　　　　5-甲基胞嘧啶（5mC）　　　　　5-羟甲基胞嘧啶（5-hmC）

图 14-2　胞嘧啶的甲基化修饰类型

二、组蛋白修饰

真核生物细胞核中的 DNA 与组蛋白结合形成染色质。富含带正电荷的组蛋白与带负电荷的 DNA 分子，通过正负电荷相互作用使组蛋白与 DNA 形成紧密的包装结构。改变组蛋白的修饰状态如乙酰化、甲基化、磷酸化及泛素化等，可使 DNA 和组蛋白的结合变得疏松，相关基因解除抑制状态而得以表达。

（一）组蛋白乙酰化

组蛋白乙酰化的修饰部位一般位于 N 端保守的赖氨酸残基上，如组蛋白 H_3 的第 9 和第 14 位赖氨酸残基，以及组蛋白 H_4 上的第 5、第 8、第 12 和第 16 位赖氨酸残基。组蛋白乙酰化过程是由组蛋白乙酰基转移酶（Histone Acetyltransferase，HAT）和组蛋白去乙酰基酶协调催化完成的（图 14-3）。

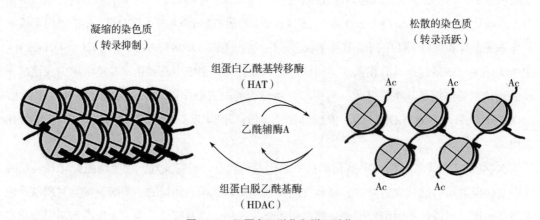

图 14-3　组蛋白乙酰化和脱乙酰化

组蛋白乙酰化是一个可逆的过程，通过这种方式可以调控基因表达、DNA 复制和修复过程。组蛋白乙酰化在转录调控中的作用机制为：①组蛋白分子中乙酰基的加入可以中和组蛋白所带电荷，使组蛋白与 DNA 分子的相互作用减弱，染色质结构变得疏松，有利于基因转录；

②组蛋白的乙酰化修饰可为各种转录因子的招募提供特异的锚定位点；③组蛋白的乙酰化及其他共价修饰可使 DNA 与组蛋白结合疏松，形成组蛋白密码调节基因转录。

（二）组蛋白甲基化

组蛋白甲基化由特异的组蛋白甲基转移酶（Histone Methyltransferase，HMT）催化完成，多发生于组蛋白 H_3、H_4 的赖氨酸和精氨酸残基上，也是一个可调控的动态修饰过程。组蛋白赖氨酸甲基化的常发位点有 H_3 的 K4、K9、K27、K36、K79 位点和 H_4 的 K20 位点，甲基化程度高低和位点不同会引发不同的效应。组蛋白甲基化作用也是一个可逆的过程，赖氨酸特异的去甲基酶（lysine–specific demethylase 1，LSD1）是第一个被发现的组蛋白去甲基酶，它可以去掉 H_3K4 和 H_3K9 的甲基基团。组蛋白甲基化影响染色质的活性状态，与基因表达的激活和抑制相关。

（三）组蛋白的其他修饰

组蛋白磷酸化也是一个可逆的动力学过程，组蛋白激酶家族的成员可催化组蛋白特定位点的丝氨酸或苏氨酸残基磷酸化，而磷酸酶可使这些位点发生去磷酸基团作用。

组蛋白的泛素化修饰主要发生在组蛋白 H_2A、H_2B、H_3 及连接蛋白 H_1 的 C 端赖氨酸残基上。组蛋白的各种修饰不是相互独立的，而是互相联系的。

三、染色质重塑

染色质重塑（chromatin remodeling）是指染色质位置和结构的变化，主要包括紧缩的染色质在核小体连接处发生解压缩，核小体发生置换或重新排列，暴露了基因转录启动子区的顺式作用元件，为反式作用因子的结合提供了可能，促进基因转录。染色体重塑过程由 ATP 依赖型的核小体重塑复合体和组蛋白共价修饰复合体这两类结构所介导。前者通过水解作用改变核小体的构型，后者通过催化核心组蛋白 N 端尾部发生共价修饰，影响核小体的结构，为其他蛋白质提供与 DNA 相互作用的结合位点，使转录得以进行。

大多数以 DNA 为模板的生物学过程，如基因的转录、DNA 的复制与修复、染色体的浓缩和分离以及细胞凋亡等都属于动态的染色质重塑过程，而这些生物学过程发生紊乱都与疾病的发生发展相关，因此染色质重塑不仅能够调节基因的转录，还与疾病的发生密切相关。越来越多的疾病发生是缘于染色质结构和重塑相关蛋白质的突变，这种突变使得对染色质的反式作用紊乱或者对染色质的重塑功能丧失，这些疾病往往本身没有表观遗传突变，而是改变了表观遗传型的染色质状态，如 CREB 结合蛋白（CBP），甲基 –CpG 结合蛋白 2（MeCP2）等的突变，或者 DNA 甲基化相关蛋白质的功能丧失，如 DNA 甲基化酶 3B（DNMT3B）的活性改变。这些蛋白质将错误地调控大量下游基因的表达，因此这些基因的功能缺陷可导致复杂多系统的表型，不同的染色质重塑能导致不同的疾病。尽管有大量的数据提示不同的染色质重塑途径间存在着相互作用，但是这些途径在疾病发生过程中的确切关系，有待于进一步探索。

四、非编码 RNA 调控

非编码 RNA 按照大小可分为长链非编码 RNA（long noncoding RNA，lncRNA）和短链非编码 RNA，这些功能性非编码 RNA 在表观遗传修饰中发挥着很重要的作用。

（一）长链非编码 RNA

长链非编码 RNA 在基因簇乃至整个染色体水平上发挥顺式调节作用，它位于细胞质或细胞核内，是一类长度超过 200 个核苷酸，无或少有蛋白编码能力，在大部分真核生物基因组被转录以 RNA 的形式存在，可在多种层面上调控基因的表达水平。研究表明，lncRNA 参与了 X 染色体失活过程，首先 X 染色体上的失活基因编码出相应的 RNA，这些 RNA 包裹在编码它的基因所在的 X 染色体上，然后在 DNA 甲基化和组蛋白修饰过程的共同参与下导致并维持 X 染色体的失活，X 染色体失活是长链非编码 RNA 介导的 DNA 甲基化和组蛋白修饰共同参与的复杂过程。除此之外，lncRNA 还参与染色质修饰、基因组修饰、转录激活和干扰等过程，在生长发育、细胞分化、进化选择和人类疾病等方面都有重要作用。

（二）短链非编码 RNA

常见的短链非编码 RNA 包括小干扰 RNA（short interfering RNA，siRNA）和微小 RNA（microRNA，miRNA），前者主要参与 RNA 干扰，后者虽也参与 RNA 干扰，但有自己独立的机制。短链非编码 RNA 在基因组水平对基因的表达进行调控，可介导 mRNA 的降解，诱导染色质结构改变，参与靶 mRNA 和染色质的调控。

RNA 干扰是宿主的一种防御机制，它能够将双链 RNA（double strand RNA，dsRNA）切割成小干扰 RNA。在这一过程中，首先由专一性的双链 RNA 内切酶 Dicer 识别 dsRNA，在 ATP 的参与下把 dsRNA 切割成长 21 ~ 23 nt 的片段，形成大量的 siRNA 分子。siRNA 能识别同源的靶 mRNA 序列，与靶序列之间有严格的碱基配对关系，特异性很强，启动 RNAi 最终导致 mRNA 降解，抑制翻译，该过程称为转录后水平基因沉默。siRNA 能介导 mRNA 降解，诱导染色质结构改变，决定着细胞的分化命运，还能对外源核酸序列进行降解以保护自身的基因组。

miRNA 是真核生物体内另一类重要的非编码 RNA，是一类长约 22 nt 的单链 RNA，广泛存在于植物、线虫及人类细胞中。miRNA 的生成首先由编码 miRNA 的基因转录生成 pri-miRNA，长度为几百到几千个核苷酸；然后 pri-miRNA 在细胞核内被加工成为长 70nt 的发夹状 pre-miRNA；最后 pre-miRNA 在一些转运蛋白的作用下从核内运输到胞质，在胞质中 pre-miRNA 在 Dicer 酶的作用下，被切割成双链 miRNA，再通过解链形成成熟的单链 miRNA 分子。单链 miRNA 进入核糖蛋白复合体 miRNP，通过与靶基因 mRNA 的 3'UTR 区互补配对，对靶基因 mRNA 进行切割或翻译抑制，从而实现对靶基因的调控。

第三节　表观遗传与人类健康

几个世纪前，人们发现驴和马正交和反交后其子代性状有很大差异，如雌性马和雄性驴交配后生育的马骡更像马，鬃毛短、耳朵小；而雌性驴与雄性马交配后生育的驴骡更像驴，鬃毛厚、耳朵长，腿粗壮。又如人类的两个遗传上相同的同卵双胞胎，即使成长于相同的环境中，却往往也可表现出不同的生物学表型。不改变 DNA 序列条件下的遗传信息修饰对这些表观遗传变化提供了可能的解释。在人类胚胎发育过程中和出生以后，由于环境及经历等因素的影响，表观遗传型也展示出一定的可塑性。因此，不难理解表观遗传型不仅能影响人类的胚胎发育，还可以影响出生后以及成年人的健康和疾病。

一、基因组印记与人类疾病

第一个证明表观遗传在人类疾病中起作用的证据来源于人们对遗传印记（genetic imprinting）的发现和理解，以及后来发现的若干基因可受到遗传印记的调节现象。遗传印记又称基因组印记（genomic imprinting），指父本和母本来源的一对等位基因之间存在功能上的差异。往往是来自母方和父方的等位基因在通过卵子和精子传递给子代的过程中发生了化学修饰，如 DNA 甲基化修饰、组蛋白乙酰化、甲基化修饰等，这些修饰使得带有亲代印记的等位基因具有不同的表达特性。这种表达差异是在长期进化过程中形成的，对于哺乳动物的正常发育起着重要的作用，印记基因的异常表达也可导致多种人类疾病。

哺乳动物的基因印记过程包括印记去除、形成和维持三个环节。印记的去除发生在原始生殖细胞的早期阶段，在生殖细胞形成早期，来自父方和母方的印记将全部被去除，父方等位基因在精母细胞形成精子时形成新的甲基化模式，母方等位基因甲基化模式在卵子发生时形成，因此在受精前来自父方和母方的等位基因存在不同的甲基化模式。父源和母源基因印记去除的方式也不完全相同，父源是将印记基因组的甲基化直接去除，母源基因组去甲基化则大多由于甲基转移酶 DNMT1 活性受阻导致甲基化失败造成，随着 DNA 复制甲基被逐渐稀释，这种去除过程一直持续到胚泡阶段，研究表明遗传印记的去除也并不是完全彻底的。

越来越多的研究资料表明，来自双亲的某些等位基因存在功能上的差异，某些基因能否转录与基因来自父方还是母方直接相关，结果子代的某些表型或与父本完全相同，或与母本完全相同。目前发现的印记基因大多成簇存在，由位于同一条链上的顺式作用位点调控，该位点称为印记中心。迄今发现人的印记基因已有 50 多个，有的反映了进化过程中的性别竞争，也有许多是疾病发生相关基因。

基因印记的存在反映了进化过程中性别的竞争。从目前已发现的印记基因来看，父方印记基因的功能是促进胚胎发育速度，而母方印记的特点是限制胚胎发育速度，亲代通过印记基因功能的不同影响着下一代，使它们具有性别行为的特异性，以保证自己这一方基因在遗传进化中的优势。20 世纪 90 年代发现胰岛素样生长因子 2（*Insulin-like Growth Factor-2*，*IGF2*）和 *HI9* 是人类的印记基因，继而发现 DNA 甲基化是产生遗传印记的主要原因。*IGF2* 是一种胚胎生长因子，由父源等位基因表达。*H19* 是一种母源等位基因，其转录产物是非编码 RNA。*IGF2* 基因和 *H19* 基因呈簇分布，其间是一个富含 CpG 岛的差异甲基化区域（Differentially Methylated Region，DMR），DMR 是一个印记调控区，在父源和母源基因组中的甲基化状态存在着差异，存在特有的染色体屏障调节蛋白 CTCF 结合位点，可对 *IGF2* 和 *H19* 进行交换调节，三者的排列方式为：5′–IGF2–DMR–H19–3′（图 14-4）。在表达调控方式上，*H19* 和 *IGF2* 的表达都要竞争位于 *H19* 下游的一个增强子，在母源染色体上，第一个 DMR1 是非甲基化的，它允许锌指蛋白 CTCF 与它结合，从而隔断、屏障了 *IGF2* 和 *H19* 下游的增强子，结果该增强子只能活化 *H19* 的转录。在父源染色体上，DMR1 是甲基化状态的，CTCF 因此不能与它结合，同时它还能使 *H19* 基因沉默，结果使得父源 *IGF2* 在增强子作用下活化表达（图 14-4）。

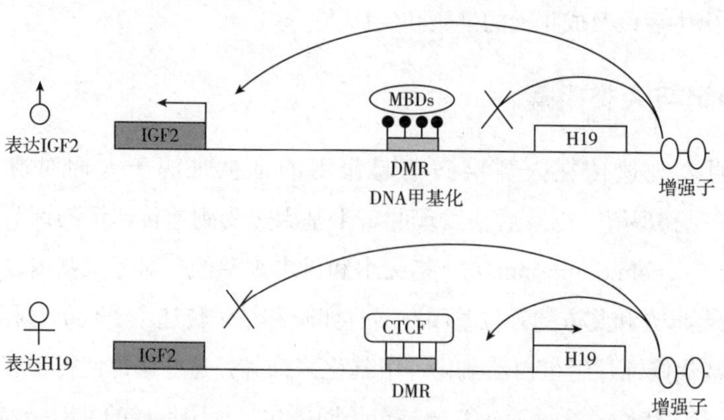

图 14-4 *IGF2* 和 *H19* 的交互易换式印记调控模式示意图

印记基因的异常表达可引发多种人类疾病。许多印记基因对胚胎和胎儿出生后的生长发育起着重要的调节作用，对大脑的功能和行为也有很大影响。Prader-Willi 综合征（PWS；OMIM：176270）和 Angelman 综合征（AS；OMIM：105830）是最早被研究的基因组印记紊乱造成的疾病。大多数 Prader-Willi 综合征和 Angelman 综合征患者的 15q11-q13 都有一个5～6Mb 区域的缺失，但他们的表型却完全不同。Prader-Willi 综合征患者表现为身材矮小、肥胖和轻度智力障碍；Angelman 综合征患者表现为共济失调、运动障碍、语言障碍、面带笑容和严重智力障碍，这两种疾病都与神经功能失调相关。研究发现是位于这一区域的基因组印记导致了他们的表型不同。Prader-Willi 综合征是由于父源的 15q11-13 区域缺失，而该区域的母源相关基因由于甲基化修饰不能表达所致；而 Angelman 综合征是因其母源染色体 15q11-13缺失、父源相关基因由于甲基化修饰不能表达造成。

除父源和母源的 15q11-13 缺失外，还有一些其他原因可导致 PWS 和 AS 的发生，如PWS 患者可由母源单亲二体造成，即患者的两条 15 号染色体均来自母亲；AS 患者也可由于父源单亲二体，即两条 15 号染色体均来自父亲导致，但是 PWS 的单亲二体发生率较高，AS的单亲二体发生率较低。除此之外，研究还发现，控制遗传印迹的基因发生突变可导致在配子形成过程中发生重新设定或转换失败，有一些 PWS 和 AS 患者虽然从双亲各自遗传了 1 条15 号染色体，但这两条同源染色体的 15q11-13 区域呈现出异常的 DNA 甲基化和异常的基因表达，提示这类患者是由于配子形成过程中印记突变造成。

二、癌症的表观遗传学

过去一直认为肿瘤的发生与癌基因和抑癌基因突变有关，近 20 年通过对 DNA 甲基化的研究，人们发现很多种类的肿瘤相关癌基因或抑癌基因并未发生突变，但却存在着异常的甲基化修饰，一般表现为肿瘤局部相关基因的高甲基化和肿瘤整体甲基化水平的降低。低甲基化常发生在高度和中度重复序列，是大多数肿瘤基因组的特征，甲基化水平降低会导致染色体不稳定。一些细胞周期调控基因、DNA 修复基因及细胞凋亡基因 CpG 岛的高甲基化，可使之沉默，促进肿瘤发生。染色体臂的杂合性缺失（Loss of Heterozygosity，LOH）可导致许多肿瘤发生，如透明细胞肾癌的发生经常伴有 3 号染色体短臂杂合性缺失。另外，在一些人类肿瘤细胞中*RB*、*VHL*、*CDH1*、*APC* 和 *BRCA1* 等基因 CpG 岛经常发生甲基化，而相应的正常组织细胞中却无甲基化，提示一些基因的异常甲基化也是诱发肿瘤发生的原因。

体内 DNA 甲基化程度与 DNA 甲基转移酶的活性密切相关，肿瘤发生过程中抑癌基因的高甲基化也被认为是 DNMT 活化导致的结果。不仅如此，DNMT 的过度表达还能促进 5- 甲基胞嘧啶经脱氨基变成胸腺嘧啶，这也是 DNA 点突变的物质基础之一。随着点突变的积累，DNA 越来越不稳定而诱发肿瘤。

用 DNMT 抑制剂可能降低 *RB*、*WT3*、*pl6*、*INK4a*、*APC* 等基因的甲基化水平，从而逆转或停止肿瘤的进展，如临床上应用 5-Aza-C 和 5-Aza-dC 能够掺入到 DNA 中与 DNMT 结合，抑制 DNA 甲基化，唤醒沉默抑癌基因恢复表达。另外，环境因素亦可影响肿瘤细胞基因的甲基化，从而间接影响肿瘤的发生发展。

其他表观遗传修饰，如印记基因的改变、染色体不稳定也是诱发细胞癌变的重要原因。基因印记丢失不仅影响胚胎发育也可导致肿瘤发生，如胰岛素样生长因子 2 基因印记丢失可导致多种肿瘤，如 Wilm 瘤。

三、衰老的表观遗传学

基因组 DNA 甲基化模式的改变也和衰老联系在一起。衰老过程可出现 DNA 甲基化水平增高的现象，某些组织也可出现降低现象。在一些组织中，衰老细胞的甲基化水平降低，可能使得某些基因表达不稳定，增加肿瘤发生的风险。

衰老过程中某些细胞会发生与年龄相关的变化，如某个基因的 CpG 岛发生从头甲基化使该基因关闭，则丧失与该基因相关的生理功能；同样，甲基化的丢失也会激活一些基因，造成这些基因不恰当的表达。在同一组织中发生异常甲基化的细胞只占少数，使得组织或器官呈现表观遗传的异质性和镶嵌型，这也是导致许多与年龄相关的局灶性疾病的一个重要病因，如肿瘤是一种局灶性增生性疾病，肿瘤内部的异质性有遗传学基因突变的原因，也有表观遗传的改变。动脉粥样硬化形成中，血管上皮细胞和平滑肌细胞中发生的与年龄相关的表观遗传镶嵌，有可能促进了动脉粥样硬化的发生发展。

表观遗传调控在人体生长、发育和衰老过程中是一个动态变化的过程，体细胞的表观基因调控有重新编程的可能性，不仅有利于人们从表观遗传调控的角度探索老年病的病理机制，还为老年病的预防和治疗提供了新的途径，也为通过生活方式和环境因素来延缓老年病的发生、减轻老年病的严重程度提供了理论依据。

四、DNA 甲基化与人类疾病

（一）DNA 甲基化与自身免疫性疾病

DNA 甲基化异常可能与先天性自身免疫性疾病相关。DNA 甲基化的异常可影响许多基因的表达，其中包括一些细胞因子和黏附分子基因的表达，可导致 T 细胞的自身反应性发生改变。DNA 甲基化对维持 T 细胞的功能起着至关重要的作用，表观遗传异常可引起多种自身免疫性疾病。

系统性红斑狼疮（Systemic Lupus Erythematosus，SLE）是一种由于产生大量自身抗体引发多系统损伤的自身免疫性疾病，但具体发病机制尚不明确。有研究表明活动性 SLE 患者中 DNMT 酶活性降低，导致 DNA 低甲基化；也有研究发现，T 细胞 B 细胞共刺激因子（CD40LG）、穿孔素（perforin）、肿瘤坏死因子 Ⅱ 型跨膜蛋白（CD70）等基因调控序列低甲基化在 SLE 发病中起到关键作用，而且 DNA 低甲基化重新激活原已失活的 X 染色体是女性易患 SLE 的重要原因。目前，从表观遗传调控，尤其 DNA 甲基化状态探索 SLE 的发病机制，为寻找治疗 SLE 的手段提供了新的途径和方法。

类风湿关节炎（Rheumatoid Arthritis，RA）也是一种自身免疫性疾病，以慢性、对称性多滑膜关节炎或者关节外病变，如心包炎、胸膜炎、肺炎、周围神经炎等病变为主要临床表现，病因至今未能明确。研究发现 RA 患者外周血 T 细胞中存在 DNA 甲基化异常。目前，对 RA 基因组 DNA 甲基化还有待进一步深入研究。

（二）DNA 甲基化与心血管疾病

心血管疾病也被认为是受甲基化调控的重要疾病。心血管疾病的发病并不完全遵循孟德尔遗传定律，即使在相同的家系或遗传背景下，发病也不可预测；出生前环境的改变，可能成为子代成年后发病的诱因，且随年龄增加发病风险上升。

冠心病、心绞痛等疾病的病理始动因素是动脉粥样硬化（Atherosclerosis，AS），研究发现 DNA 低甲基化可促使血管平滑肌细胞增殖及纤维沉积，外部损伤也会引起新生血管内膜组织 DNA 低甲基化。AS 过程还伴随 DNA 超甲基化现象，研究发现人类雌激素受体 α 的 DNA 超甲基化与 AS 及其他心血管疾病的发生密切相关。由于 DNA 甲基化异常现象一般早于组织学改变，同时 DNA 甲基化具有可逆性，可通过调整饮食结构和调节叶酸含量，采用控制饮食及其他环境因素等手段，为 AS 的预防、干预和治疗提供有效的方法。

（三）DNA 甲基化与精神疾病

对于精神分裂症，我们现行的主要是症状学诊断，现行临床诊断的精神分裂症可能是具有类似症状的一组疾病的组合，异质性是造成精神疾病遗传研究结果不一致的重要原因。研究发现摄入 S- 腺苷甲硫氨酸的前体 L- 甲硫氨酸，能加重一部分精神分裂症患者症状。治疗中使用 DNA 去甲基化的药物丙戊酸钠对部分精神分裂症患者治疗有效，提示 DNA 甲基化异常可能是精神分裂症的病理机制之一。研究人员在精神分裂症患者死后的尸解中发现大脑中一种正常神经递质、记忆和突触可塑性所必需的蛋白质 Reelin 的表达明显降低，*Reelin* 基因的异常甲基化参与了精神分裂症的发生，进一步研究发现 *Reelin* 基因的低表达活性与该基因启动子区域的超甲基化有关。

孤独症是精神医学领域另外一种较为常见的疾病，研究认为孤独症属于多基因遗传，是遗传和表观遗传共同影响的结果。孤独症的发生和第 15 号染色体相关，该区域的异常甲基化还与 Prader-willi 综合征和 Angelman 综合征发病相关。还有文献报道异常甲基化与阿尔茨海默病（Alzheimer's disease，AD）的发生风险相关。

五、组蛋白修饰与人类疾病

核小体是染色质的基本单位，组成核小体的核心组蛋白是一类碱性小分子蛋白，核心组蛋白 H_3 和 H_4 的乙酰化和甲基化一直被认为与转录活性的正负改变相关。组蛋白乙酰化与基因活化相关，它的去乙酰化和基因的失活相关。组蛋白乙酰转移酶主要是在组蛋白 H_3、H_4 的 N 端尾部的赖氨酸残基加上乙酰基，促使基因转录；组蛋白去乙酰基酶的作用则相反，抑制转录。

CREB 结合蛋白（CREB Binding Protein，CBP）为一种乙酰化转移酶，它的突变导致

Rubinstein-Taybi综合征，患者面部畸形、身材矮小、智力低下、拇指和拇趾粗大。

乙酰化酶、去乙酰化酶或与去乙酰化酶相关的基因突变导致乙酰化酶或去乙酰化酶过度激活或失活，都可能导致疾病的发生。如甲基–CpG结合蛋白2（Methyl–CpG–binding Protein 2，MeCP2）可募集去乙酰化酶到甲基化的DNA区域，使组蛋白去乙酰化，导致染色质浓缩。*MeCP2*突变可引发Rett综合征（Rett Syndrome，RTT），患者智力发育迟缓并伴孤独症。

六、X染色体失活与人类疾病

（一）哺乳动物X染色体失活

哺乳动物雌性和雄性个体X染色体数目不同，人类女性有两条X染色体，男性只有1条X染色体，女性的1条X染色体是失活的，人类通过这种"剂量补偿"效应保证了男性和女性个体X染色体上基因表达产物在数量上是基本一致的。X染色体失活是通过表观遗传修饰如DNA甲基化来维持的，并且可通过细胞分裂遗传给后代。

X染色体的失活是随机的，1996年Penny等人发现X染色体失活通过Xq13.3的X失活中心（X inactivation center，Xic）调控。X染色体失活是从Xic区段开始启动，然后扩展到整条染色体。Xic长约1Mb，是一个顺式作用位点，包括*Xist*、*Xce*、*Tsix*和*DXPas34*四个已知基因（图14–5）。

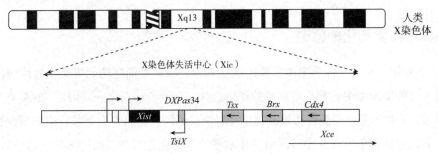

图 14-5　X 染色体失活中心

第一个基因*Xist*是X染色体失活过程中转录启动最早的基因，*Xist*基因编码产物是长链非编码RNA（lncRNA），Xist RNA合成后首先包裹在编码它的基因所在的X染色体表面呈现锚钉样排列，然后在DNA甲基化和组蛋白修饰的共同参与下引发并维持X染色体的失活。另一条X染色体的*Xist*基因也转录为Xist RNA，但是会很快降解，不启动X染色体失活过程，使得这条X染色体呈常染色质状态。第二个基因*Xce*编码X染色体控制元件（X–chromosome controlling element），与X染色体随机失活的选择有关。当*Xce*处于纯合状态时，X染色体失活是完全随机的；当*Xce*为杂合状态时，失活不完全随机。第三个基因*Tsix*位于*Xist*下游，*Tsix*与*Xist*基因重叠，但却反向转录，*Tsix*是*Xist*的反向拼写，表达产物也是非编码RNA，在*Xist*表达调控中起关键作用。第四个基因*DXPas34*富含CpG，包含一个15 kb的微卫星重复序列，提示对X染色体失活有一定调控作用。

近些年，人们对X染色体失活的分子机制有了许多了解，但仍有一些没有解决的问题。对X染色体失活的"计数"和"选择"的机制还需进一步深入研究，X染色体失活的分子机制也有待于进一步探索。

（二）X 染色体失活与人类疾病

Rett 综合征是神经系统的一种遗传性疾病，该病严重影响婴幼儿智力发育，主要累及女性，发病率为 1/15 000 ～ 1/10 000。该病由 *MeCP2* 基因突变导致，致病基因定位于 Xq28，该基因编码甲基–CpG 结合蛋白 2（MeCP2）。目前已检测出 200 多种突变，但其发病机制和遗传方式仍不十分明确。由于 *MeCP2* 基因受女性 X 染色体失活的影响，女性不同的 X 染色体失活方式会影响致病基因的表达比例，从而影响疾病的严重程度。Rett 综合征患儿的 X 染色体失活方式及其与基因型、表型之间的关系，是国内外学者研究的热点。

与 X 染色体失活相关的疾病很多是由于 X 染色体的不对称失活引发的。Rett 综合征的表型也和 X 染色体的不对称失活有关，携带有 *MeCP2* 突变基因的女性，X 染色体失活时倾向于使携带突变基因的染色体失活，由于失活的 X 染色体上有一部分基因可以逃避失活，因而可能存在两个有活性的等位基因，但逃避失活的等位基因的表达水平有很大的个体差异，因而 Rett 综合征患儿疾病的严重程度不一。也有一些逃避失活的遗传基因的表达可增加某些疾病的易感性，如女性易感的自身免疫性疾病红斑狼疮等。

第四节　　表观遗传学研究技术

一、CpG 位点甲基化的检测

DNA 甲基化是表观遗传学中最重要的组成部分，在正常细胞功能维持、遗传印记、胚胎发育以及人类肿瘤发生中起着非常重要的作用，是目前研究热点之一。随着 DNA 甲基化研究的不断深入，各种甲基化检测方法被开发出来以满足不同类型研究的需求。根据研究目的的不同，这些方法概括起来可以分为基因组整体水平的甲基化分析和基因特异位点的甲基化分析。此外根据研究处理方法的不同又可分为基于 PCR 的甲基化分析方法、基于限制性内切酶的甲基化分析方法、基于重亚硫酸盐的甲基化分析方法和柱层法等。

（一）基因组整体水平的甲基化分析

1980 年，Kuo 等首次报道了用高效液相层析（High Performance Liquid Chromatography，HPLC）定量测定基因组整体甲基化水平，这些方法最明显的优点在于：可用于高通量混合样本的检测，能够明确显示目的基因组整体甲基化的水平，缺点是不能定位具体的甲基化位点。

（二）基因特异位点的甲基化分析

常用的具体方法有：甲基化敏感性限制性内切酶 –PCR/Southern 法（methylation–sensitive restriction Endonuclease –PCR/Southern，MSRE–PCR/ Southern）、直接测序法、甲基化特异性的 PCR 法和结合重亚硫酸盐的限制性内切酶法。

二、染色质免疫沉淀技术

染色质免疫沉淀（Chromatin Im–munoprecipitation，ChIP）技术是研究体内 DNA 与蛋白质相互作用的重要工具。它可以灵敏地检测目标蛋白与特异 DNA 片段的结合情况，还可以用来研究组蛋白与基因表达的关系。核小体组蛋白可以发生多种翻译后的共价修饰，如乙酰化、甲基化、磷酸化和泛素化等，这些共价修饰与真核基因的表达密切相关。根据组蛋白密码学说，组蛋白的各种共价修饰的组合会以协同或拮抗的方式诱导特异的下游生物学功能，因此，染色质免疫沉淀技术也为揭示组蛋白修饰在基因表达中的作用、全面阐明真核基因的表达调控机制提供了强有力的研究工具。

染色质免疫沉淀技术的基本原理：在生理状态下把细胞内的 DNA 与蛋白质交联在一起，通过超声破碎将染色质随机切断为一定长度范围内的染色质片段，用所要研究目的蛋白的特异性抗体沉淀交联复合体，再经过蛋白质与 DNA 解除偶联过程，最后对目的片段进行纯化和检测。

三、全基因组映射技术

全基因组映射技术（Genome-wide Mapping Technique，GMAT）是一种将染色质免疫沉淀和基因表达系列分析相结合的方法。该方法的基本原理：首先用抗某种修饰组蛋白尾端的抗体进行 ChIP，获得测序和生物信息学分析结果，从而得到这种组蛋白在全基因组中分布状况的信息。细胞中与这种修饰的组蛋白相结合的全部 DNA 片段，可利用基因表达的系列分析（Serial Analysis of Gene Expression，SAGE）技术构建文库。

GMAT 具有分辨率高、结果可信度高的优点，尤其适用于全基因组水平组蛋白修饰的定量测定。它与 ChIP-on-chip 技术相比，不依赖于预先选择的序列，并可进行全基因组扫描。对各种修饰组蛋白的 GMAT 分析，将有助于人们进一步认识组蛋白密码，因此具有广阔的应用前景。

思考题

1. 什么是表观遗传学？
2. 表观遗传的分子机制有哪些？
3. 举例说明表观遗传学与人类哪些疾病发生相关。

NOTE

第十五章　临床遗传学

临床遗传学（clinical genetics）是医学遗传学与临床医学相结合的交叉学科，它运用医学遗传学理论知识，通过家系调查和各项临床检查来诊断、治疗和预防遗传病。随着生物化学、细胞遗传学、免疫遗传学及分子遗传学实验技术的发展，临床遗传学也得到快速发展。

临床遗传学的内容包括：①遗传咨询门诊：由专科医生和遗传咨询员对遗传病患者进行临床诊断、治疗或提出相应的医学建议和预防措施；②细胞遗传学实验室诊断：对遗传病患者进行染色体水平的诊断，项目内容可涉及儿科、妇产科、肿瘤科、血液科以及出生缺陷患者等；③生化遗传学实验室诊断：对遗传病患者进行生化、酶水平的诊断；④分子遗传学实验室诊断：通过 DNA 分析突变或连锁标记直接或间接地对遗传病进行诊断。

第一节　遗传病的诊断

遗传病的诊断（diagnosis of hereditary disease）是一项复杂工作，需要多学科密切配合，是开展遗传咨询和防治工作的基础。遗传病的诊断方法既有普遍性，又有特殊性。一般疾病的诊断是通过对病史、症状、体征、实验室检查和其他诊断技术所获得的资料进行归纳分析，然后确立诊断。由于遗传病特殊的病因，以及不同的遗传病存在许多相似的症状和体征，因此还需辅以遗传学的特殊诊断手段，如家系调查、系谱分析、生化检查、染色体检查和基因诊断等。

一、分类

按诊断时期的不同，可分为临床水平（现症病人）诊断、症状前诊断、产前诊断和植入前诊断。其中产前诊断和症状前诊断最为重要，根据诊断结果可以在胚胎早期进行选择性流产，减少或杜绝患者的出生；或早发现、早治疗，以获得更佳疗效。

（一）临床水平（现症病人）诊断

临床水平诊断（symptomatic diagnosis）是指病人出现了一系列临床症状之后的诊断，是针对现症病人的诊断。往往从病史入手，通过对患者叙述的症状和各种临床表现进行分析，初步判断患者所患的疾病是否为遗传病，并进一步确定疾病的遗传方式和发现携带者。

（二）症状前诊断

症状前诊断（presymptomatic diagnosis）是指在遗传病的症状出现之前所做的诊断。通过症状前诊断，检出风险亲属是预防遗传病的重要手段。例如肝豆状核变性病患者同胞患病风险是 25%，家族性多发性结肠息肉症患者同胞有 50% 的风险患病，对于这些可治疗或预防的遗传病应尽力在同胞中发现症状前患者，并采取适当预防和治疗措施，以防患于未然。而多囊肾的症状前诊断，能帮助患者做出合适的生育决定，选择适当的生活方式与职业，或者对自己采取严格的医学监测以及为最后肾移植或透析做好准备。再如某些属于常染色体显性遗传的乳腺癌症状前患者，可定期进行乳腺检查，做到早发现早治疗。对于某些无法治疗的遗传病，例如Huntington 病、脊髓小脑性共济失调等延迟显性的常染色体显性遗传病，症状前诊断虽然对患者没有意义，但在妊娠时可通过产前诊断获得正常的后代。

（三）产前诊断

产前诊断（prenatal or antenatal diagnosis）又称宫内诊断（intrauterine diagnosis），即在婴儿出生前确定是否患有某种遗传病或先天畸形，以便较早地发现患者或携带者，使医生可以在胚胎早期进行选择性流产并有效地预防遗传病的发生，降低遗传病的发病率。产前诊断是保证母婴健康的重要优生措施。目前能进行产前诊断的遗传病有：①染色体病；②先天性代谢病；③可利用基因诊断方法诊断的遗传病；④多基因遗传的神经管缺陷（Neural tube defects，NTD）；⑤有明显形态改变的先天畸形。

1. 产前诊断的指征　①夫妇一方有染色体异常者；②曾生育过染色体病患儿的孕妇；③夫妇一方为单基因病患者；④曾生育过单基因病患儿的孕妇；⑤有不明原因的习惯性流产史、畸胎史、死产或新生儿死亡史的孕妇；⑥羊水过多或过少的孕妇；⑦夫妇一方曾接触致畸因素者；⑧年龄大于 35 岁的孕妇；⑨有遗传病家族史的近亲婚配夫妇。

2. 产前诊断的技术　大致可分为四类，即物理诊断、染色体检查、生化检查及基因诊断。

（1）物理诊断：是利用仪器直接观察胎儿形态特征的一种诊断方法。主要通过以下方法：

1）超声波检查：是一种对母体和胎儿都无痛、无损伤的评估胎儿质量及检测形态缺陷的重要方法。其中以 B 型超声法应用最广，它可以较准确地测定出胎儿的胎龄、多胎妊娠、胎儿的活力、胎儿的性别以及胎儿畸形。现在已能准确诊断的胎儿畸形有无脑儿、脊柱裂、先天性心脏病、多囊肾、内脏外翻等。此外，超声图像分析也被用于进行胎盘定位、选择羊膜穿刺部位及监视绒毛和脐血采集。一般认为超声强度在 20 mW/cm^2 以下，持续时间不超过 30 分钟，对孕早期 3 个月以内的胎儿是安全的。彩色多普勒超声仪可显示胎儿心脏情况，用于检查胎儿先天性心脏病，还可用于胎儿血流的检查。

2）磁共振检查：妊娠 16 周后，胎儿四肢长骨、短骨和肋骨已经骨化，可通过磁共振显像。磁共振检查主要用于了解胎儿有无先天畸形，如无脑儿、脑积水、骨骼畸形、侏儒、多指、短指或缺肢、脊柱裂及胸廓畸形等。

（2）染色体检查、生化检查和基因诊断：都需要获得胎儿的组织样本后再进一步进行（详见本节遗传病诊断的方法与手段）。

3. 产前诊断的取材时间与采样方法（表 15–1）

表 15–1　产前诊断胎儿采样的方法和时间（妊娠周从末次月经的第一天起计算）

方　法	早　期	中　期
绒毛活检	＜ 15 周（7～12 周）	15～20 周
羊膜腔穿刺		15～20 周
脐血取样	12 周可获得（风险高）	＞ 18 周
胎儿组织取样		17～20 周

（1）绒毛膜取样术（chorionic villus sampling，CVS）：采集绒毛组织一般以妊娠 7～12 周为宜，此时绒毛细胞比较容易培养。具体操作时一般在 B 超的引导下，用特制的吸引器吸取胚囊周围的绒毛。绒毛可直接或经培养后进行类似羊水细胞取材的各项分析。此法的优点是在妊娠早期即可诊断，减少因选择性流产给孕妇带来的损伤，但也存在标本易污染、流产风险增加等缺点。有出血倾向、盆腔或宫腔感染、稽留流产或先兆流产者不宜施行绒毛采样。

（2）羊膜腔穿刺术（amniocentesis）：是在 B 超监视下，用注射器经孕妇腹壁、子宫到羊膜腔抽取羊水的方法。羊膜腔穿刺最合适的时间是妊娠 15～20 周，此时羊水较多，羊水中活细胞的比例较大（20%），一次成功率高（98% 以上），因此相对安全。羊水中含胎儿脱落细胞，经体外培养后可进行染色体分析、生化检查和基因诊断。此法对孕妇及胎儿的危害较小，引起流产的风险仅 0.5%～1%。有出血倾向、盆腔或宫腔感染、稽留流产或先兆流产者不宜施行羊膜腔穿刺术。

（3）脐带穿刺术（cordocentesis）：是在 B 超监视下，经母腹抽取胎儿脐静脉血的方法。脐带穿刺一般在妊娠 18 周后至分娩前都可进行。脐血可作染色体分析或血液学各种检查，亦可用于因羊水细胞培养失败，DNA 分析无法诊断而能用胎儿血浆或血细胞进行生化检测的遗传病的诊断。对于错过绒毛膜取样或羊膜穿刺时机的孕妇可行脐带穿刺术进行补救。

（4）孕妇外周血中胎儿细胞的富集：孕妇外周血中存在胎儿细胞，并且不同类型的胎儿细胞在母体中存活的时间长短不一。母血中的胎儿有核红细胞是公认的较适合遗传诊断的胎儿细胞，其表面有多种胎儿特异性抗原标志物可供鉴别，且半衰期相对较短（约 3 个月），因此不受上次妊娠（包括流产）的干扰。胎儿有核红细胞在妊娠 6～8 周即可从孕妇外周血中分离获得。由于母体外周血中胎儿细胞的数量非常稀少，在遗传学分析前需要富集。应用密度梯度离心、抗体磁珠法、显微切割等技术富集和纯化胎儿有核红细胞，进行某些单基因遗传病、非整倍体染色体病的遗传学分析，在实验室阶段已取得了良好的实验结果，但由于该方法存在价格昂贵、烦琐复杂及较高的假阳性率等缺点，导致该技术至今不能广泛应用于常规的产前筛查，仍正在完善中。

（5）孕妇外周血中胎儿游离 DNA（cell free fetal DNA，cffDNA）的分离：孕妇外周血中含有胎儿来源的 DNA，以游离形式稳定存在，在孕早期即可测出，分娩后很快消失，不受上一次妊娠的影响。胎儿游离 DNA 检测可用于筛查非整倍体胎儿、确定胎儿性别、识别 Rh 阴性的母亲是否怀有 Rh 阳性胎儿、检测某些父源性常染色体显性遗传病等。若检测出胎儿获得了父源突变等位基因则需再进行常规产前诊断，对于获得父源正常等位基因的胎儿，则可以避免产前诊断取材的伤害。

（四）植入前诊断

随着生物技术和辅助生殖医学的迅速发展，产前诊断又形成了一个新的分支——植入前诊断（preimplantation genetic diagnosis，PGD）。植入前诊断是指利用分子或细胞遗传学技术对体外受精的胚胎进行遗传学分析，确定正常后再将胚胎移入子宫。其诊断的对象主要是体外受精后发育到 4～8 个细胞期胚胎的单个细胞。PGD 将产前诊断的时间前移到胚胎植入前，阻止了致病基因的传递，保证了正常胎儿的出生，同时避免了传统产前诊断带给孕妇和胎儿的不利影响，如出血、流产、感染以及因选择性流产而面临的伦理学问题等。

二、诊断方法和手段

在临床门诊听取病人的主诉、询问病史、查体后再进行必要的实验室检查，这个过程包含了遗传病诊断本身所特有的方法和手段。

（一）病史、症状和（或）体征

1. 病史　由于大多数遗传病有家族聚集现象，所以采集病史的准确性尤为重要，在进行遗传病诊断时，除了解一般病史外，还应着重了解病人的家族史、婚姻史和生育史。病史一般可通过询问患者或其代述人来收集，但有时也需要医务工作者亲自调查。

（1）家族史：家族史即整个家系患同种疾病的历史。家族史应能充分反映患者父系和母系各家族成员的发病情况。根据家族史可以画出这一家族的系谱图。

（2）婚姻史：医师在询问病人婚姻史时应着重了解结婚的年龄、次数、配偶的健康情况及两者是否近亲婚配等。

（3）生育史：应询问生育年龄、所生子女数目及其健康情况，有无早产史、死产史和流产史，怀孕早期是否患过病毒性疾病或接触过致畸因素，分娩过程中是否有过窒息和产伤等。

2. 症状和（或）体征　遗传病既有其他疾病相同的体征和症状，往往又有其本身特异性症状群，如出现智力低下，伴有眼距宽、眼裂小、外眼角上斜等体征要考虑先天愚型。由于大多数遗传病在婴儿或儿童期即可有体征和症状表现，故除观察外貌特征外，还应注意身体发育快慢、体重增长速度、智力增进情况、性器官及第二性征发育状况等。由于许多症状和体征为多种遗传病所共有，若仅以此为线索做出诊断则有一定难度，故必须借助辅助器材和实验室检查等其他手段。

（二）系谱分析

系谱分析（pedigree analysis）是在调查患者及家族各成员的发病情况后按一定规律绘制图解，经过分析确定该遗传病遗传方式的一种手段。

系谱分析时应注意的问题：①系谱本身的全面性、准确性、可靠性；②外显不全或延迟显性而使系谱呈现隔代遗传，以致系谱的遗传方式不够典型；③新的突变产生，缺乏子代材料可供分析而不能做出正确的判断；④家系小或某些关键性的家庭成员的资料无法获得而发生选样偏倚现象；⑤显性与隐性概念的相对性，同一遗传病因采用的观察指标不同而得出不同的遗传方式，从而导致发病风险的错误估计。如镰形细胞贫血症纯合子患者（HbSHbS）有严重的贫血，而杂合子（HbAHbS）在正常情况下无贫血，因此，这时突变基因（HbS）对 HbA 来说被认为是隐性的；然而，当杂合子的红细胞处于氧分压低的情况下，红细胞亦可形成镰刀状，所以此时 HbS 对 HbA 来说是显性的。

（三）细胞遗传学检查

细胞遗传学检查主要用于染色体异常综合征的诊断。

1. 染色体检查　染色体检查标本主要取自外周血、骨髓、胸腹水以及胎儿的皮肤、绒毛、羊水中胎儿脱落细胞和脐血等各种组织。

（1）核型分析：核型分析（karyotype analysis）是确诊染色体病的主要方法。近年来，高分辨显带技术的不断发展和染色体自动分析系统的应用为染色体畸变的检出和分析提供了快捷的手段。核型分析中，一般观察 30～50 个细胞，如其中有 3～5 个形态结构异常完全相同的核型，即可做出初步诊断。核型分析的适应证有：①有明显的智力发育不全、生长发育迟缓或伴有其他先天畸形者；②夫妇之一有染色体异常，如平衡结构重排、嵌合体等；③身材高大、性情粗暴的男性及恶性血液病患者；④家族中已有染色体或先天畸形的个体；⑤多发性流产妇女及其丈夫；⑥原发性闭经和女性不孕症；⑦无精子症男子和男性不育症；⑧两性内、外生殖器畸形者；⑨疑为先天愚型的患儿及其父母；⑩原因不明的智力低下伴有大耳、大睾丸和（或）多动症者；⑪35岁以上的高龄孕妇（产前诊断）。

（2）染色体荧光原位杂交（fluorescence in situ hybridization，FISH）：是利用荧光标记的特异寡核苷酸探针与玻片上的中期染色体或间期核的同源互补DNA形成杂交体，从而对染色体上的某些特定片段做出定位和定性分析。FISH可检测染色体缺失、插入、易位及扩增等结构异常，也可应用于判定染色体数目异常。

2. 性染色质检查　主要用于疑为两性畸形或性染色体数目异常疾病的诊断或产前诊断。性染色质检查材料来自发根鞘细胞、皮肤或口腔上皮细胞、女性阴道上皮细胞，也可取自绒毛和羊水的胎儿脱落细胞等。该检查的方法简单，有筛查价值，但确诊则要做染色体检查。

（四）生化检查

有些单基因病是由于基因突变，导致某种蛋白质或酶在质或量上发生异常而影响了正常的代谢活动。因此，酶和蛋白质的定量、定性分析是诊断此类疾病的主要方法。用于生化检查的材料主要有血液、活检组织、尿、粪、阴道分泌物、脱落细胞和培养细胞等。

1. 检测酶缺陷（直接法）　即对酶或某种蛋白质的含量或活性进行测定来诊断遗传性代谢病。酶和蛋白质的来源主要是血液，但由于许多酶不存在于血浆及血细胞中，有时必须自活体的肝、肾、皮肤、肌肉等其他组织取样。随着生化技术的不断发展，可以直接检测蛋白质的含量和酶活性，也可通过电泳技术、氨基酸序列分析技术、免疫技术等对酶或蛋白质的变异型做出鉴定，为遗传性酶病的诊断和亚型分类提供有效手段（表15-2）。

表 15-2　用直接法可以确诊的遗传性酶病

病　名	缺陷的酶	取　材
半乳糖血症	半乳糖-1-磷酸尿苷转移酶	红细胞
糖原贮积症 I 型	葡萄糖-6-磷酸酶	肠黏膜
白化病	酪氨酸酶	毛囊
黑蒙性痴呆	氨基己糖苷酶	白细胞
苯丙酮尿症	苯丙氨酸羟化酶	肝脏
进行性肌营养不良	肌酸磷酸激酶	血清
组氨酸血症	组氨酸脱氨酶	指（趾）甲屑

2. 检测代谢产物（间接法）　由于大部分遗传病的致病基因产物尚不明确，无法通过酶和蛋白质的检测进行诊断，只能通过其中间代谢产物、底物、终产物或旁路代谢产物的检测来了解代谢情况，从而间接地反映酶的变化，以确定疾病的类型。如疑为黏多糖贮积症可测定尿中硫酸皮肤素、硫酸乙酰肝素、硫酸角质素等的含量；疑为苯丙酮尿症患者可检测患者尿中苯丙酮酸、苯乙酸的浓度（表15-3）。

表 15-3　用间接法（血清、尿液中的代谢物检测）可确诊的遗传性酶病

病　名	血清代谢物	尿液代谢物
苯丙酮尿症	苯丙氨酸	苯丙酮酸
酪氨酸血症	酪氨酸	酪氨酸、苯丙氨酸衍生物
组氨酸血症	组氨酸	组氨酸
胱氨酸尿症	胱氨酸	胱氨酸、其他氨基酸
胱硫醚尿症		胱硫酸
低磷酸血症		磷酸乙醇胺

（五）基因诊断

基因诊断（gene diagnosis）是利用聚合酶链式反应（Polymerase Chain Reaction，PCR）和测序技术直接从 DNA 水平检测人类遗传病的基因缺陷而诊断疾病的方法。与传统诊断方法的主要差别在于，它是直接从基因型推断表型，即可以越过基因产物直接检测基因结构而做出诊断。基因诊断不仅用于有异常表型的患病个体的诊断，也可用于没有异常表型的有害基因携带者的检出，还可对有遗传病风险的胎儿进行产前诊断。它具有针对性强、特异性高、灵敏度高、诊断范围广、诊断材料（目的基因）来源广、无组织和发育特异性等特点。

1. 原理　核酸分子杂交是基因诊断最基本的方法之一。它的基本原理是互补的 DNA 单链能够在一定条件下结合成双链，即能够进行杂交。这种结合是特异的，即严格按照碱基互补的原则进行，它不仅能在 DNA 和 DNA 之间进行，也能在 DNA 和 RNA 之间进行。因此，如果一段已知核酸序列的探针能与变性后的单链基因组 DNA 碱基完全配对，即互补地结合成双链，则表明被测基因组 DNA 中含有已知的核酸序列。由此可见，进行基因检测时必须同时具备已知序列的 DNA 探针和待测基因组 DNA。

2. 基本途径　基因诊断可分为直接检测和间接检测两种。

（1）直接检测：如果遗传病是由于一个或有限的几个已探明的基因突变造成，且对于导致该遗传病的有害基因的发病分子学机制也已研究得很清楚，则可应用分子生物学技术，设计检测方法，对突变位点直接进行检测。

（2）间接检测：对于致病基因尚未确定的遗传病无法用直接方法诊断，这种情况下可行的方法是通过对与之有连锁关系的 DNA 序列多态性的检测，如限制性片段长度多态性（restriction fragment length polymorphism，RFLP）和微卫星 DNA（microsatellite DNA）序列检测来达到基因诊断的目的。这些与致病基因相连锁的具有多态性的 DNA 序列被称为遗传标记。由于遗传标记和致病基因紧密连锁，在向后代传递遗传物质时，两者发生交换而相互分离的概率极小，因而遗传标记和其连锁的致病基因被认为是共同遗传给下一代的。这样通过检测遗传标记的多态性，即可间接鉴定致病基因。随着人类基因组测序工作的完成，单核苷酸多态性（single nucleotide polymorphism，SNP）也逐渐成为一种很有应用价值的遗传标记，SNP 的研究将为揭示人类个体之间的遗传差异发挥重要作用。在运用遗传标记进行诊断时，为了增加基因诊断的信息量和可靠性，往往在待测基因的内部或两端侧翼序列中选择几个遗传标记，这样可使间接诊断更加准确可靠。与遗传疾病连锁的遗传标记的筛选和确定不但是一项繁重的实验室工作，而且也需要耐心细致的统计分析，才能保证遗传标记的准确性。

3. 方法　主要包括分子杂交、PCR、DNA 单链构象多态分析法（single strand conformation polymorphism, SSCP）和 DNA 芯片（DNA-chip）技术等。

（1）分子杂交：DNA 分子杂交实质上是双链 DNA 的变性和具有互补序列的两条单链的复性过程。DNA 是双螺旋分子结构，在一定条件下，如强酸、强碱、高温、变性剂等，双螺旋结构可以解旋成为单链分子，称为 DNA 分子变性；而在适当的条件下，互补的两条单链 DNA 分子可以重新组成双螺旋结构，这一过程称为复性。但如果环境中存在着与变性的单链 DNA 分子碱基互补的另一 DNA 分子的单链或 RNA 分子，它们也可与此 DNA 单链结合成为一新的分子，此过程则称为 DNA 的分子杂交。如果后一 DNA 单链或 RNA 分子带有标记物，则可在分子杂交后，通过寻找标记物而判断与其互补的 DNA 分子是否存在以及量的多少。

1）分子杂交的常用工具：

①探针：所谓探针（probe）即用放射性核素或非放射性核素标记的一段特定的核苷酸序列，它可以是基因本身或基因的一部分，能专一地与被检测基因互补结合。探针必须具备的条件：能与被检基因特异性结合；带有标记物，能显示是否已与被检测基因结合。

②限制性核酸内切酶：简称限制性内切酶（restriction endonuclease）。内切酶主要来源于原核生物，是一类具有严格识别位点的酶类。它可以特异地识别和切割特异的核苷酸序列，将双链 DNA 切成较小的片段。每种内切酶能识别和切割的通常为 4 ～ 6 个核苷酸序列，此序列称为限制性位点（restriction point）或切点。不同的限制性内切酶的限制性位点不同，所以内切酶选择得是否准确，或者说酶解的好坏直接决定了基因诊断的准确与否。双链 DNA 被限制性内切酶切割后会产生两种末端。第一种是黏性末端，两条链的切点为交错切割，不在同一水平，很容易互补连接，故常以此将人的 DNA 与其他目的 DNA 连接起来，实际上这就完成了 DNA 的重组过程。第二种为平整切割，两条链的切点在同一水平，称为平齐末端，其互补连接的能力较差。

2）分子杂交最主要的方法：

①斑点杂交法（Dot blot）：将待检标本点样吸附于硝酸纤维膜上，变性处理后与探针直接杂交，或变性后再点样、杂交，然后显色或做放射自显影观察杂交情况。这种方法既可对样本进行定性分析，也可通过液闪计数测定基因的拷贝数以进行定量分析，较适于临床应用。由于操作过程简便，在实际工作中常常用于对样本的初步筛查。待检的样本可以是 DNA、RNA，也可以是细胞或病毒，甚至培养的菌落、菌斑也可直接吸附在膜上，变性后与探针杂交。

② Southern 印迹杂交法（Southern blot）：从细胞中提取出基因组 DNA 后，首先要用限制性内切酶将其切割成许多长度不等的 DNA 片段；凝胶电泳分离后，将已按片段的大小顺序分离的总 DNA 经过 DNA 变性处理，覆以硝酸纤维膜尼龙滤膜，再于其上方压上多层干燥的吸水纸，借助其对盐溶液的虹吸作用，凝胶上的单链 DNA 转移到滤膜上。转移是原位的，即 DNA 片段的位置保持不变。转移结束后，经过 80℃烘烤后，DNA 固定到膜上，再与探针进行杂交。最后，检测杂交信号。结合了探针的那段 DNA 片段所处的位置上将出现一条杂交带。

③ DNA 多态性分析：一个人的两套单倍体 DNA 是不完全相同的，一般每 100 ～ 500 个碱基对就有一个是不相同的。换言之，如果把两套基因组 DNA（各 $3.2×10^9$ bp）排列起来，那么平均有 1000 万处不同，它们多位于内含子序列中。实际上，除单卵双生子外，人群中没有两个个体的基因组 DNA 是完全相同的，称为多态性。DNA 的多态性虽可通过 DNA 测序

检出，但用限制酶消化却是最常用的检测方法，如 DNA 限制性片段长度多态性（restriction fragment length polymorphism，RFLP）、数目变异的串联重复（variable number tandem repeats，VNTR）多态性和单核苷酸多态性（single nucleotide polymorphism，SNP）以及等位基因特异的寡核苷酸探针（allele-specific oligonucleotide，ASO）直接分析法等。

RFLP：点突变可能导致酶切位点的消失或新切点的出现，从而引起不同个体在用同一限制酶酶切时，DNA 片段长度出现差异，这种由于内切酶切点变化所导致的 DNA 片段长度的差异称为 RFLP。RFLP 可用 Southern 印迹杂交法检出。根据限制酶酶切待测个体 DNA 后片段大小和数量的变化，可诊断是否存在基因突变。例如，已知镰形细胞贫血症的突变基因是 β^s 基因，即 β^A 基因第 6 位密码子由 GAG 变为 GTG 所致。限制性酶 Mst II 的识别序列是 CCTNAGG，能识别并切割正常 β^A 基因的 CCTGAGG 序列，但不能识别、切割 β^s 基因的 CCTGTGG（A 为 T 所替代）序列。因此，用基因探针对基因组 DNA 的 Mst II 酶切产物进行 Southern 杂交，正常人（$\beta^A\beta^A$）有 1.15kb 片段和 0.2 kb 片段，患者（$\beta^s\beta^s$）只有 1.35kb 片段，而杂合子（$\beta^A\beta^s$）有 1.15 kb、0.2 kb 和 1.35 kb 3 个片段。

VNTR：当用限制酶切割 VNTR 区时，只要酶切位点不在重复区内，就可能得到各种长度不同的片段，限制性片段大小的差异取决于两个酶切位点之间的串联重复单位数目的不同。VNTR 的多态分析通常是在 PCR 扩增后进行，因此这种诊断方法称为扩增片段长度多态性连锁分析法。VNTR 具有高度的变异性，具有很高的多态信息量，同时也是按照孟德尔方式遗传的，因此，是一种非常有应用价值的、很好的遗传标记。在人类基因组中还存在一类 DNA 重复序列，分为小卫星 DNA 和微卫星 DNA。小卫星 DNA（minisatellite DNA）的每一单位通常是 16 ～ 28 bp，而微卫星 DNA（microsatellite DNA）是更短的串联重复（short tandem repeat，STR）序列，每单位只有 1 ～ 6 bp。如 (TA) n、(CGG) n 等，通常重复 10 ～ 60 次并呈高度的多态性，信息量更大，通常用作亲子鉴定。

SNP：主要是指基因组核苷酸水平上的变异引起的 DNA 序列多态性。SNP 与 RFLP 和 STR 等 DNA 标记的主要不同是不再以 "长度" 的差异作为检测手段，而直接以序列的变异作为标记。包括单碱基的转换、颠换，以及单碱基的插入或缺失等；SNP 的位点极其丰富，几乎遍及整个基因组，据估计基因组中大约平均 1000 bp 就会出现一个 SNP，这样 SNP 在整个基因组的分布就会达到 300 万个。SNP 的研究将为揭示人类个体之间的遗传差异发挥重要作用。遗传标记的应用可大大简化检测过程，拓宽症状前诊断的运用范围。

等位基因特异寡核苷酸探针直接分析法：当基因突变部位和性质完全明了时，可以应用同位素或非同位素标记的等位基因特异的寡核苷酸探针进行诊断。探针长度通常为 20 bp 左右。检测点突变时一般需要合成两种探针，一种与正常基因序列完全一致，能与之稳定杂交，但不能与突变基因序列杂交；另一种与突变基因序列一致，能与突变基因序列稳定杂交，但不能与正常基因序列杂交。一个待检测的基因样本如只能与正常基因探针杂交，则为正常个体；如只能与突变探针杂交，则为患者；如与两种探针都能杂交，则为杂合体。

（2）PCR：即在体外扩增 DNA，使 DNA 的拷贝数增加。扩增时需要人工合成的两段与待扩增序列两侧互补的寡核苷酸引物、DNA 聚合酶、dNTP 等。通过变性、退火、延伸的周期循环，使特定的基因或 DNA 片段在短时间内大量扩增。PCR 反应的特异性很强，灵敏度也很高，极微量的 DNA 即可得到大量的扩增片段，因此用途十分广泛。对于由某段基因序列缺失所造

NOTE

成的疾病，可以采集病人的一点组织样本进行 PCR 检测。PCR 常结合其他技术进行遗传病的诊断，如 PCR 可结合 ASO，即 PCR-ASO 技术，先将含有突变点的基因有关片段进行体外扩增，然后再与 ASO 探针作点杂交，进行检测。

（3）SSCP：是指单链 DNA 由于碱基序列的不同可引起构象差异。这种差异将造成相同或相近长度的单链 DNA 电泳的迁移率不同，从而用于检测 DNA 中单个碱基的替换、微小的缺失或插入。在进行 SSCP 分析时首先针对有已知点突变的基因设计引物，提取患者基因组 DNA，然后利用 PCR 对待检 DNA 片段进行扩增，再将扩增产物变性，然后电泳，点突变所引起的 DNA 构象的差异表现为电泳带位置的差异。由于在实验过程中采用了 PCR 技术，所以又称 PCR-SSCP，此方法具有快速灵敏的优点。但如欲阐明突变的碱基性质则需测序。

（4）DNA 芯片：又称基因芯片（gene chip），是指将成千上万种特定的寡核苷酸片段或基因片段作为探针，有规律地排列固定于支持物上，也称 DNA 微阵列（microarray）技术。样品 DNA/RNA 通过 PCR 扩增、体外转录等技术掺入荧光标记分子，然后按碱基配对原理进行杂交，再通过荧光检测系统等对芯片进行扫描，并配以计算机系统对每一探针上的荧光信号做出比较和检测，从而迅速得出所要的信息。基因芯片技术具有多样品并行处理能力（高通量）、检测系统微型化、分析速度快、所需样品量非常少和污染少等优点。常应用于已知突变检测，如非综合征性耳聋的基因诊断。由于耳聋的遗传异质性强，致病基因位点多，因此可利用基因芯片技术一次性检测多个致病基因的已知突变。利用基因芯片分析多基因遗传基因，特别是针对如糖尿病、精神分裂症、肥胖、心血管病、自身免疫病、关节炎、哮喘、骨质疏松、癌症等多基因遗传复杂性疾病的全基因组扫描是当前国内外分子医学遗传学研究的热点。

第二节　遗传病的治疗

遗传病的治疗是对遗传病患者采取一定的措施以纠正或改善机体的病理性状的医学手段。随着医学遗传学、分子生物学的发展，遗传病的治疗已经从常规的治疗发展到了基因治疗。只有从根本上纠正患者异常的基因，才能使遗传病得到彻底治疗。

一、常规治疗

从遗传物质缺陷到临床症状的出现，其间涉及许多过程，每一过程都可能成为遗传病治疗的着眼点。遗传病常规治疗基本原则：①临床水平的内、外科治疗以及心理治疗；②在代谢水平上对代谢底物或产物的控制；③蛋白质功能的改善；④针对突变基因的体细胞基因型的修饰与改善；⑤针对突变基因转录的基因表达调控等。

目前遗传病常规治疗主要有以下几种方法：

（一）手术治疗

手术治疗主要是针对某些先天性畸形或组织器官受到严重损害的遗传病，通过外科手术对病损器官进行切除、修补、整形或更换，以减轻病痛，改善症状。

1. 矫正畸形　将遗传病所产生的畸形进行手术矫正，可收到较好效果。例如，先天性心脏病的手术矫正，唇裂和（或）腭裂的修补，多指（趾）的切除等。

2. 改善症状 例如切除脾脏治疗某些遗传性溶血；回肠 – 空肠旁路术可使肠管胆固醇吸收减少，从而降低高脂蛋白血症患者的血胆固醇浓度等。

3. 替换病损组织器官 例如 1 型糖尿病患者进行胰岛细胞移植；对重型地中海贫血及某些免疫缺陷症患者施行骨髓移植术；对遗传性角膜萎缩症患者施行角膜移植术等。此外，由于成功的同种异体移植可以持续提供所缺乏的酶或蛋白质，因而通过器官移植治疗某些代谢性疾病越来越受到重视，例如用肝移植治疗 α_1 抗胰蛋白酶缺乏症；用肾移植治疗胱氨酸病；用成纤维细胞移植治疗黏多糖病。由于移植物能提供正常酶源，故这种移植又称为酶移植（enzyme transplantation）。

（二）药物治疗

1. 出生前治疗 是指经产前诊断后给孕妇服药，通过胎盘达到治疗胎儿的目的。例如，对确诊为维生素 B_2 依赖型癫痫的胎儿，可以给孕妇服用维生素 B_2，胎儿出生后则不出现癫痫。

2. 症状前治疗 对于某些遗传病，采用症状前药物治疗也可以预防遗传病的病症发生而达到治疗效果。如发现新生儿甲状腺功能低下，可给予甲状腺素制剂终身服用，以防止其发生智力和体格发育障碍。对于苯丙酮尿症、同型胱氨酸尿症或半乳糖血症等遗传病，如能在症状出现前做出诊断并及时给予治疗，则可获得最佳效果。

3. 现症病人治疗

（1）激素替代疗法：给 Turner 综合征患者补充雌激素，可使患者的性器官及第二性征得到发育，也可改善患者的体格发育；给垂体性侏儒症患者补充生长激素可促进生长发育；给糖尿病患者注射胰岛素可使糖尿病症状得到改善。

（2）补其所缺：根据遗传病病因，有针对性地补充患者所缺乏的某些成分即可使症状得到明显改善，达到治疗目的。分子病及先天性代谢病是蛋白质或酶的缺乏引起，故补充缺乏的蛋白质、酶或它们的终产物，常可收效，但这种补充一般是终生性的。例如，给血友病 A 患者输注抗血友病球蛋白可增强凝血功能，给无丙种球蛋白血症患者补充免疫球蛋白可增强其免疫功能等。乳清酸尿症患者，因体内缺乏尿苷而引起贫血和体格、智力发育障碍，如果给予尿苷治疗，症状即可得到缓解。

（3）去其所余：对于酶促反应障碍导致的体内贮积过多的代谢产物，可用螯合剂、促排泄剂、代谢抑制剂、平衡清除法、换血或血浆过滤等方法减少体内多余的毒物，从而减轻症状、缓解病情。如肝豆状核变性是一种铜代谢障碍性疾病，应用青霉胺与铜离子能形成螯合物的原理，给患者服用青霉胺，可除去患者体内细胞中堆积的铜离子；家族性高胆固醇血症患者血清胆固醇过多，应用促排泄剂消胆胺可以促进胆固醇转化为胆酯从胆道排除；应用代谢抑制剂——别嘌呤醇抑制黄嘌呤氧化酶，使体内尿酸的形成减少，可治疗原发性痛风和自毁容貌综合征；对于家族性高胆固醇血症患者，采用血浆过滤法，将患者的血液引入含有肝素的瓶内，使血中低密度脂蛋白与肝素结合，再将无（低）低密度脂蛋白的血液回输到患者体内，以改善临床症状。

（三）饮食疗法

饮食疗法就是对因酶缺乏而造成底物或中间产物堆积的患者，制定特殊的食谱或配以药物，以控制底物或中间产物的摄入，降低代谢产物的堆积。饮食疗法治疗遗传病的原则是禁其所忌。

利用这一方法进行治疗的典型病例是经典型苯丙酮尿症。由于母体的苯丙氨酸羟化酶可在一定程度上代偿患儿刚出生时的酶缺陷，因此，婴幼儿"患者"在临床上基本正常，而此时的治疗效果也最好。为了使婴幼儿"患者"在异常表现发生前得到诊断以获得最佳的治疗效果，一些国家和地区依法对出生婴儿进行苯丙酮尿症的群体筛查。研究表明，患儿未来的智力发育完全取决于饮食中苯丙氨酸的含量。一般认为苯丙酮尿症患儿低苯丙氨酸饮食控制应到 8 岁左右，但一些研究也指出终生低苯丙氨酸饮食将有助于患者成年后行为和学习能力的改善。

二、基因治疗

基因治疗（gene therapy）是指运用 DNA 重组技术设法修复患者细胞内有缺陷的基因，使细胞恢复正常功能而达到治疗遗传病的目的。基因治疗是分子生物学发展到一定水平的必然趋势，是临床医学和分子生物学、分子遗传学相结合的产物，为人类彻底征服遗传病提供了可能。

（一）治疗策略

1. 直接策略　是针对致病基因的治疗策略。

（1）基因替换（gene replacement）：即定点导入外源正常基因代替有缺陷的基因，而靶细胞的基因组无任何改变，亦即直接疗法。

（2）基因修正（gene correction）：即通过特定的方法纠正体内突变基因的碱基序列，而正常部分予以保留。它是理想的基因治疗策略，但由于技术原因目前尚未完全实现。

（3）基因增强（gene augmentation）：即指非定点导入外源正常基因，而没有去除或修复有缺陷的基因，属间接疗法。此法难度较小，是目前多采用的策略，并已付诸实践。

无论使用以上哪种方法，外源基因的安全导入和高效正确的表达是基因治疗的两大关键。

（4）基因失活（gene inactivation）：又称反义基因治疗，是指采用反义技术、反基因技术或基因敲除技术等，阻断基因的表达。反义技术是将反义 RNA、核酶或反义核酸的表达质粒等导入细胞后，与特定 mRNA 结合，并使其灭活（核酶可切割 mRNA 分子），从而在转录和翻译前水平阻断基因的表达。反基因技术是将设计的寡脱氧核苷酸或肽核酸（一种以多肽骨架取代脱氧核糖 – 磷酸骨架的 DNA 类似物）导入靶细胞，使寡脱氧核苷酸或肽核酸与靶基因的 DNA 双螺旋分子形成 3 股螺旋，从 DNA 水平阻断或调节基因转录。以肿瘤细胞中过度表达的癌基因作为靶基因进行此类基因治疗，是肿瘤基因治疗的方向。

2. 间接策略　间接策略不是针对致病基因，而是导入治疗基因，常用于肿瘤的基因治疗。①自杀基因疗法是指将来源于病毒或细菌的基因导入肿瘤细胞，该基因产生的酶可催化无毒性的药物前体转变为细胞毒性物质，从而杀死肿瘤细胞。由于携带该基因的受体细胞本身也被杀死，所以这类基因称为"自杀基因"。②化疗保护性基因治疗，指将编码抗细胞毒性药物蛋白基因导入人体细胞，以提高机体耐受肿瘤化疗药物的能力。如将多药抗性基因导入骨髓造血干细胞，减少骨髓受抑制的程度，以加大化疗剂量，提高化疗效果。③免疫性基因治疗，即导入能使机体产生抗肿瘤或抗病毒免疫力的基因。如导入干扰素、肿瘤坏死因子、白介素 –2 等细胞因子的基因，以增强抗肿瘤效应。

（二）治疗途径

1. 生殖细胞基因治疗（germ cell gene therapy）　是将正常基因转移到有遗传缺陷的生殖

细胞,使其发育成正常个体。这是根治遗传病的理想方法,但是当被转基因插入到生殖细胞(或受精卵)基因组某一基因时,受影响的不仅仅是这个细胞本身(如果这个生殖细胞参与受精,并形成受精卵发育成胚胎),而可能影响整个个体,甚至影响由该个体遗传下去的世世代代。由此,引起关于转基因治疗的伦理学争论。一些宗教信仰者、人权团体常对此提出异议,认为这违反了人类发展的自然规律;一些政治家们以及法律学人士也对这一工作的合法性提出质疑。总之,目前生殖细胞基因治疗仅限于实验动物。

2. 体细胞基因治疗(somatic cell gene therapy) 是将正常基因转移到体细胞,使之表达基因产物,以达到治疗目的。体细胞基因治疗目前采用将基因转移到基因组上非特定座位,即随机整合。只要该基因能有效地表达出其产物,便可达到治疗的目的。体细胞基因治疗不涉及生殖细胞的遗传改变,不影响下一代,在伦理学上是可行的。

(三)治疗必须具备的条件

1. 遗传病的发病机制及相应基因的结构功能清楚。

2. 纠正疾病的基因已被克隆,而且该基因表达与调控的机制与条件清楚。

3. 导入基因具有适宜的受体细胞,并能在体外有效表达。

4. 具有安全有效的转运载体和方法。

目前已有一些遗传病具备了以上条件,并进行了有效的基因治疗。

(四)治疗程序

1. 目的基因的制备 是目的基因被分离和克隆的过程。在当代分子生物学技术条件下,只要有基因探针和准确的基因定位,任何基因都可被克隆,或人工合成、PCR 扩增成为目的基因。但必须注意:①目的基因应在靶细胞中具有适当的表达效率;②被转基因的表达必须受到严格的调控,过少的基因表达不能达到治疗目的,而过多的表达又会引起不良反应,因此,这就需要严格的体外试验和动物试验;③大片段基因的转染以及不分裂细胞的转染都需要特别的考虑,如果插入到癌基因或肿瘤抑制基因位点则可能导致肿瘤的形成。

2. 靶细胞的选择 靶细胞是指接受目的基因的体细胞。选择靶细胞的原则:①必须能耐受处理,并易于由体内分离和输回;②具有增殖优势,易体外培养,生命周期长,能存活几个月至几年,最后可延续至病人的整个生命期;③易于受外源遗传物质的转化;④在选用反转录病毒载体时,目的基因最好在具有组织特异性的细胞中表达。目前使用较多的是骨髓干细胞、皮肤纤维母细胞、肝细胞、血管内皮细胞和肌细胞、肿瘤细胞等,骨髓干细胞是唯一满足以上全部标准的靶细胞。

3. 基因的转移 如何将目的基因高效地导入特异的靶细胞并稳定表达是基因治疗的关键环节。基因转移的方法可分为两大类:①病毒法,主要通过携带有外源基因的病毒载体感染靶细胞来实现基因的转移,其中较常用的是逆转录病毒和腺病毒;②非病毒法,即通过物理、化学的方法或受体介导的内吞作用等将外源基因导入细胞内。物理方法包括显微注射、电穿孔、微粒轰击(基因枪技术)及 DNA 直接注射等;化学方法包括磷酸钙沉淀法、DEAE- 葡聚糖法、脂质体融合法等。

(五)治疗应用

1990 年 9 月 14 日,Blease 等首次对腺苷脱氨酶(adenosine deaminase,ADA)缺乏的重症联合免疫缺陷(severe combined immunodeficiency disease,SCID)患者进行基因治疗获得

NOTE

成功。自 1991 年美国批准了第一个对人类施行体细胞基因治疗的方案以来，已有上百名遗传病患者作为志愿者接受了基因治疗试验，涉及病种包括 ADA 缺乏症、血友病、囊性纤维化（cystic fibrosis，CF）和家族性高胆固醇血症等。目前基因治疗的研究范围从单基因遗传病扩展到多基因遗传病，从传统的遗传性疾病扩展到肿瘤、心血管疾病、感染性疾病以及神经系统疾病等。

1. 单基因遗传病的基因治疗 单基因遗传病的发病机制较为明确，因此基因治疗率先取得了一些突破性进展，为其他疾病的基因治疗奠定了基础。至今已有 20 种遗传病被列为基因治疗的主要对象，其中 ADA 基因缺陷所致的 SCID、跨膜调节蛋白（transmembrane regulator）基因缺乏所致的囊性纤维化、低密度脂蛋白受体基因缺陷所致的家族性高胆固醇血症、凝血因子Ⅸ缺陷引起的血友病 B、葡萄糖脑苷脂酶基因缺乏引起的 Gaucher 病等疾病的基因治疗研究已获准进入临床试验阶段，并已取得了不同程度的疗效。其中血友病 B 的基因治疗是我国人体基因治疗第一个成功的例子。

2. 多基因遗传病的基因治疗 如心血管疾病的基因治疗，通过将尿激酶原基因、组织型纤溶酶原激活剂基因导入内皮细胞，再经导管定位导入血管，以达到防止血栓形成的作用；采用反义寡核苷酸封闭 *c-myc*、Ⅳ～Ⅻ及胰岛素样生长因子受体基因以抑制平滑肌细胞的增殖；采用心房钠尿肽基因治疗高血压等。这些都为心血管疾病的治疗开辟了新的途径。

3. 体细胞遗传病的基因治疗 在肿瘤基因治疗中，可采用的治疗基因可以是体内缺陷的基因，但更多的是体内原本不表达、低表达甚至根本不存在的基因，如多药抗性基因。外源基因导入的受体细胞可以是肿瘤细胞，也可以是免疫细胞。还可通过导入特定反义核酸抑制原癌基因的过度表达，或导入肿瘤抑制基因 *p53*、*RB* 及肿瘤转移抑制基因 *nm23* 等抑制肿瘤的发生、发展和转移。目前，肿瘤的基因治疗在体外已取得显著效果。

此外，基因治疗在病毒性肝炎、HIV 感染引起的艾滋病以及神经系统疾病的治疗研究中也取得了初步成效。

尽管基因治疗的研究发展很快，但仍有许多技术性和社会性问题需要解决。除 ADA 缺乏症和血友病疗效较好外，其他都还处在实验阶段。随着基因克隆、重组、转移和表达等技术的发展，基因治疗将进入一个新的水平。正如美国宾夕法尼亚大学医学中心 Wiliam Kelly 博士所预言，21 世纪的人类基因治疗就像 20 世纪免疫预防和抗生素的应用一样，将给人类的健康事业带来极其深远的影响。

第三节　遗传病的预防

由于遗传病发病早，而且困扰终生，大多数难以治疗或目前尚无有效疗法；即使能治疗，也因费用昂贵难以普遍实行。因此，预防遗传病的发生显得尤为重要。

一、遗传病的筛查

1. 遗传病的普查 是指对一定人群进行某种遗传病发病率的调查，是预防严重遗传病患儿出生和降低群体中发病率的有效手段。

普查可以在全国进行，也可以在某一地区或几个地区局部进行，目的是弄清一个群体中遗传病的种类、发病率、分布特点、遗传方式及基因频率、携带者频率等。普查应包括该地区人口的 1‰～1%，至少包括 10 万人，受查率要求在 95% 以上。一般可先做试点调查，试点调查的人数不少于 5000 人。通过普查，了解遗传病的流行规律和危害程度，并筛选出高危家庭，做出婚姻和生育指导，为遗传病的预防和监测提供科学依据，做好症状前、出生前、新生儿的遗传病预防。

普查应由专业性队伍完成，其中包括临床各专科的医师和医学遗传学专业人员。第一阶段首先对基层医务人员举办普查前培训班，为他们补充必要的遗传病基本知识，统一某些遗传病识别方法、诊断标准和记录方法。第二阶段由专业普查队对基层普查人员的工作进行抽查，对其所识别出的遗传病种，经过身体检查、临床检验和必要的实验室检查，予以确诊并区分出疾病分型。第三阶段由专家组对专业普查队不能确诊或不能解决的问题做出判断并负责对登记内容的审核。在普查的基础上，应对所发生的危害严重（即致死、致残）的遗传病进行登记。登记的内容应力求切实、全面，以便为有效地控制这些遗传病在该地区的流行和为进一步的研究提供信息。

2. 出生前筛查（产前筛查） 是指通过生化遗传学、细胞遗传学和分子遗传学技术对孕早、中期孕妇进行检查从而发现高风险胎儿的过程。对于筛查出的高危病例可通过各种产前诊断的方法进一步确诊，再依据诊断结果决定是否采取选择性流产。目前能进行出生前筛查的疾病主要有：①有明显形态改变的先天畸形；②染色体病；③特定酶缺陷所致的遗传性代谢病；④多基因遗传的神经管缺陷；⑤可进行 DNA 分析的遗传病。应用于出生前筛查的方法包括羊膜穿刺、绒毛取样、孕妇外周血无创性诊断、B 型超声扫描、胎儿镜检查等。

21 三体是最常见的常染色体病，约占出生活婴的 0.05%～0.06%，据此估计，我国每年新增病例高达 2.3～2.5 万例。孕早中期母血清标记物筛查、胎儿的超声波检查和胎儿的产前诊断，是预防 21 三体患儿出生的重要方法。用于筛查 21 三体的母血清标志物主要是妊娠相关血浆蛋白 A（pregnancy associated plasma protein-A, PAPP-A）、甲胎蛋白（Alpha fetoprotein, AFP）、人游离 β 绒毛膜促性腺激素（free β-human chorionic gonadotropin, fβ-hCG）、游离雌三醇（unconjugated estriol, uE3）以及抑制素 -A（inhibin-A）。目前国内外的标准规范是在孕早期（10～14 周）或孕中期（15～20 周）进行一次孕妇血清标志物筛查：孕早期二联指标为 fβ-hCG 和 PAPP-A；孕中期三联指标为：AFP、fβ-hCG 和 uE3；有的地区加检 inhibin-A，称为中期四联。根据孕妇血清中各项指标的含量，结合孕妇的年龄、体重、预产期和采血时的孕周数，综合电脑程序标准计算胎儿患病的风险值。国际上 21 三体的出生风险系数标准临界值为 1/270，风险值 ≥ 1/270，为高风险。综合分析血清标志物以及超声波检查的结果，缺陷胎儿检出率可达 90%。超声波检查常用于孕早期，其观察的重点是测量胎儿颈后透明层（nuchal translucency, NT）厚度，其次是了解鼻骨的发育。当孕早中期母血清 f-βhCG 值明显升高，伴 PAPP-A、AFP 和 uE3 水平降低，以及 inhibin-A 的升高，结合 B 超检查发现鼻骨缺如，伴 NT 增厚，常常提示胎儿为 21 三体的风险增高。

目前孕妇外周血胎儿游离 DNA 分析技术也已引入 21 三体的产前筛查。此法可在孕 10 周

NOTE

后任何孕周进行，敏感性和特异性很高，可以尽早识别乃至尽早干预高危者，但仍然存在假阳性和假阴性。

无论采用何种筛查方法，都只是风险预测。对于高风险孕妇，则建议做绒毛或早期羊水细胞染色体核型分析以确定胎儿是否为 21 三体患儿。

3. 新生儿筛查 新生儿筛查（neonatal screening）是指对全体新生儿在出生 1 周左右时间内，采用一定的方法检查其是否患有某种遗传性代谢病的群体普查方法。它主要针对一些发病率高、病情严重、致残致愚率高，且又有较好治疗方法的疾病，如苯丙酮尿症（PKU）、先天性甲状腺功能减退症（congenital ypothyroidism）、半乳糖血症等常染色体隐性遗传病。由于患儿的父母都是隐性致病基因的携带者，在未生出患儿之前不易被察觉。他们一旦生出患儿，如不及时发现并进行治疗，将会造成患儿严重智力低下或终生残疾。因此，进行新生儿筛查可在症状出现前及时诊断出患儿，并进行出生后预防和及时有效地采取治疗措施，防止该病症状的出现。目前我国主要进行苯丙酮尿症、先天性甲状腺功能减退症和 G6PD 缺乏症（南方地区）的筛查。一般采脐血或足跟血，用滤纸吸全血并晾干形成血斑。

（1）苯丙酮尿症的筛查：苯丙酮尿症是由于苯丙氨酸羟化酶缺乏所引起的一种先天性代谢病，临床表现严重，并伴有智力发育异常，但如能在新生儿期发现，则可以通过饮食控制等措施防止或减缓症状的出现和发展。目前，国际上常用的筛查方法是 Guthrie 细菌抑制法。方法是将干血片置于含有与苯丙氨酸结构相似的细菌抑制剂 β-2- 噻嗯丙氨酸的培养板上，在 37℃温箱中培养 24 小时，观察干血片周围的细菌生长环。正常标本，枯草杆菌受到培养板中抑制剂的作用不能生长或出现较小的生长环。如果血液标本中的苯丙氨酸浓度增高，则细菌的生长不受抑制，培养板上可出现较大的细菌生长环。筛查出的阳性患者均应采静脉血做苯丙氨酸及酪氨酸测定。明确诊断者，应立即进行饮食治疗，减少苯丙氨酸的摄入。

（2）先天性甲状腺功能减退症的筛查：先天性甲状腺功能减退症多数是由于甲状腺发育异常所致。该病的发病率高，早期诊断方法简单，治疗效果明显。采用血斑滤纸的提取液，以 ELISA 法测定 TSH 和 T_4 含量。先天性甲状腺功能减退症的患儿 TSH 水平升高而 T_4 水平降低。一旦明确诊断，应尽快补充 T_4 以抑制 TSH 的增高。

4. 携带者筛查 携带者（carrier）是指表型正常，但带有致病基因并把致病基因传给后代的个体。一般包括隐性遗传病杂合子、显性遗传病的未显者、表型尚正常的迟发外显者、染色体平衡易位或倒位携带者。

携带者的检出方法包括临床水平、细胞水平、酶和蛋白质水平、基因水平四大类，必要时还应结合系谱分析方法。基因分析检测技术方法的不断改善和应用，提高了杂合子筛查的准确性，扩大了筛查的范围。

二、遗传咨询

（一）概念

遗传咨询（genetic counseling）是通过咨询医生（counselor）与咨询者（counselee）共同商讨咨询者提出的各种遗传学问题和在医生指导帮助下合理解决这些问题的全过程。在这一过程中，需要解答遗传患者或其亲属提出的有关遗传病病因、遗传方式、诊断、预防、治疗及预后等问题，估计亲属或再生育时该病的再发风险（率）（recurrent risk）或患病风险，提出可以选择的各种处理方案，供咨询者作决策时参考。

遗传咨询是一项复杂的工作，从事遗传咨询的工作人员除应具备临床医学的知识外，还必须具备医学遗传学的基本知识，了解遗传病与其他疾病的鉴别诊断指标，掌握系谱分析的原理和方法，熟悉遗传病再发风险估计等。随着遗传学及优生学知识的普及，已有越来越多的青年男女和其他社会人员主动要求咨询，涉及内容也不仅仅局限于医学、遗传学问题，还常常包括了社会学、法律学、心理学等众多其他学科的内容，因此要求从事这项工作的医务工作者不仅要有高度的责任感和同情心，还要有丰富的相关专业知识。

（二）种类和目的

遗传咨询可分为一般遗传咨询、婚前咨询和生育咨询。

1. 一般遗传咨询　针对遗传学中的一般问题进行咨询，如：①亲子鉴定；②两性畸形者如何转变性别，能否结婚、生育；③本人或亲属所患疾病是否为遗传病，能否治愈；④已生过遗传病患儿者想要继续生育，但对政府有关部门法律不清楚，想了解是否允许再次生育等。

2. 婚前咨询　婚前咨询问题一般包括：①男女双方或一方，或亲属中有遗传病患者，担心婚后是否会生同样遗传病患儿；②双方中一方患有某种病，但不知是否是遗传病，可否结婚，能否传给后代，机会如何；③双方有一定的亲属关系，能否结婚，对后代有无影响，要求指导。

3. 生育咨询　通常咨询的问题是：①孕期偶然接触致畸剂、放射线或服过某种药，是否对胎儿有害；②婚后不孕的原因，有否遗传因素；③生育过某种病的患儿，再生育时会否出现同样情况；④女方为习惯性流产，是否能再生育等。

（三）程序

1. 通过病史、家族史绘制家系谱图，并根据现有症状、体征、实验室检查（包括染色体检查、生化检查、皮纹检查等）以及辅助性仪器检查确定是否为遗传病。

2. 根据该遗传病的发病规律等确定其遗传方式，并由此推算出预期的风险率。

3. 向患者及其家属提出建议，如终生不能生育、终止妊娠或需要进行产前诊断后再做决定等。对高危对象要进行监护和随访。

（四）注意事项

1. 耐心　由于进行咨询的患者及其家属往往缺乏遗传学知识，对咨询医生的讲解很难立刻听懂、理解并接受，所以要求咨询医生要尽量用通俗易懂的语言与咨询者交谈；要反复耐心讲解，必要时要进行多次商谈。

2. 同情心　遗传病引起的先天畸形往往终生难以治愈，且有可能影响后代，因而对家庭造成的伤害也是非常严重的。咨询医生一定要对病人有同情心，以真诚的态度帮助他们，避免用一些不恰当的语言刺激咨询者。

3. 伦理道德　临床常规性遗传咨询、基因诊断、遗传筛查常常涉及伦理道德问题，世界卫生组织已于 1998 年发布了《医学遗传学与遗传服务中伦理问题的建议国际准则》（Proposed International Guidelines on Ethical Issues in Medical Genetics and Genetic Services）。其基本原理涉及为病人提供非指令性遗传咨询；尊重病人自主和知情同意；遗传信息的隐私保密问题。随着个体化基因组医学的到来，病人的遗传信息将从个别基因或其连锁标志的检测扩大到全基因组的表达，这就是一个人的生物学身份证。生物学身份证是每个公民的极端隐私。在走向 21 世纪基因组医学的时刻，有关基因诊断和基因筛查的伦理之辩必将升级。

4. 科学分析　所谓某种遗传病再发风险，仅仅是个概率，在咨询遗传病再发风险时，医生要说明情况，只强调发病的可能性，由咨询者自己做决定。还有许多遗传病是咨询医生前所未见的，要明确诊断非常困难，有时甚至是不可能的，特别在缺乏先证者（已夭折）的情况下更是如此。所以要求咨询医生一定要有实事求是的科学态度，向咨询者说清楚，求得咨询者的理解和合作。

三、遗传登记和随访

（一）登记

遗传医学中心为了控制该地区遗传病的发生，在遗传咨询的基础上，必须进行遗传登记（genetic register）。遗传登记可在以下几方面发挥作用：①保存了先证者及其家系成员的资料，适当时机可调出资料以供应用；②与家系成员保持长期联系，一旦有新的治疗方法，可再与咨询者联系，以充分利用新成果控制遗传病；③保存随访资料，以利于检查遗传服务的效率。

遗传登记的内容应包括本地区危害严重的遗传病：

1. 严重的 AD 病而且已生过孩子的患者，这包括成年型多囊肾（APKD）、家族性高胆固醇血症、腓骨肌萎缩症、家族性结肠息肉症、遗传性乳腺癌等。这类患者的信息储存对子女或亲属有重要意义。

2. 严重的 AR 病患者，包括苯丙酮尿症、黏多糖 I 型（Hurler 综合征）、视网膜色素变性等。这类患者的信息储存对控制该病有重要意义。

3. 严重的 XR 病患者，包括肌营养不良症（DMD）、血友病（A、B）、脆性 X 综合征等。这类患者的信息储存对其母系亲属有重要意义。

4. 多基因病患者，包括神经管缺陷、先天性心脏病等。这类疾病患者的家系资料和有关环境因素的信息储存对该病的预防有重要意义。

5. 染色体平衡易位携带者，包括罗伯逊易位和相互易位携带者，他们的有关信息储存对控制染色体综合征的发生有重要意义。

遗传登记要电子化，内容应包括姓名、性别、年龄、民族、家庭住址、所患疾病复发风险、诊断依据、系谱、遗传咨询概要、治疗效果、产前诊断结果等。对患者家庭成员中有风险个体的有关信息也要进行登记。

（二）随访

往往初次遗传咨询交谈不可能解决某种遗传病防治方面的全部问题，即使经二次咨询也未必能解决问题，所以需要进行随访。某些咨询者对咨询中的某些问题不理解，面对防治对策的选择产生意见分歧，无法做出决定或做出错误决定，咨询医生在随访时应加以指导、解释并纠正错误，以便有效地预防遗传病在家系中的发生。利用随访的机会，还可扩大对家族成员的调查，补充遗漏。

思考题

1. 产前诊断的取样方法有哪些？各有何优缺点？

2. 遗传病的常规治疗方法包括哪几种？请举例说明。

3. 简述基因治疗的策略。

4. 什么是新生儿筛查？

第十六章　中医遗传学

中医理论体系中蕴含着丰富的遗传学思想，这在世界遗传学史上具有重要的意义。伴随着现代遗传学理论与研究技术手段在中医学研究领域的引入和发展，传统中医学与现代遗传学思想的结合逐渐促成了一门新兴学科——中医遗传学（TCM Genetics）的诞生。

第一节　概　述

一、概念和特点

（一）概念

中医遗传学是在中医理论指导下，承袭中医学的遗传学思想，结合现代遗传学观念，研究遗传现象和规律，并探讨如何应用中医药的方法和手段预防、治疗、康复遗传性疾病的交叉学科。中医遗传学不能脱离中医理论的指导，又必须引入现代遗传学的观念、技术和方法，开展中医药防治遗传性疾病的临床和理论研究。中医遗传学的任务是传承中医学丰富的遗传学思想，借鉴现代遗传学的技术手段服务于临床，指导遗传性疾病的诊疗，充分发挥中医药在干预多基因遗传病方面的优势，提高人民的健康水平。

（二）特点

1. 中医理论与遗传学观点相结合　中医遗传学在很多方面与现代遗传学有共通的观念，如适龄婚娶、戒欲以全子嗣之天真、胎教胎养、补母寿子等。这些论述与遗传学在认识内容上基本相同，而又充分体现了中医理论思维的特点和优势，是中医对遗传现象以及遗传疾病的认识论、方法论的集中体现。

2. 兼具自然科学和社会科学的属性　自然科学是研究自然界各种物质运动、变化和发展规律的科学。中医遗传学研究的对象是人，根本目的是加强对人类体质遗传、群体遗传、疾病遗传的认识，提高遗传性疾病的预防和治疗效果，延长人的寿命，属于自然科学的范畴。社会科学是研究人类社会运动变化和发展规律的科学。人类的人格体质、群体的身心特征都必然受到社会环境因素的影响，中医遗传学同样涉及对生命遗传现象与社会环境之间的关系研究。如探讨东方文化背景对遗传的影响、中医胎教文化对遗传的影响、群体智能和思维（神明）的遗传等，这些均属于社会科学的范畴。这两种属性也决定了中医遗传学的研究范畴涵盖了自然科学和社会科学。

3. 具有很强的实践性和临床指导性　中医遗传学是在中医基础理论的指导下，在中医临床实践的基础上产生和发展起来的，具有很强的临床实践性。中医遗传学对中国人的人口遗传、寿命遗传、心理遗传、智能遗传规律以及优生优育、遗传疾病的防治等的认识，都是历代医家在长期的临床实践中探索、积累起来的，并经过反复临床实践的验证、提炼，逐步升华为系统的知识理论体系，而且反过来又指导实践。如清浊形质受胎论、期嗣保胎论、孕期药食宜忌与调养、先天禀赋不足施以后天补益等。尤其是现代遗传学观念的引入，使中医遗传学对遗传性疾病的规律逐渐形成了独特的认识，对遗传性疾病的治则、治法和诊疗手段凝练得更为系统，逐步改变了传统认为中医药对遗传性疾病无能为力的观点，充分显示了中医药在遗传性疾病治疗中的优势与特色。

二、思想溯源

（一）远古至殷周时期

人类的起源、种族的繁衍以及对生殖的崇拜，可能是先民们最原始的遗传思想的萌芽。我国文物考古发现的仰韶文化、龙山文化与齐家文化等遗址中均可见对"陶祖""石祖""木祖"等女阴和男根的崇拜。辽宁喀左县东山嘴出土的距今 5000 年前的陶塑女像，刻意突出乳房和腹部以代表对旺盛的种族生殖繁衍能力的图腾。《周易》称一切事物都有不断变化的变易（遗传变异），万变之中有不变的不易（遗传特征），纷繁的变化都是有规律可循的简易（遗传规律），这"三易"可为中医遗传学的萌芽。在殷墟出土的甲骨文中，涉及遗传之医学与生育的卜辞就有 1177 片，3000 余条。在《甲骨文合集》中，胎孕与生育等遗传方面的卜辞有 857 片，主要记载了如何诊断怀孕、预测胎儿的质量，判断有无先天性疾病以及能否成人等，可以说子嗣的繁衍是贯穿中医遗传学最为丰富的内容。

（二）战国至东汉时期

战国至秦汉时期是中医理论体系的形成期，"百家争鸣"学术思想活跃，"天命"说的先天决定论对后世影响极大。东汉张仲景甚至将"生而知之者上"作为研究医学的重要思想基础写入《伤寒论》序言。

先秦遗传学思想中已明确提出了"礼不娶同姓"的见解，《礼记·曲礼》谓"取妻不取同姓"。《左传》记载"男女同姓，其生不蕃"，已经对近亲婚配的危害有了清楚的认识。

春秋战国时代的《黄帝内经》既是中医理论体系构建的标志，也包含了丰富的遗传学思想。"以母为基，以父为楯……血气已和，营卫已通，五脏已成，神气舍于心，魂魄毕具，乃成为人"形象地描述了子女复制父母气血成长为新生个体（《灵枢·天年》）。《灵枢·阴阳二十五人》根据禀赋阴阳的多寡，较为系统地描述了不同群体的人格体质特征，即"盖有太阴之人，少阴之人，太阳之人，少阳之人，阴阳和平之人，凡五人者，其态（各类人群的外貌表型）不同，其筋骨气血（遗传特征）各不（相）等"。《素问·奇病论》已有孕妇惊恐（先天遗传）而胎病癫痫的记述。《素问·六节藏象论》之"肾者，主蛰，封藏之本，精之处也"从理论上确定了遗传的物质基础和本能行为在"肾"。

东汉思想家王充所著《论衡》谓"万物生于土各似本种""物生自类本种""嘉禾生于禾中，与众禾异穗"是遗传与变异最早期的概念。

（三）隋唐至宋元时期

隋唐至宋代是中医学的繁荣时期，唐代孙思邈的《备急千金要方》和南宋陈自明的《妇人大全良方》为其杰出代表。《备急千金要方》有诸如求子、胎养方、男女生育、性别转化、经络逐月养胎等广泛的遗传学内容，其《备急千金要方·房中补益》中因母体不健康导致下一代患先天性疾病的记载有 12 种，如癫、痴、顽、愚、痼、挛、跛、盲、眇等。《妇人大全良方》对先天性疾病治疗和遗传研究的贡献最大，书中分列求嗣门、胎养门、妊娠总论、妊子论、受形篇、论胎教、孕元立本章、凝形殊禀章、气质生成章等篇章，较为系统地讨论了胎教胎养、受孕后形质禀赋强弱、先天灵气盈亏、体貌性状遗传等，是中医学遗传思想的一次高峰。

南北朝时期，褚澄的《褚氏遗书》说"凡子形肖父母者，以其精血尝于父母之身，无所不历"，对父母的形态遗传颇有见解。隋代巢元方《诸病源候论》所述妊娠候、胎养候、求嗣，以及饮食起居、情绪、环境等对孕妇的调理有着丰富的遗传学思想。

金元时期的四大家也都从不同角度涉及遗传学思想和先天性病症，如滋阴派朱丹溪对由母亲惊恐造成先天性癫痫的记载："陈氏，女，八岁时得痫病，遇阴雨则作，过惊亦作，口出涎沫，声如羊鸣，予视之曰：此胎受惊也，其病深痼，调治半年，病亦可安……以四物汤入黄连，随时令加减，半年而安。"可见当时已积累了较丰富的病、证、方、效相应的遗传学防治经验。

（四）明清时期

明代李中梓在《黄帝内经》"肾主生殖""肾藏精"基础上，提出了"肾为先天之本"的重要观点，著有《医学必读·肾为先天之本论》，指出"澄其源而流自清，灌其根而枝乃茂……必责根本，而本有先后天之辨，先天之本在肾，肾应北方，水为天一之源。"该篇将人种的系统本源、个体生命的产生、生殖功能与胞胎发育、五脏六腑的发生、四肢百骸的发育、新生儿的本能行为、感知觉以及母体对个体一生发育影响等统归于"肾为先天之本"所主宰，并提出了治疗先天之本的基本方剂六味壮水（六味地黄丸）、八味益火（桂附地黄丸），对后世遗传学思想产生了巨大的影响。

清代王宏翰对遗传现象的推理是："子形所以似父母或祖伯母舅者，盖曰作受之时，其精质（遗传物质）既和合，或多则德大，或少而德小，故胎子似父或母。""或有似其祖，或似其伯、叔、母舅（者），乃印其德于精质，是以胎子似其祖容也，似其至亲者亦由是。"蕴含了鲜明的家系遗传思想。

明清时期大量的文献著作汇集了中医遗传学思想和先天性疾病防治经验。以《古今图书集成·医部全录》为例，其中《小儿初生诸疾门》记载了 52 种先天性疾病的病名，其中 12 种是冠以"胎"字头的先天性疾病，强调疾病源头是母体遗传而来，它们是胎疸、胎黄、胎毒、胎热、胎寒、胎肥、胎怯、胎弱、胎惊、胎病、胎瘤、胎证等，虽然与现代遗传病的概念不尽等同，但已经认识到这些先天性疾病与母亲的关系，这是值得肯定的。

在明清现存的 8264 种志书中，其杂录、怪异、产异、灾变、妖怪、神异等篇章中，常有多胎、畸胎、异胎、异产等记载，虽然只是遗传变异性状的简单记述，但也体现了古人对先天遗传是有一定认识的。

三、研究方法

（一）临床研究

中医药在优生优育、胎教胎养、体质遗传等方面有丰富的预防和治疗经验，在优良子嗣的繁衍方面也积累了大量的经验，对其进行总结、挖掘和推广，对促进中国人口的优生有着重大意义，但经验总结要上升为临床指导原则还需要更多的临床研究数据的支撑。此外，目前已明确几乎所有的多基因遗传病（如高血压、糖尿病、冠心病等）都与中医的体质学说密切关联，中医通过"治未病"的早期干预能显著延迟这类遗传性疾病的发病时间，并且病后干预也能显著推迟并发症的发生、减轻症状、减少对症西药的使用剂量和副作用。可以说，临床研究是中医遗传学最重要的研究方法之一，其研究结果对中医临床的指导作用势必成为中医遗传学学科发展最有利的助推剂。

（二）实验研究

现代科学技术，尤其是分子生物学技术的迅猛发展为中医遗传学的发展提供了重要的研究手段。中医遗传学迫切需要开展大量的实验研究来进一步挖掘中医遗传学学术思想，论证和阐释从中医药视角观察到的遗传现象，采用中医药方法和手段干预遗传性疾病的效应机制等，为丰富中医遗传学理论，提高中医药防治遗传性疾病的能力提供科学依据。此外，治疗遗传性疾病的天然药物研究一直是药物研发的热点，中医药长期积累的用药经验无疑是研究资源的宝库，而在中药化学单体和中药复方的研发中，实验研究都是必不可少的手段。实验动物学、分子生物学、细胞生物学、药理学以及毒理学等实验技术和手段都值得中医遗传学研究引入和借鉴。同时，在中医遗传学的实验研究中，特别要注意不能摒弃中医理论和思维的指导，偏离研究初衷。如自发性遗传性糖尿病阴虚证动物模型，就是采用中国田鼠，在兄弟姐妹间进行交配，至第三、第四代时出现多基因自发遗传性糖尿病，表现出多饮、多尿等阴虚证候，这就是按照遗传定律对动物进行遗传育种，而选出典型的糖尿病阴虚证候模型。王米渠教授等设计了"恐伤肾"的母病及子惊恐模型，根据自然界的天敌关系采用猫吓鼠来制造"恐伤肾"的模型，比传统电击造模更符合中医的病因病机。关于天敌关系（先天恐惧）的相关遗传基因是存在的，只是目前人们还没有将其基因完全搞清楚。只有在中医理论的指导下，中医遗传学的理论、临床和实验研究才能保持自身的特色和优势，发挥防治遗传性疾病的重要作用。

（三）文献研究

首先，中医学为中医遗传学留下了浩瀚的论著，对古代医家文献涉及中医遗传学思想的整理、传承与弘扬是中医遗传学有别于现代医学遗传学的重要研究手段。如何研究挖掘其合理内涵，提炼中医遗传学的核心思想，传承中医遗传学理论是中医历代文献研究的重要任务之一。其次，中医名家辈出，老一辈中医大家在多种多基因遗传慢性疾病治疗方面积累了丰富的经验，形成了自己独特的学术思想和观点。随着现代遗传学的引入，我们认识到这类伴随衰老启动的慢性疾病与遗传有密切关系，如高血压、糖尿病、冠心病、抑郁症、精神分裂症等，中医"治未病"思想指导下的多基因遗传病的预防、治疗有着明显的优势和特色，对这些名家名医学术经验和思想的总结和提升也离不开文献研究这一重要手段，所以说文献研究是中医遗传学研究的特色。

第二节　中医学与遗传学的分支学科

一、中医学与人类遗传学

人类遗传学（Human Genetics）是探讨人体的形态、结构、生理、生化、免疫、行为、智能及情绪等各种性状的遗传与变异规律、人类群体的遗传规律以及人类遗传性疾病的发生机理、传递规律及防治措施等的一门遗传学分支学科，是专门研究人类遗传和变异规律的一门学科。中医遗传学认识到人体有先天差异，与人类遗传学同样研究人体的遗传与变异规律，但中医遗传学更侧重于遗传性疾病的防治。

古代中医医籍中以宏观整体的个体外"象"观察，以笼统的藏象理论、精气神学说解释和记载的先天性疾病约有 300 余种，包括先天胎疾（原发性癫痫、先天性肿瘤等）、先天弱证（五迟、五软、呆小症等）、先天实证（五硬、锁肛等）和先天畸形（缺肢、无脑等）等四大类，从现代遗传学角度看，其中有不少是遗传病。与人类遗传学对先天性疾病的治疗手段与研究思路着重于"治已病"不同的是，数千年来中医学强调"不治已病治未病，不治已乱治未乱"，主张将遗传性疾病扼杀在胚胎孕育之时，如《古今图书集成·医部全录·小儿未生胎养门》对红丝瘤的记录，即采用对父母辨证论治，并辅以饮食调理而奏效。中医遗传学最为丰富的就是关于遗传变异的生理病理现象以及中医药干预方法的记述，值得深入挖掘，为遗传病防治借鉴。

二、中医学与药物遗传学

药物遗传学（Pharmacogenetics）研究机体的遗传因素对药物代谢和药物效应的控制机制以及发生异常药物反应的分子基础，也研究药物对遗传基因的影响和遗传疾病的治疗。现已认识到中药在体内的代谢过程及其在作用部位的浓度，受遗传背景和内外环境等诸多因素的影响，在不同个体之间有很大差异，但遗传是药物反应的决定因素，可以说中药药理反应也呈现遗传多态性（genetic polymorphism）。中医的辨证论治包含了深刻的个体化差异认识，这个差异既包括了对同一致病邪气、不同机体病理反应的差异，也包括了对同一方药、不同机体药效反应的差异。一次疗效显著的中医诊疗过程完全可以解读为个体化精准医疗的范式。此外药物遗传学的研究也对中药的安全性提出了质疑，中药的毒副作用以及个体差异引起的特殊毒副作用仍不可忽视。目前中药毒性和安全试验包括致畸、致癌及生殖毒性的研究等，如研究证实青蒿素对大鼠胚胎有明显的毒性作用；大剂量生大黄对孕鼠的毒性显著，而大剂量的熟大黄对妊娠和胚胎无明显影响，提示孕期应用熟大黄较为安全等。中医古籍有大量关于导致不育不孕的药物，以及影响胎儿生长、滑胎、堕胎的药物，其中还包括饮食禁忌的记载。古人实践中有妊娠用药禁忌，已认识到某些药物可伤害胎儿、造成畸形；伤害胎元，以致堕胎，为孕妇严禁的药物，如巴豆、牵牛、大戟、斑蝥、商陆、麝香、三棱、莪术、水蛭、虻虫之类，这些都是毒性强、攻下猛烈的药物。大黄、枳实、附子、肉桂、桃仁、红花等通经祛瘀、行气破血，以及大辛大热、大苦大寒的中药，是孕妇慎用的药物。"儿在胎，日月未满，阴阳未满，节骨未成"（《备急千金要方·养胎》），说明胎儿期十分敏感，其易形成畸形及病理改变。目前我国卫生管理部门颁布的新药审批办法有致突变试验、生殖毒性试验和致癌试验的明确规定。

遗传病一旦发生，其治疗十分困难。中医临床治疗先天性疾病的医案、验方和中药均显示中医药在预防和早期治疗遗传性疾病方面有不可替代的优势。如对新生儿 ABO 溶血症的预防，采用养血补肾、活血化瘀法，给怀孕期间的母亲服用中药复方取得了很好疗效。古人在药理遗传思想中对黄芪、桑寄生等安胎类药物的作用是极为重视的，其药效学主要表现之一是胎养方剂和养胎药物。从唐代孙思邈《备急千金要方·胎养》逐月养胎方和宋代《太平圣惠方·治妊撮不长养胎方》《圣济总录·妊娠胎不长养》的胎养方可见人参、黄芪为首的补气药。此外阿胶、地黄、当归、芍药、川芎等养血益肾的药物也为中医药保养胎儿、调治母体常用。

三、中医学与免疫遗传学

免疫遗传学是研究个体间的免疫性状的遗传差异，或遗传多态性等。从现代研究来看，免疫系统的功能类似于中医所说的"正气"，正气的强弱决定机体抵抗邪气的能力，元气不足导致免疫功能低下，先天禀赋不足或偏颇可使机体对免疫性疾病的遗传易感性增加。金元四大家之一朱丹溪记述自己二女儿由于先天"胎毒"而遍身疮痏，后成瘰疬，其本源是他的妻子"形瘦性急，体本有热，怀孕三月……遂教以四物（生地、白芍、当归、川芎）加黄芩、陈皮、生甘草、木通"（《格致余论·慈幼论》）调治，虽然并没有涉及免疫的概念，但对当今高发的免疫性疾病新生儿湿疹的预防是有临床参考价值的。

在中医药免疫的分子生物学研究方面也取得了多项成果，如分析了天花粉蛋白调节免疫应答的优势表位，开展了天花粉蛋白对细胞损伤的分子机制研究；发现了蛇床子香豆素成分对肾阳虚鼠体内的细胞因子，包括白细胞介素、集落刺激因子、肿瘤坏死因子、干扰素和神经生长因子等有影响。中药对机体免疫的正向调节是较为公认的。利用转基因 HLA-DR4 的小鼠模型，用胶原蛋白及佐剂等诱发类风湿关节炎，其关节炎发生时间显著提早，血清中抗胶原纤维抗体滴度明显增加。这些先天禀赋不足的转基因小鼠均表现为活动无力、毛枯、骨软及反应迟钝等肾虚症状。再对 HLA-DR4 阳性的类风湿性关节炎及 HLA-B27 阳性的强直性脊柱炎患者进行临床观察，发现多数病人存在舌质胖嫩有齿痕、脉弱、乏力、肢冷、腰酸、畏冷、骨软等肾虚或肾禀赋不足的症状和体征，论证了基因缺陷与先天肾虚有一定的关联。此外应用补肾的六味地黄丸、金匮肾气丸、杞菊地黄丸等经典方，治疗有遗传倾向或具有易感基因的糖尿病、系统性红斑狼疮、系统性硬皮病及类风湿性关节炎等自身免疫性疾病，发现这些方药对改善病情及提高生活质量均有较好的效果。

四、中医学与生化遗传学

生化遗传学是一门研究遗传物质的理化性质、蛋白质的生物合成及其代谢调控和由于基因突变所产生的代谢缺陷的学科。中医药在分子生化方面也开展了研究，如中药对肾病综合征肝脏蛋白合成影响的分子水平研究；对益肾活血泄浊法治疗实验性肾炎分子机制的研究；在细胞与分子水平上研究痰瘀两者相互关系的物质基础，从高脂血症和动脉硬化探讨痰瘀相关理论。这些研究都从基因水平探讨了中医药治疗疾病的分子生物学机制，对于临床具有一定的指导意义。

在中药的药效机制方面，研究了知母、黄芪对衰老小鼠脑内 M 胆碱受体基因表达的作用；针刺对快速老化模型鼠活性基因调控转录水平的影响；补肾益精方药对细胞跨膜信息传递及癌基因表达的影响，从生长因子–受体–胞内信息传递及核内癌基因表达各个环节上阐释了补肾益精方药抗衰老的机制；土贝母苷抗癌作用的分子机制；理气化瘀调冲法抑制 DMBA 诱发大鼠乳腺癌的分子机制，探索了其对 *p53* 基因突变的影响和癌基因 *c-myc*、*c-erb2* 及其同源基因 *BGFR* 表达的相关性，揭示了化瘀调冲法阻断乳腺癌癌变不同阶段的分子机制，这些都是中医学与生化遗传学结合研究的良好开端，生物化学反应机制论证了中医药在抗衰老、抗肿瘤等生

NOTE

理病理干预方面存在良性的调控和影响。

五、中医学与行为遗传学

行为遗传学（Behavioral genetics）从宏观表征到微观表征来研究完整的有机体外显性活动的表现。宏观表征主要指行为、动作、活动、智力、情绪、摄食、休息等，是个体的活体动态，是外显的、有肌肉活动表现的。微观表征为解剖、组织、生理、神经、生化、免疫等静态、具体、精细的生命表现，这些微观表征目前还要深入到基因的表达及调控水平。中医学主要观察的是完整的、活体的人体外显的行为和病态症状表现。藏象学说、辨证论治都是对外显行为的总结。在相似的环境之中，具有相似个性的人或共性的群体，有相似的行为表现。中医遗传学认识到子代的行为模式与特征很大程度上受到父母行为模式的影响，近年提出的中医行为治疗学就是希望改变以生活方式为主的行为模式达到防病治病的目的，而中医遗传学不仅是达到行为方式改变，更致力于将良性的行为方式传递给子代，并遗传下去。对影响行为遗传的背景因素，个体禀赋的差异性，先天本能行为的因果关系，素有疾病的先天易感性等方面，都需要深入地辨析和论证，并且要将行为遗传与智力遗传、生化遗传等关联起来。

目前中医行为遗传学的研究，临床上主要结合健康教育开展，而实验研究则侧重行为测试。如旷场（空地）试验，评定其活动能力和范围；亮盒排便，即在光亮刺激下，以便粒次数评定肾气亏虚状况；巷道趋食，观察饥鼠到达巷道食端的时间，以评定基本活力；初生鼠翻身测试，以评定先天腰府作强能力；悬挂尾测试，以考察不良体位的抗争能力；迷津测试、斯金纳箱测试，以评定智力（技巧）发展；旋转平衡测试，以评定"肾开窍于耳"的功能水平；小鼠独立钢管测试，评定在危险情况下肾气应激的活动能力；插入猫叫测试，放大"恐伤肾"的行为测试方法；隔离母鼠使趋向子鼠的实验，以评定（肾气）护子行为功能；饥鼠芝麻取食测试，以评定先天影响后天的摄食能力；寒冷条件下暖窝躲藏实验，以评定肾阳的水平高低；争取与雌鼠交配的雄鼠打斗测试，评定"天癸"盛衰的外在表征。这些行为遗传测试，在中医学和行为遗传学之间开拓了一个新的研究领域。

六、中医学与表观遗传学

表观遗传学是指在没有 DNA 序列变化的基础上，基因表达发生了可遗传的改变。这既保证了物种遗传信息的完整性，又使得这些遗传信息的表达具有个性化，与中医辨证论治的个体化诊疗原则相契合。中医的"证"反映的是疾病的本质，既包含病因的要素，又包括人体对病因的反映这一个体因素，其在表观遗传学层面具有重要的科学内涵，大量的中医病证都可以看作非 DNA 序列的改变，而中医药的干预手段和措施的效应机制也没有达到改变机体 DNA 的层次，多是在基因、蛋白的表达以及这些表达的调控方面。以偏颇体质纠偏调理为代表的体质调控研究已经表明这种改变是可以遗传的。采用表观遗传学进行中医体质相关研究，结合遗传及环境的先天、后天因素来探寻中医体质的产生机制和中医药干预机制。这些从表观遗传学角度，将各种社会、环境因素与机体本身情况结合进行研究，更符合中医学的整体观。

表观遗传学在研究中医药防治遗传性疾病的效应机制方面的应用最为广泛。如消痰散结方能降低胃癌 P16 基因启动子区域甲基化水平，抑制肿瘤；补气通络解毒方能降低胰腺癌模型小鼠 HICI 基因甲基化程度，从而发挥治疗胰腺癌的分子生物学效应；改变慢性肾功能衰竭大鼠基因组的去甲基化状态，能够明显改善腺嘌呤诱导的慢性肾功能衰竭大鼠的肾功能等。这些表观遗传学理论以及研究方法和手段无疑也将成为我们揭示中医药治疗疾病有效途径的理论及工具。这是中医学对疾病认识的科学性所在，也是当前中医学的治疗观付诸复杂性疾病之时，较之现代医学有更具令人鼓舞的疗效的原因所在。

第三节 理论基础

一、整体观

"人与天地相参，与日月相应"，中医整体观认为天、地、人是不可分割的整体，人与自然是相互统一的整体，人与社会是相互统一的整体，人体自身也是统一的有机整体，所以在认识生命、治疗疾病时，必须联系自然环境、社会环境以及人体自身的诸多因素，从整体去观察生命、养护健康、治疗疾病。中医学对遗传及变异现象的认识也是基于天人一体、形神一体、脏腑一体的整体观。

同一地区的人存在一定的相似性，而不同地域人群的体质形态有着明显差异。如岭南地区，气候温暖、潮湿，人体腠理相对疏松，形体多偏瘦；西北地区海拔较高，气候寒冷、干燥，人体腠理紧密，体格多壮实。《素问·异法方宜论》明确说明东、西、南、北、中五种地域各有不同的多发病与地区性疾病。后世医家从地域、气候、土壤、水质、生活习惯、病原生物等方面多有发挥，在应用方面，逐渐注意到不同医学流派的地区适应性、用药剂量与药材产地对药性的影响等。如食管癌的发生呈现明显的地域性，提示地域环境因素对食管癌发生有重要影响，更深入的研究证实地域性的不良饮食习惯是食管癌高发的重要因素之一。而食管癌流行病学的另一特征是明显的家族聚集现象，食管癌家族史阳性患者约占 40%，提示遗传因素在食管癌发生中亦有重要作用。环境与遗传共同构成了食管癌的发病地域特征。

中医整体观指导的诊疗历来强调因时制宜、因地制宜、因人制宜。辨证论治是中医理论的主要特点和认识疾病并指导治疗的基本原则。中医学通过对人体表现出来的症状、体征推断出疾病在当前时期的一个病理概括，就是我们所说的证，再根据不同的证结合当时所处的环境因素，采用不同的治疗原则，选取相应的药材，按照一定的规律和配比对机体的机能进行调整，从而达到治疗疾病的目的。人体是一个有机的整体，治疗局部的病变，也必须从整体出发，才能采取适当的措施，这可以解释中医在很多遗传性疾病的治疗中，往往对其繁复的症状和体征四诊合参，从证的本质上予以诊疗，如家族性高血压病从肝肾阴虚证论治，家族性精神分裂症从痰火扰心论治等临证经验都是整体辨证施治的体现。

二、藏象学说

"藏象"首见于《素问·六节藏象论》，"藏居于内，形见于外，故曰藏象"。"藏"，是藏于体内的脏腑，主要包括三大类，即五脏有心、肝、脾、肺和肾；六腑有胆、胃、小肠、大肠、膀胱和三焦；奇恒之腑亦有脑、髓、骨、脉、胆和女子胞。"象"，是形见于外的生理、病理现象。张景岳明确地提出："象，形象。脏属于内，形见于外，故曰藏象。"藏象是指藏于体内的脏腑及其表现于外的生理、病理现象。藏象学说是指通过对人体生理病理现象的观察，研究人体脏腑的生理功能、病理变化及其相互关系的学说，即由外形、状态、行为、病状等信息（象）推知内在（脏）的情况的一种思维方法。藏的禀赋强弱一方面影响脏腑功能，另一方面决定象的表征变化，并遗传下来，是决定藏象生命活动的本质基础，也是机体阴阳气血等一切生命活动的本源或出发点。

三、先天禀赋论

禀赋是个体在遗传的基础上及胎孕期间内外环境的影响下，所表现出的形态结构、生理功能、心理状态和代谢方面综合的、相对稳定的特征，其形成于出生之前，但受后天环境影响。广义的禀赋指所有从先天获得的信息，包括遗传信息和胎传信息，其内涵不仅包括体质因素，还包括智力（天资）、性格、人格、品质、气质、行为等各种心理因素。禀赋不足，素体亏虚，甚或有疾，则应重视后天调养，以后天补先天。不同禀赋之人，患病特点不同，只有对个体禀赋的阴阳虚实明了于心，临诊之时才能区别对待，损者益之，增者削之。《景岳全书》也说："禀有阴阳，则或以阴脏喜温暖，而宜姜、桂之辛热；或以阳脏喜生冷，而宜芩、连之苦寒；或以平脏，热之则可阳，寒之则可阴也。有宜肥腻者，非润滑不可也；有宜清素者，惟膻腥是畏也。有气实不宜滞，有气虚不宜破者；有血实不宜涩，有血虚不宜泄者。"

禀赋是个体差异的根本原因，为健康、疾病和寿命的重要基础，所以中医必定重视先天禀赋。禀赋是对个体差异的先天（遗传）背景的综合反映，具体表现在气质类型、体格特点、疾病易感性、寿限长短诸方面。正如《类经·人有阴阳分治五态》所言："盖以天禀之纯阴者为阴，多阴少阳者曰少阴，纯阳者为太阳，多阳少阴者为少阳，并阴阳和平之人，而分为五态也。此虽从禀赋而言，至于气血疾病之变，医者不可不察。"

四、体质学说

体质的形成主要受到先天（遗传）及后天环境的影响，先天因素是较为稳定的部分，而后天环境因素决定了体质的可变性。从中医遗传学的观点看，中国古代医家在妇幼方面的论述，要求从父母先天的择偶交合开始，即重视孕妇的情志、禀赋、体质、心理、德行等各个方面对子代的影响（正面与负面）。《备急千金要方》《外台秘要》《格致余论》《幼科发挥》等大量的著作对先天（遗传）因素、母子两代病因病机的影响，对胎疾胎毒、先天性疾病的治疗，对出生缺陷的预防，以及胎教胎养的重要意义都有较为翔实可靠的记述，为今天从体质预防和论治遗传性疾病提供了参考。

《素问·疟论》曰："其寒者，阳气少，阴气多，与病相益，故寒也。其热者，阳气多，阴气少，病气胜，阳遭阴，故为瘅热。"这关系到先天多气少血、多血少气、多气多血等气血盈亏和阴阳偏颇，而这些又对人感受疾病产生病理现象有重大的影响。《黄帝内经》中的阴阳人格体质学说是杰出的古典遗传学说之代表，它从人的先天禀赋、胎教胎养、性别年龄、健康寿限、营养嗜好、自然地理、个人境遇、情绪倾向、感知速度等方面精细、深刻、全面地区分个体差异及其成因；从先天禀赋与个体生长发育过程中形成的代谢、机能、结构等方面的特殊性，来推断个体对致病因子易感性的差异，以及产生病变类型的倾向性；从临床实践角度提出辨体施治，根据个体的禀赋、遗传背景、体质类型特点及其当时的疾病反应状态，有针对性地选择治疗方案及药物，因人制宜，治病求本，从而达到最好的治疗效果，这些论点至今仍有广泛的临床意义。

第四节　临床应用

一、中医婚育观与遗传病

中医婚育观以人之精气盛衰为基础，《黄帝内经》对关乎人之生长壮老的精气作了详尽的阐述，后世诸家皆以之为宗。人身之脏腑以肾为先天之本，其性主封藏，内蕴元阴元阳，乃周身气机升发之源头所在；肾主生殖，化生天癸，促进人体发育成熟并具备生殖能力，对于人之繁衍生息至关重要。《黄帝内经》中论述："肾者主水，受五脏六腑之精而藏之，故五脏盛，乃能泻。"即肾以其封藏之能，首先对五脏六腑所化生之精气涵养，待五脏六腑尽皆刚强，方才发挥其精气溢泻、繁衍生息之能，所以，肾当以主封藏精微物质为第一，主生殖为第二。

根据《黄帝内经》记载，女子"二七而天癸至，任脉通，太冲脉盛，月事以时下，故有子"，丈夫"二八，肾气盛，天癸至，精气溢泻，阴阳和，故能有子"，即男女分别在"二八""二七"之年，由于肾气充实和天癸的产生，能孕育后代。龚居中《女科百效全书》载："合男女必当其年，男虽十六而精通，必三十而娶；女虽十四而天癸至，必二十而嫁。皆欲阴阳完实，然后交而孕，孕而育，育而子坚壮强寿。"他将男女最佳生育年龄分别定位为三十岁和二十岁，是因为在此年龄阶段，男女皆近"三八""三七"之数，精气均较隆盛，即亲本体格健硕，属"阴阳完实"之体，所孕育后代能"坚壮强寿"。

人之生，皆由两精相搏而成，若父精母卵质量不佳，可导致后代与生俱来之遗传病。影响先天遗传基础的因素有很多，如《虚症有六因》所载："因先天者，指受气之初，父母年已衰老，或乘劳入房，或病后入房，或色欲过度，此皆精血不旺，致令所生之子夭弱。"此中提到的诸多因素，皆与上文所谓"阴阳完实"之体不相符合：年老则精气皆衰；劳累过度、病后体虚、色欲损真，皆能导致肾中精气衰颓，导致子代的先天之精不足。现代医学认为，超过适宜生育年龄，其子代发生遗传病的概率大幅增高。因此，在五脏充实，肾气平均之时，适龄生育才能最大限度地避免遗传病的发生。

二、胎教胎养理论的优生意义

胎教胎养在优生中的作用是中医遗传学中最为丰富的内容，如《医灯续焰》云："受孕之后，儿从母气，不可不慎也。"胎成之后，与孕母同呼吸，共安危，基于此，可以通过谨慎的对母体施加一些有益的因素来达到优生的目的。根据中医理论，胎教胎养对胎儿的作用主要表现为对胎儿生理健康及性情禀赋的影响。

首先，注意妊娠期间的胎养能保证胎儿正常的生理健康。人身无非气血，气血调和则百病不生，所生后代生长发育正常，体质强健；否则，因气血失和可导致后代发生多种先天性疾病。《黄帝内经》记载："人生而有病癫疾者，病各为胎疾，此得之在母腹中，其母有所大惊。"中医学认为，惊则气乱，即惊恐过度，使母子气血逆乱，导致新生儿患癫疾。女子孕育之时，亦不得过忧悲泣，因悲则气消，长期将导致元气耗损、胎失禀养，所生之子有诸多难治之疾。

其次，谨慎的胎教能赋予后代优良的性情禀赋。妊娠 3 个月时，胎儿禀性未定，历代医家认为可以通过孕母主动地调整自己的饮食起居、偏嗜喜好、言谈举止等，达到赋予后代良好品行禀赋的目的。如《列女传》所载周文王之母在孕期间"目不视恶色，耳不听淫声，口不出敖言"，赋予了周文王成为一代大贤的潜在禀性，其日后成为西周开国之主的功绩皆与此密不可分；另有医家对此作了系统的总结，"欲子端正庄严，常口谈正事；欲子贤能，宜看诗书；欲生男者操弓矢；欲生女者弄珠玑。欲子美，数视璧玉；欲子贤良，端正清虚。是谓外象而内感者也"。包括对孕母偏嗜喜好、言谈举止等方面的调整，在当代优生学方面仍具有现实指导意义。

三、体质学说的临床应用

中医体质的形成主要关乎先天禀赋和后天调养，而先天禀赋属于遗传范畴，因此针对一些常见的遗传病，如高血压、冠心病等，在防治过程中应注重体质的调理，包括对父母体质进行调理，改善体质形成的先天禀赋，以及从后天对后代体质进行调理。

中医学认为，对备孕夫妇进行体质调理可以改善后代体质。已经开展的上万例流行病学调查研究，将中国人之体质分为九类，阴阳平和质是其中最理想的体质状态，虽然大多数人不可能完全成为平和质，但可以尽量将自己的体质条件向阴阳平和质转变。中医古籍记载了大量优生优育的方药及诸多康养的措施，临床上常采用对备孕夫妇以及孕妇进行体质调理，以使得胎儿的先天环境趋于平和，以辅助孕育阴阳平和质的后代。可见改善体质能在一定程度上降低高血压、冠心病等多基因遗传病的遗传度，这是有中医理论依据的，正所谓"阴平阳秘"而得健康长寿，但还需要进一步开展临床和实验研究来验证。

其次，对后代体质进行调理。如研究表明高血压病与中医痰湿质、阳盛质、阴阳两虚质成正相关，临床上可通过纠正该类体质的偏颇来达到防治高血压的目的。另有研究显示，高血压合并糖尿病患者主要的体质类型为阴虚、痰湿、气虚质，其中痰湿质与两者的发病密切相关。糖尿病患者前期多为偏颇体质，部分患者无典型的中医证型，而其体质多以气虚质为主等。研究表明，在患者未出现症状前，假使有体质的严重偏颇，可以通过体质调理，使之趋于平和质达到未病先防的目的，在一定程度上延缓多基因遗传病的发生时间；若出现症状，亦可参照体质因素对患者进行治疗，即辨体施治，提高临床疗效。

四、中医与单基因遗传病的防治

目前已知单基因疾病种类繁多且呈一定速度增长，严重威胁人类健康。常见的单基因遗传病有血友病、白化病、地中海贫血症等，中医药在某些单基因遗传病的预防和控制上有独特优势和良好疗效。

地中海贫血症（以下简称地贫）在中医古籍中对其并无专门论述，但据其临床表征可将其归属于"血证""血虚""虚劳""童子劳""虚黄""积聚""五软五迟"等范畴。研究表明地贫患者均具有不同程度的精血亏虚之象，"先天禀赋不足，肾虚髓损，精血化生无源"是地贫的核心病机，"精血亏虚、肝肾阴虚"为地贫的基本证型，根据中医肾生髓、髓生血理论，用补肾益髓法的代表方益髓生血颗粒治疗本病获得成功。对中医证候与地贫患者先天禀赋、遗传背景关系的研究发现，大部分基因突变型多表现为肝肾阴虚证和精血亏虚证，而脾肾阳虚证和阴阳两虚证仅在临床表型为 β^0/β^+ 或 β^0/β^N 的基因突变型中出现，其中 $\beta-$ 地贫纯合子和异源双重杂合子患者的临床表型最重。同时通过分子效应机制研究，首次提出中药复方治疗地贫不改变突变基因，而是修饰、调控功能基因表达，平衡珠蛋白链比，减低红细胞包涵体，改善造血微环境，激活内源性干细胞，促进骨髓造血干/祖细胞增殖，诱导红系分化等，在多层面、多环节发挥作用。治疗后地贫病情轻者不再需要输血，病情重者显著减少了输血频次，甚至在较长期治疗后不再依赖输血治疗，较为成功地实现了中医药对单基因遗传病的干预。

脊髓小脑性共济失调（SCA）是遗传性共济失调的主要类型，属常染色体显性遗传病。《黄帝内经》有"骨繇"之病，《灵枢·根结》云"枢折即骨繇而不安于地……骨繇者节缓而不收也，所谓骨繇者摇故也。"文中"繇"通"摇"，故骨繇即骨摇，是指骨节弛缓不能收缩以致身体动摇不定的样子，共济失调的表现与此类似，因此可将本病归入中医"骨摇""颤证"范畴。中医学认为，本病由先天禀赋不足、素体肾精乏亏所致，采用益气养血、滋补肝肾、健脑益智法治疗该病，收到了较为明显的疗效。

虽然中医学已经从临床的角度针对此类病证进行了论治研究，积累了许多切实可行的经验。然而，随着单基因遗传病症逐渐增多，如何进一步深入研究，并提出可靠的治疗方案已经成为中医药干预遗传病症的重大课题。因此，在中医理论指导下，明确此类疾病的中医证候特点，研究切实有效的临床方案，对发挥中医药在单基因遗传病中的防治优势显得尤为重要。

五、中医与多基因遗传病的防治

多基因遗传病多受环境因素的影响，由遗传基础与环境因素的共同作用导致发病。原发性高血压病、冠心病、糖尿病、抑郁症、哮喘、重症肌无力、肿瘤等是遗传和环境之间相互作用所导致的复杂遗传病，在人群中这些疾病的发生呈明显的家族聚集性，在同卵双胞胎中的患病一致率明显增高并有较强的种族特异性。

通过中医体质与高血压发病之间的关系研究发现气郁质、血瘀质、痰湿质、阳盛质人群的临界高血压者，更易于发展成高血压。通过动态血压和高血压中医证型的相关研究发现，痰湿壅盛证、肝肾阴虚证以及肝阳上亢证是高血压防治中的主要证型。所以通过辨体施治较大程度地提高治疗高血压的疗效。针对不同的体质和常见证型辨证辨体结合施治，是中医防治高血压的特色。

冠心病属于中医"厥心痛""真心痛""胸痹"等范畴，可参照《黄帝内经》《金匮要略》关于胸痹等病的论述进行调治。冠心病多发于老龄患者，根据《黄帝内经》中"人年四十，阴气自半"，其病之本质多属心气虚，气虚血瘀作为冠心病的基本病机已较为公认，其发病与寒邪痹阻经脉、气血瘀塞不通直接相关，因此益气活血为冠心病治疗基本大法，中医药确能早期控制冠心病的进展，对家族性冠心病开展中医药的早期干预也确能延缓家族易感人群的发病时间，降低家族发病率。

以消渴病（糖尿病）为例，中医早就注意到此病有禀赋因素，受先天影响而呈现家族性，而且有效果较好的治疗方剂，如金匮肾气丸、消渴方、人参白虎汤、玉泉饮等，以及常用的黄连、生地黄、山药、天花粉、石斛、玄参、人参、麦冬等中药。糖尿病的病位涉及中医脾、肝、肾等脏腑，病性虚实寒热皆有，因此临床上常应用多种辨治体系结合辨治。如有医家认为当从脾论治，因脾属后天之本，是气血生化之源，若脾虚则水谷精微不得正常输布，瘀积于中焦则发病，脾虚被视为是糖尿病发生发展的首要因素，主张健脾益气、祛痰除湿为基本大法；亦有医家认为糖尿病的基本病机是气机失调，始动因素为肝失疏泄，化火伤阴，导致阴虚、血瘀、燥热等一系列病理变化，累及肺、肾、脾等多个脏腑，治之应注重疏肝泻热、活血化瘀、滋阴降火等方面。这就需要在辨病基础上，结合辨体、辨证以及适当的日常饮食、起居等调护措施共同干预，方能有好的疗效。

综上可见，中医学所具有的丰富的遗传学思想亟待挖掘和传承，中医学在长期的临床实践中已积累了丰富的遗传性疾病的预防和治疗经验，应该通过医学遗传学、流行病学、循证医学等手段进行总结，并提升为理论用于指导临床遗传病的治疗，同时要充分应用先进的多学科技术手段对其效应机制进行分析、研究和阐释，以期推动中医药更好地服务于人类的健康。

思考题

1. 体质与遗传性疾病存在哪些关联，体质研究的临床意义是什么？
2. 伴随着科学技术的进步，中医遗传学最可能在哪些方面取得突破性进展？
3. 中医遗传学的优生优育观在哪些方面值得借鉴？
4. 试举例说明如何从表观遗传学的角度评价中医临床疗效。

附录　英中文名词对照

A

acatalasemia	无过氧化氢酶血症
acridine orange	吖啶橙
acriflavine	吖黄素
acrocentric chromosome	近端着丝粒染色体
additive effect	加性效应
additive gene	加性基因
adenosine deaminase，ADA	腺苷脱氨酶
adjacent-1 segregation	邻位 -1 分离
adjacent-2 segregation	邻位 -2 分离
aging	衰老
albinism	白化病
alcaptonuria	尿黑酸尿症
alcohol dehydrogenase，ADH	乙醇脱氢酶
alcoholism	酒精中毒
aldehyde dehydrogenase，ALDH	乙醛脱氢酶
alkylating agent	烷化剂
allele	等位基因
allele-specific oligonucleotide，ASO	等位基因特异的寡核苷酸
Alpha fetoprotein，AFP	甲胎蛋白
alternat segregation	对位分离
Alzheimer's disease，AD	阿尔茨海默病
amniocentesis	羊膜腔穿刺术
androgen insensitivity syndrome，AIS	雄激素不敏感综合征
anaphase lag	后期迟滞
aneupliod	非整倍体
angiotensin converting enzyme，ACE	血管紧张素转换酶
An International System for Human Cytogenetic Nomenclature，ISCN	人类细胞遗传学命名的国际体系
anticipation	遗传早现
apolipoprotein E，ApoE	载脂蛋白 E

NOTE

arachnodactyly	蜘蛛指（趾）综合征
aryl hydrocarbon hydroxylase，AHH	芳烃羟化酶
association	关联
association analysis	关联分析
asthma	哮喘
ataxia telangiectasia，AT	共济失调毛细血管扩张症
ataxia telangiectasia mutated，ATM	共济失调性毛细血管扩张症突变基因
atherosclerosis，AS	动脉粥样硬化
ATP-binding cassette transporters，ABC transporters	ATP-结合盒转运体
autoimmunity	自身免疫
autoimmune disease，AID	自身免疫病
autosomal disease	常染色体病
autosomal dom-inant heredity，AD	常染色体显性遗传
autosomal dominantly inherited chronic progressive external ophthalmoplegia，（AD-CPEO）	常染色体显性遗传的慢性进行性外眼肌麻痹
autosomal re-cessive heredity，AR	常染色体隐性遗传
autosome	常染色体

B

back mutation	回复突变
balanced translocation	平衡易位
balanced translocation carrier	平衡易位携带者
band	带
banding pattern	带型
base analogue	碱基类似物
base substitution	碱基置换
behavioral genetics	行为遗传学
biochemical genetics	生化遗传学
bisulfite	重亚硫酸盐
Bloom′ syndrome，BS	布鲁姆综合征
brachydactyly A1	短指（趾）症 A1 型
breakage	断裂

C

calcium-activated potassium channels，KCNN	Ca^{2+} 激活 K^+ 通道
cancer cytogenetics	肿瘤细胞遗传学
cancer genetics	肿瘤遗传学
cancer molecular genetics	肿瘤分子遗传学

capping	戴帽
carrier	携带者
Carter effect	卡特效应
C banding	C 显带
cDNA	反转录脱氧核糖核酸
cell free fetal DNA，cffDNA	胎儿游离 DNA
cell polarity	细胞极性
cellular oncogene，c-onc	细胞癌基因
Center of Excellence for Engineering Biology	生物工程卓越中心
centric fusion	着丝粒融合
chorionic villus sampling，CVS	绒毛膜取样术
chromatid	染色单体
chromatin immunoprecipitation，ChIP	染色质免疫沉淀
chromatin remodeling	染色质重塑
chromosome aberration	染色体畸变
chromosomal syndrome	染色体综合征
chromosome bridge	染色体桥
chromosome disease	染色体病
chromosome lose	染色体的丢失
chromosome set	染色体组
chronic granulomatous disease，CGD	慢性肉芽肿病
chronic obstructive pulmonary disease，COPD	慢性阻塞性肺疾病
chronic progressive external ophthalmoplegia（CPEO）	慢性进行性外眼肌麻痹
clinical genetics	临床遗传学
codominance inheritance	共显性遗传
codon	密码子
complete dominance inheritance	完全显性遗传
complete penetrance	完全外显
complex translocation	复杂易位
congenital adrenal hyperplasia，CAH	先天性肾上腺皮质增生症
congenital cleft lip and palate	先天性唇腭裂
congenital disease	先天性疾病
congenital hypothyroidism	先天性甲状腺功能减退症
congenital pancytopenia	先天性全血细胞减少症
constitutive heterochromatin	结构异染色质
consanguineous marriage	近亲婚配
contig	重叠群、叠连群
control region	调控区

NOTE

cordocentesis	脐带穿刺术
coronary heart disease	冠心病
counselee	咨询者
Counselor	咨询医生
CREB binding protein，CBP	CREB 结合蛋白
Cri du chat syndrome	猫叫综合征
criss-cross inheritance	交叉遗传
crossing over	互换
cystic fibrosis，CF	囊性纤维变性
cytochrome P450，CYP-450	细胞色素 P-450
cytogenetics	细胞遗传学

D

dark repair	暗修复
deletion	缺失
demethylation	脱甲基化
Denver system	丹佛体制
deoxyribonucleic，DNA	脱氧核糖核酸
derivative chromosome	衍生染色体
dermatomyositis	皮肌炎
developmental genetics	发育遗传学
diabetes mellitus，DM	糖尿病
diagnosis of hereditary disease	遗传病诊断
diandry	双雄受精
dicentric chromosome	双着丝粒染色体
different methylated region，DMR	差异甲基化区域
digyny	双雌受精
diploid	二倍体
direct duplication	正位重复
direct insertion	正位插入
discoid lupus erythematosus	盘状红斑狼疮
disseminated inravascular coagulation，DIC	弥散性血管内凝血
dizygotic twins，DZ	双卵双胎
DNA chip	DNA 芯片
DNA methyltransferase，DNMTs	DNA 甲基转移酶
dNTP	三磷酸脱氧核糖核苷
dominant character	显性性状
dominant gene	显性基因

dopamine，DA	多巴胺
dopamine D1 ～ D5 receptor，DRD1 ～ DRD5	多巴胺受体 D1 ～ D5
dosage compensation	剂量补偿
dot blot	斑点杂交
double minute	双微体
drug absorption	药物吸收
drug atopy	药物特应性
drug distribution	药物分布
drug excretion	药物排泄
drug metabolism	药物代谢
Duchenne muscular dystrophy，DMD	Duchenne 肌营养不良
duplication	重复
dynamic mutation	动态突变

E

Ecogenetics	生态遗传学
elongation mutation	延长突变
endomitosis	核内有丝分裂
endoreduplication	核内复制
enhancer	增强子
enzyme transplantation	酶移植
epidemiologic genetics	流行病遗传学
epigenetics	表观遗传学
euchromatin	常染色质
euploid	整倍体
excision repair	切除修复
expressed sequence tag，EST	表达序列标记
expressivity	表现度
extron	外显子

F

facultative heterochromatin	兼性异染色质
familial disease	家族性疾病
familial hypercholesterolemia	家族性高胆固醇血症
fitness	适合度
flanking sequence	侧翼序列
fluorescence in situ hybridization，FISH	荧光原位杂交
founder effect	奠基者效应

forward mutation	正向突变
frame shift mutation	移码突变
fragile site	脆性部位
fragile X chromosome, fra X	脆性 X 染色体
free β-human chorionic gonadotropin, fβ-hCG	人游离 β 绒毛膜促性腺激素
full mutation	全突变

G

galactosemia	半乳糖血症
G banding	G 显带
gene	基因
gene activation	基因的活化
gene augmentation	基因增强
gene chip	基因芯片
gene chip technology	基因芯片技术
gene correction	基因修正
gene diagnosis	基因诊断
gene expression	基因表达
gene family	基因家族
gene flow	基因流
gene frequency	基因频率
gene inactivation	基因失活
gene locus	基因座
gene mutation	基因突变
gene replacement	基因替换
gene silencing	基因沉默
gene therapy	基因治疗
genetic central dogma	中心法则
genetic code	遗传密码
genetic counseling	遗传咨询
genetic disease	遗传病
genetic epidemiology	遗传流行病学
genetic heterogeneity	遗传异质性
genetic imprinting	遗传印记
genetic load	遗传负荷
genetic imprinting	遗传印记
genetic map	遗传图
genetic marker	遗传标志

genetic metabolic disease	遗传性代谢病
genetic polymorphism	遗传多态性
genetic register	遗传登记
genetic toxicology	遗传毒理学
genetics	遗传学
genome-wide mapping technique，GMAT	全基因组映射技术
genomic imprinting	基因组印记
Genomics	基因组学
genotype	基因型
genotypic analysis	基因型分析
genotypic frequency	基因型频率
germ cell gene therapy	生殖细胞基因治疗
globin	珠蛋白
glucose-6-phosphate dehydrogenase，G6PD	葡萄糖 -6- 磷酸脱氢酶
glutathione S-transferase ，GST	谷胱甘肽硫转移酶
glycogen storage disease	糖原累积症

H

haploid	单倍体
happy puppet syndrome	快乐木偶综合征
heat shock protein	热休克蛋白
heavy strand	重链（H 链）
heme	血红素
hemoglobin M disease	血红蛋白 M 病
hemoglobinopathy	血红蛋白病
hemophilia	血友病
hemophilia A	血友病 A
hemophilia B	血友病 B
hemolytic disease of the newborn	新生儿溶血症
hereditary chorea	遗传性舞蹈病
hereditary factor	遗传因子
heritability	遗传度
heterochromatin	异染色质
heterogenious nuclear RNA，hnRNA	核内异质 RNA
hermaphroditism	两性畸形
heteroplasmy	异质性
heterozygote	杂合体
high performance liquid chromatography，HPLC	高效液相层析

NOTE

high resolution banding technique	高分辨显带技术
highly repetitive sequence	高度重复序列
hirschsprung disease，HD	先天无神经性巨结肠
Histone Acetyltransferase，HAT	组蛋白乙酰基转移酶
Histone Deacetylase，HDAC	组蛋白脱乙酰基酶
Histone Methyltransferase，HMT	组蛋白赖氨酸甲基转移酶
H_2O_2	过氧化氢
homogentisic acid oxidase	尿黑酸氧化酶
homoplasmy	纯质性/同序性
homozygote	纯合体
human genetics	人类遗传学
Human genome	人类基因组
human genome project，HGP	人类基因组计划
human leucocyte antigen，HLA	人类白细胞抗原
human prion diseases	人类朊蛋白病
hydroxylamine，HA	羟胺
hyperdiploid	超二倍体
hypodiploid	亚二倍体
hypophosphatemia	低磷酸盐血症

I

immunodeficiency disease，IDD	免疫缺陷病
immunogenetics	免疫遗传学
inbreeding coefficient	近婚系数
inborn errors of metabolism	先天性代谢缺陷
incomplete dominant inheritance	不完全显性遗传
incomplete linkage	不完全连锁
incomplete penetrance	不完全外显
individualized therapy	个体化治疗
induced aberration	诱发畸变
induced mutation	诱发突变
inherited disease	遗传病
inhibin–A	抑制素 –A
insertion	插入
in situ hybridization，ISH	原位杂交
insulin–dependent diabetes mellitus，IDDM	胰岛素依赖型糖尿病
insulin–like growth factor–2，IGF2	胰岛素样生长因子 2
interstitial deletion	中间缺失

intrauterine diagnosis	宫内诊断
inversion	倒位
inversion loop	倒位环
inverted duplication	倒位重复
inverted insertion	倒位插入
intron	内含子
irregular dominant inheritance	不规则显性遗传
ischemic cardiomyopathy	缺血性心肌病
isochromosome	等臂染色体
isoniazid	异烟肼

K

karyotype	核型
karyotype analysis	核型分析
Kearns–Sayre syndrome	卡恩斯 – 赛尔综合征
Klinefelter syndrome	Klinefelter 综合征

L

lactase	乳糖酶
lactose intolerance	乳糖不耐受症
landmark	界标
large acrocentric chromosome	巨大近端着丝粒标记染色体
large submetacentric chromosome	巨大亚中央着丝粒标记染色体
law of genetic equilibrium	遗传平衡
law of independent assortment	自由组合定律
law of segregation	分离定律
leader peptide	前导肽
leader region	前导区
Lebers hereditary optic neuropathy，LHON	莱伯遗传性视神经病
Lesch–Nyhan syndrome	莱施 – 奈恩综合征
lethal mutation	致死突变
leukocyte adhesion deficiency，LAD	白细胞黏附缺陷
liability	易患性
light strand	轻链（简称 L 链）
linkage	连锁
linkage analysis	连锁分析
linkage map	连锁图
Linker DNA	接头 DNA

NOTE

lipoprotein lipase，LPL	脂蛋白脂肪酶
long interspersed element，LINE	长分散元件
long noncoding RNA，lncRNA	长链非编码 RNA
long terminal repeat，LTR	长末端重复顺序
low-density lipoprotein	低密度脂蛋白
low-density lipoprotein receptor，LDLR	低密度脂蛋白受体
low molecular weight peptide，LMP	低分子量多肽
lung cancer	肺癌
lupus erythematosus	红斑狼疮
Lysine-specific Demethylase 1，LSD1	赖氨酸特异的去甲基酶
lysosomal storage disease	溶酶体贮积病

M

major histocompatibility complex，MHC	主要组织相容性复合体
malignant hyperthermia，MH	恶性高热
mapping	作图
marker chromosome	标记染色体
maternal inheritance	母系遗传
medical genetics	医学遗传学
mendelian population	孟德尔式群体
metacentric chromosome	中央着丝粒染色体
methemoglobinemia	高铁血红蛋白症
methylation	DNA 甲基化
methyl CpG binding protein，MBP	甲基化结合蛋白
methyl-CpG- binding Protein 2，MeCP2	甲基 -CpG 结合蛋白 2
MHC restriction	MHC 限制性
microarray	微阵列
microcytogenetics	微细胞遗传学
microrna，miRNA	微小 RNA
microsatellite DNA	微卫星 DNA
migration	迁移
minisatellite DNA	小卫星 DNA
minor gene	微效基因
missense mutation	错义突变
mitochondrial DNA，mtDNA	线粒体 DNA
mitochondrial encephalomyopathy，ME	线粒体脑肌病
Mitochondrial encephalomyopathy-lactic acidosis and stroke-like episode，MELAS	线粒体脑肌病伴高乳酸血症和卒中样发作

mitochondrial genetic disease	线粒体遗传病
mitochondrion	线粒体
mode	众数
moderately repetitive sequence	中度重复序列
molecular cytogenetics	分子细胞遗传学
molecular disease	分子病
molecular genetics	分子遗传学
monogenic disease	单基因病
monosomy	单体
monozygotic twins，MZ	单卵双胎
mosaic	嵌合体
mRNA	信使核糖核酸
mucopolysaccharidossis，MPS	黏多糖贮积症
multiple alleles	复等位基因
mutagen	诱变剂
mutation	突变
mutation rate	突变率
mutational load	突变负荷
myoclonic epilepsy with ragged red fibers，MERRF	肌阵挛性癫痫伴有破碎红纤维

N

natural selection	自然选择
N banding	N 显带
N-acetyltrasferase，NAT	N- 乙酰基转移酶
neonatal screening	新生儿筛查
nephroblastoma	肾母细胞瘤
neuroblastoma，NB	神经母细胞瘤
nitrous acid，NA	亚硝酸
neuropathy, ataxia, and retinitis pigmentosa，NARP	神经源性肌软弱、共济失调并发色素性视网膜炎
neutral mutation	中性突变
non-disjunction	不分离
noninsulin-dependent diabetes mellitus，NIDDM	非胰岛素依赖型糖尿病
nonsense mutation	无义突变
nuchal translucency，NT	颈后透明层
nuclear genome	核基因组
nuclear sex	核性别
nucleolar organizing region，NOR	核仁组织区

NOTE

nuclear DNA，nDNA	核 DNA
nucleosome	核小体
nullosomy	缺体

O

oculocutaneous albinism	白化病
oncogene	癌基因
oncogene amplification	癌基因扩增
organic cation transporter，OCT	有机阳离子转运器
ovotestis	卵睾

P

paracentric inversion	臂内倒位
parental imprinting	亲代印记
Parkinson disease，PD	帕金森病
pedigree	系谱
pedigree analysis	系谱分析法
perforin	穿孔素
pericentric inversion	臂间倒位
Pharmacodynamics	药效学
Pharmacogenetics	药物遗传学
pharmacogenetic individuality	药理学个体性
Pharmacogenomics	药物基因组学
Pharmacokinetics	药动学
phenobarbital	巴比妥类
phenocopy	拟表型
phenotype	表型
phenotypic analysis	表型分析
phenylketonuria，PKU	苯丙酮尿症
photo repair	光修复
photore activating enzyme	光复活酶
photore activation repair	光复活修复
physical map	物理图
plasma thromboplastin component	血浆凝血活性酶成分
pleiotropy	基因多效性
point mutation	点突变
polygenic disease	多基因病
polygenic inheritance	多基因遗传

polymerase chain reaction，PCR	聚合酶链反应
polyploidy	多倍体
polysomy	多体
population	群体
population genetics	群体遗传学
precancerious lesion	癌前病变
pregnancy associated plasma protein-A，PAPP-A	妊娠血浆蛋白 A
preimplantation　genetic diagnosis	植入前诊断
premutation	前突变
prenatal or antenatal diagnosis	产前诊断
presymptomatic diagnosis	症状前诊断
primary constriction	初级缢痕
primary immunodeficency disease	原发性免疫缺陷病
primary non-disjunction	初级不分离
prion protein，PrP	朊蛋白
proband	先证者
probe	探针
proflavine	原黄素
promoter	启动子
pseudo-autosomal region ，PAR	拟常染色质区
pseudocholine esterase	拟胆碱酯酶
pseudogene	假基因
pseudohermaphroditism	假两性畸形
pyruvate dehydrogenase complex	丙酮酸脱氢酶复合物

Q

Q banding	Q 显带
qualitative character	质量性状
quantitative character	数量性状
quinacrine mustard，QM	氮芥喹吖因

R

R banding	R 显带
random genetic drift	随机遗传漂变
rapid inactivator	快灭活者
rDNA	核糖体核糖核酸
reactivation	再活化
rearrangement	重排

NOTE

recessive character	隐性性状
recessive gene	隐性基因
reciprocal translocation	相互易位
recombination repair	重组修复
recurrent risk	再发风险
region	区
relative fertility	相对生育率
restriction endonuclease	限制性内切酶
restriction fragment length polymorphism, RFLP	限制性酶切片段长度多态性
retinoblastonma, RB	视网膜母细胞瘤
Rett syndrome, RTT	Rett 综合征
restriction point	限制性位点
reverse binding	反带
reverse genetics	反求遗传学
reverse mutation	负向突变
Rheumatoid Arthritis, RA	类风湿性关节炎
ribosome	核糖体
ring chromosome	环状染色体
RNA	核糖核酸
Robertsonian translocation	罗伯逊易位
rRNA	核糖体核糖核酸

S

salbutamol sulfate	硫酸沙丁胺醇
satellite	随体
schizophrenia, SZ	精神分裂症
scleroderma	硬皮病
secondary constriction	次级缢痕
secondary non-disjunction	次级不分离
segregation load	分离负荷
selection	选择
selection coefficient or pressure	选择系数（压力）
selection bias	选择偏倚
selective IgA deficiency	选择性 IgA 缺陷
self-mutilation syndrome	自残综合征
semi-conservative replication	半保留复制
serial analysis of gene expression, SAGE	基因表达的系列分析
severe combined immunodeficiency disease, SCID	重症联合免疫缺陷病

sex chromosome	性染色体
sex chromosomal disease	性染色体病
sex-influenced inheritance	从性遗传
sex-determing region Y，SRY	性别决定区域 Y
sex-limited inheritance	限性遗传
short interfering RNA，siRNA	干扰小 RNA
short interspersed repeated element，SINE	短散在重复元件
short sequence tagged site，STS	序列标签位点
short tandem repeat，STR	短串联重复序列
sickle cell anemia	镰状红细胞贫血症
side line	旁系
single nucleotide polymorphism，SNP	单核苷酸多态性
single strand conformation polymorphism，SSCP	单链构象多态性
sister chromatid exchange，SCE	姐妹单体交换
slow inactivator	慢灭活者
small deletion syndrome	微小缺失综合征
small interfering RNA，siRNA	小 RNA 分子
spontaneous aberration	自发畸变
solitary gene	单一基因
solute carrier，SLC	溶质载体
somatic cell gene therapy	体细胞基因治疗
somatic cell genetic disease	体细胞遗传病
somatic cell genetics	体细胞遗传学
somatic mutation	体细胞突变
Southern blot	Southern 印迹杂交
spina bifida	脊柱裂
splicing	剪接
split gene	断裂基因
spontaneous mutation	自发突变
stem line	干系
structural aberration	结构畸变
subacute cutaneous lupus erythematosus	亚急性皮肤型红斑狼疮
Subacute necrotizing encephalomyelopathy（Leigh Syndrome）	亚急性坏死性脑脊髓病（Leigh 综合征）
submetacentric chromosome	亚中着丝粒染色体
succinylcholine，	琥珀酰胆碱
succinylcholine sensitivity	琥珀酰胆碱敏感性
susceptibility	易感性

NOTE

symptomatic diagnosis	临床水平诊断
syndrome	综合征
synonymous mutation	同义突变
systemic lupus erythematosus，SLE	系统性红斑狼疮

T

tailer sequence	尾部区
tailing	加尾
tandemly repeated genes	串联重复基因
TAP-associated protein	抗原加工相关转运体相关蛋白
T banding	T 显带
TCM Genetics	中医遗传学
telemere	端粒
telocentric chromosome	端着丝粒染色体
terminal deletion	末端缺失
termination codon mutation	终止密码突变
testicular feminization syndrome	睾丸女性化综合征
testis-determining factor，TDF	睾丸决定因子
tetraploid	四倍体
thiopurine S-methyltransferase，TPMT	硫嘌呤甲基转移酶
threshold	阈值
trait	性状
transcription	转录
transcriptional map	转录图
transformation	转化
translocation	易位
transition	转换
translation	翻译
transmembrane regulator	跨膜调节蛋白
transporter associated with antigen processing，TAP	抗原加工相关转运体
transposon insertion	转座子插入
transversion	颠换
trinucleotide repeat expansion diseases，TREDs	三核苷酸重复扩增疾病
triplet	三联体密码
triploid	三倍体
trisomy	三体
tRNA	转移核糖核酸
true hermaphroditism	真两性畸形

truncate ascertainment	截短确认
tumor	肿瘤
tumor suppressor gene	肿瘤抑制基因
Turner syndrome	Turner 综合征
two mutation theory	二次突变学说

U

unconjugated estriol, uE3	游离雌三醇
untranslated region，UTR	非翻译区
uptake transporters	摄取性转运体

V

variable number tandem repeats，VNTR	数目变异的串联重复
viral oncogene，v-onc	病毒癌基因
vitamin D-resistant rickets	抗维生素 D 佝偻病

W

Wiskott-Aldrich syndrome，WAS	湿疹 – 血小板减少免疫缺陷病

X

X-chromatin	X 染色质
X-chromosome controlling element，Xce	X 染色体控制元件
X-chromosome inactivation	X 染色体失活
xeroderma pigmentosum，XP	色素性干皮症
X inactivation center，Xic	X 失活中心
X-linked agammaglobulinemia，XLA	X 连锁无丙种球蛋白血症
X-linked dominance，XD	X 连锁显性遗传
X-linked hyperimmunoglobulin M syndrome	X 连锁高 IgM 综合征
X-linked inheritance	X 连锁遗传
X-linked recessive，XR	X 连锁隐性遗传

Y

Y-chromatin	Y 染色质
Y-linked inheritance	Y 连锁遗传

其他

5-hydroxymethylcytosine，5-hmC	5- 羟甲基胞嘧啶
5-hydroxytryptamine，5-HT	5- 羟色胺
5-hydroxytryptamine　receptor，5-HTR	5- 羟色胺受体

NOTE

5-methylcytosine，5mC	5- 甲基胞嘧啶
5-phosphoribosyl-1-Pyrophosphate，PRPP	5- 磷酸核糖 -1- 焦磷酸
6-thioguanine preparation，6-TG	6- 硫代鸟嘌呤制剂
α1-antitrypsin，α1-AT	α1- 胰蛋白酶抑制剂
α-thalassemia	α 珠蛋白生成障碍性贫血
β2-adrenoceptor	β2- 肾上腺素受体
β-thalassemia	β 珠蛋白生成障碍性贫血

主要参考书目

1.陈竺.医学遗传学［M］.第 3 版.北京：人民卫生出版社，2015.

2.左伋.医学遗传学［M］.第 6 版.北京：人民卫生出版社，2013.

3.傅松滨.医学遗传学［M］.第 3 版.北京：北京大学医学出版社，2013.

4.杜传书.医学遗传学［M］.第 3 版.北京：人民卫生出版社，2014.

5.吴勃岩.医学遗传学［M］.哈尔滨：黑龙江科学技术出版社，2000.

6.邵宏.医学遗传学［M］.北京：科学技术文献出版社，2002.

7.沈大棱，潘重光.基因组漫话［M］.上海：上海教育出版社，2005.

8.王望九.医学生物学［M］.北京：中国中医药出版社，2016.

9.程罗根.遗传学［M］.北京：科学出版社，2013.

10.高碧珍.医学生物学［M］.第 2 版.北京：人民卫生出版社，2016.

11.杨宝胜，李刚.医学遗传学［M］.北京：高等教育出版社，2014.

12.谭湘陵.医学遗传学［M］.南京：南京大学出版社，2014.

13.付四清.医学遗传学［M］.第 2 版.武汉：华中科技大学出版社，2014.

14.蔡绍京，李学英.医学遗传学［M］.第 2 版.北京：人民卫生出版社，2009.

15.贺颖.医学遗传学［M］.郑州：郑州大学出版社，2015.

16.顾鸣敏，王铸钢.医学遗传学［M］.第 3 版.上海：上海科学技术文献出版社，2013.

17.王小荣.医学遗传学基础［M］.北京：化学工业出版社，2013.

18.夏家辉.医学遗传学［M］.北京：人民卫生出版社，2004.

19.曾益新.肿瘤学［M］.北京：人民卫生出版社，2003.

20.李璞.医学遗传学［M］.第 2 版.北京：中国协和医科大学出版社，2004.

21. Thomas D, et al. Principles of Medical Genetics［M］. 2nd Edition. Williams&Wilkins–a waverly company. 2000.

22. William SK. Essentials of Genetics［M］. Pearson Education North Asia Limited，2002.

23.余其兴，赵刚.人类遗传学导论［M］.北京：高等教育出版社，施普林格出版社，2000.

24.马信用.医学遗传学［M］.北京：科学出版社，2013.

25.贺林，马端，段涛.临床遗传学［M］.上海：上海科学技术出版社，2013.

26.孙树汉.医学分子遗传学［M］.北京：科学出版社，2009.

27. CD Allis，等.表观遗传学［M］.北京：科学出版社，2016.

28. Robert L. Nussbaum, Roderick R. Mclnnes, Huntington F. Willard 原著.张咸宁，刘雯，吴白燕主编.医学遗传学［M］.第 8 版.北京：北京大学医学出版社，2016.